肺がん化学療法
副作用
マネジメント

編集
倉田宝保（関西医科大学附属病院呼吸器腫瘍内科教授）
吉岡弘鎮（関西医科大学附属病院呼吸器腫瘍内科准教授）
金田俊彦（関西医科大学附属病院呼吸器腫瘍内科講師）

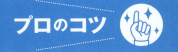

プロのコツ

Professional
management
technique
for the treatment
of lung cancer.

MEDICAL VIEW

本書では，厳密な指示・副作用・投薬スケジュール等について記載されていますが，これらは変更される可能性があります．本書で言及されている薬品については，製品に添付されている製造者による情報を十分にご参照ください．

Professional management technique for the treatment of lung cancer.
(ISBN978-4-7583-1805-1 C3047)

Editors: Takayasu Kurata, Hiroshige Yoshioka, Toshihiko Kaneda

2019. 7. 20 1st ed

©MEDICAL VIEW, 2019
Printed and Bound in Japan

Medical View Co., Ltd.
2-30 Ichigaya-hommuracho, Shinjuku-ku, Tokyo, 162-0845, Japan
E-mail ed@medicalview.co.jp

序

わが国における死亡原因の第1位は悪性新生物であり、そのなかでも"特に予後が悪いと考えられていた"のが肺がんであります。とあえて過去形を使ったのは21世紀に入り、分子標的薬剤や免疫チェックポイント阻害薬の開発により、肺がんの治療成績、特に薬物治療の成績が飛躍的に伸びてきたからであります。結果、これまで治癒はもちろんのこと、長期生存も見込めないがん種の代表格であった肺がんにおいて、5年生存がみえてくるまでになりました。

これまで肺がんは組織型により大きく小細胞肺がんと非小細胞肺がん（腺がん、扁平上皮がん、大細胞がんなど）の二つに分けられ、治療方針が立てられていましたが、上述した分子標的治療薬や免疫チェックポイント阻害薬の導入によりEGFRなどの遺伝子変異の存在やPD-L1の発現の程度によるprecision medicine、個別化医療が進み、より肺がん診療が複雑化してきました。肺がん診療を専門としている先生方においても、治療選択で悩まれるケースやこれらの新規の治療薬の多岐にわたる有害事象対策に難渋することも多くなっているものと思います。いざ教科書やガイドラインで記載されている治療レジメンを始めようとする際、「レジメン投与前にはどんな検査が必要なのか？　前投薬や前処方はどうすればいいのか？」「いつ、どんな副作用に気をつければいいのか？　副作

Introduction

用の対策は？」「減量すべきかどうかの判断は？ どの薬剤を減らすべきなのか？ 再開は可能なのか？」といった細かいマネージメントについて言及されているものは少ないと推測いたします。

　このような背景から、本書は肺がん診療、特に薬物治療に従事しておられる先生方や医療スタッフの方々に、肺がん診療で日々直面するあらゆる疑問にお答えできるような、ポケットサイズの持ち運びができるバイブル的なものとしてご活用いただければと考え作成いたしました。全国でご活躍されています肺がん診療のエキスパートのなかでも、若手の先生で、多くの症例のご経験のある、いわゆる"肺がん診療のプロ"に、従来の教科書的な事項から、専門医ならではの細かいコツ、目の前の患者様の治療方針の決定や、瞬時の判断が必要な有害事象の対処まで記載いただきました。本書があれば大丈夫と思えるような、実践向きの書としてご活用いただけましたら幸いです。

2019年6月吉日

関西医科大学附属病院呼吸器腫瘍内科教授

倉田宝保

執筆者一覧

編集

倉田宝保	関西医科大学附属病院呼吸器腫瘍内科教授
吉岡弘鎮	関西医科大学附属病院呼吸器腫瘍内科准教授
金田俊彦	関西医科大学附属病院呼吸器腫瘍内科講師

執筆(掲載順)

倉田宝保	関西医科大学附属病院呼吸器腫瘍内科教授
金田俊彦	関西医科大学附属病院呼吸器腫瘍内科講師
堀池 篤	昭和大学医学部内科学講座腫瘍内科学部門准教授
三浦 理	新潟県立がんセンター新潟病院内科部長
山田一彦	新古賀病院呼吸器内科主任部長
田宮朗裕	近畿中央呼吸器センター内科医長
仁保誠治	国立がん研究センター東病院呼吸器内科病棟医長
軒原 浩	徳島大学大学院医歯薬学研究部呼吸・膠原病内科学分野准教授
重松文恵	国立病院機構名古屋医療センター呼吸器内科
小暮啓人	国立病院機構名古屋医療センター呼吸器内科・腫瘍内科
秦 明登	神戸低侵襲がん医療センター呼吸器腫瘍内科
榊原 純	北海道大学病院内科Ⅰ
大泉聡史	北海道がんセンター呼吸器内科 内科系診療部長
森川直人	岩手医科大学呼吸器・アレルギー・膠原病内科講師
前門戸 任	岩手医科大学呼吸器・アレルギー・膠原病内科教授
水柿秀紀	北海道大学大学院医学研究院・医学院呼吸器内科学教室助教
田中謙太郎	九州大学病院呼吸器科
糸谷 涼	国立がん研究センター東病院呼吸器内科
葉 清隆	国立がん研究センター東病院呼吸器内科医長
伊藤健太郎	松阪市民病院呼吸器センター呼吸器内科
佐々木高明	旭川医科大学病院呼吸器センター講師
天満紀之	旭川医科大学病院呼吸器センター
梅影泰寛	旭川医科大学病院呼吸器センター
後藤 悌	国立がん研究センター中央病院呼吸器内科
水野孝昭	国立がん研究センター中央病院呼吸器内科
藤原 豊	国立がん研究センター中央病院呼吸器内科医長
大熊裕介	東京都立駒込病院呼吸器内科
久保寿夫	岡山大学病院腫瘍センター

善家義貴	国立がん研究センター東病院呼吸器内科
原 聡志	市立伊丹病院呼吸器内科部長
谷﨑潤子	岸和田市民病院腫瘍内科医長
立原素子	神戸大学大学院医学研究科呼吸器内科学講師
田中 薫	近畿大学医学部内科学腫瘍内科部門講師
吉岡弘鎮	関西医科大学呼吸器腫瘍内科准教授
吉田博徳	京都大学大学院医学研究科呼吸器内科学
近藤征史	藤田医科大学呼吸器内科学Ⅰ臨床教授
清水淳市	愛知県がんセンター呼吸器内科部医長
佐藤 潤	国立がん研究センター中央病院呼吸器内科
山本 昇	国立がん研究センター中央病院呼吸器内科医長
澤 兼士	大阪市立大学大学院医学研究科呼吸器内科学
金田裕靖	大阪市立大学大学院医学研究科臨床腫瘍学特任講師
和久田一茂	静岡県立静岡がんセンター呼吸器内科
釼持広知	静岡県立静岡がんセンター呼吸器内科
東 公一	久留米大学医学部内科学講座呼吸器・神経・膠原病内科講師
佐伯 祥	熊本大学医学部附属病院呼吸器内科
益田 武	広島大学大学医歯薬保健学研究科院呼吸器内科
岩本博志	広島大学大学医歯薬保健学研究科呼吸器内科講師
服部 登	広島大学大学医歯薬保健学研究科呼吸器内科教授
横山俊秀	倉敷中央病院呼吸器内科医長
林 秀敏	近畿大学医学部内科学腫瘍内科部門講師
原田大二郎	国立病院機構四国がんセンター呼吸器内科
藤本大智	神戸市立医療センター中央市民病院呼吸器内科副医長
野崎 要	国立病院機構九州がんセンター呼吸器腫瘍科
武田真幸	近畿大学医学部内科学腫瘍内科部門講師
濱口直彦	愛媛大学医学部附属病院呼吸器センター講師
池田 慧	神奈川県立循環器呼吸器病センター呼吸器内科
宮﨑和人	横浜市立市民病院呼吸器内科
下川恒生	横浜市立市民病院呼吸器内科部長
峯村浩之	福島県立医科大学呼吸器内科
長友 泉	大阪大学大学院医学系研究科呼吸器・免疫内科学
久山彰一	国立病院機構 岩国医療センター呼吸器内科医長
辻 博行	大阪医科大学附属病院呼吸器内科・呼吸器腫瘍内科

Authors

藤阪保仁	大阪医科大学附属病院臨床研究センター長
市原英基	岡山大学病院呼吸器・アレルギー内科学
大倉直子	京都府立医科大学大学院医学研究科呼吸器内科学
浅野麻衣	京都府立医科大学大学院医学研究科内分泌・代謝内科学
髙山浩一	京都府立医科大学大学院医学研究科呼吸器内科学教授
西野 誠	けいゆう病院呼吸器内科/慶應義塾大学医学部呼吸器内科
沖本民生	島根大学医学部内科学講座呼吸器・臨床腫瘍学助教
山口 央	埼玉医科大学国際医療センター呼吸器内科
栗原 進	埼玉医科大学国際医療センター内分泌・糖尿病内科診療部長
丹羽 崇	神奈川県立循環器呼吸器病センター 呼吸器内科
石川暢久	県立広島病院呼吸器内科主任部長
中村洋一	栃木県立がんセンター呼吸器内科副科長
加藤俊夫	愛知医科大学呼吸器・アレルギー内科
久保昭仁	愛知医科大学腫瘍内科特任教授
井上貴子	大阪国際がんセンター呼吸器内科医長
橋本麻衣	関西医科大学附属病院看護部/がん治療緩和センター緩和ケア認定看護師
佐久間博子	関西医科大学附属病院看護部/がん看護専門看護師
福岡志野	関西医科大学附属病院看護部/地域医療連携部在宅看護専門看護師
松森恵理	関西医科大学附属病院看護部/がんセンター師長 がん性疼痛看護認定看護師
渡邉香奈	宮城県立がんセンター呼吸器内科
福原達朗	宮城県立がんセンター呼吸器内科診療科長
井上 彰	東北大学大学院医学系研究科緩和医療学教授
森 俊太	国立病院機構四国がんセンター呼吸器内科
上月稔幸	国立病院機構四国がんセンター呼吸器内科
青江啓介	山口宇部医療センター内科系診療部長
曽根 崇	金沢大学大学院医薬保健学総合研究科血液呼吸器内科特任准教授
森瀬昌宏	名古屋大学大学院医学系研究科呼吸器内科
二宮貴一朗	岡山大学大学院医歯薬学総合研究科血液・腫瘍・呼吸器内科学
妹尾 賢	岡山大学大学院医歯薬学総合研究科血液・腫瘍・呼吸器内科学
堀田勝幸	岡山大学病院新医療研究開発センター教授
服部剛弘	兵庫県立がんセンター呼吸器内科部長
峯岸裕司	日本医科大学大学院医学研究科呼吸器内科学分野講師
柳谷典子	がん研究会有明病院呼吸器内科医長
津端由佳里	島根大学医学部内科学講座呼吸器・臨床腫瘍学講師

肺がん化学療法
副作用マネジメント プロのコツ

Contents

目次

I 肺がん治療体系概略
倉田宝保　16

II レジメン別プロのコツ

1 非小細胞肺がん（advanced stage）

❶ UFT　　金田俊彦　23
副作用は軽度。消化器症状については事前に十分な説明を

❷ CDDP＋VNR（VMR単剤）　　堀池　篤　27
VNB投与時の血管外漏出に注意

❸ CBDCA＋PTX（±BEV）　　三浦　理　31
奏効と引き替えに現れるしびれをいかにマネジメントするか

❹ CDDP＋DTX（DTX単剤）　　山田一彦　35
骨髄抑制と浮腫に注意

❺ CDDP＋GEM（GEM単剤）　　田宮朗裕　39
GEMによる血小板減少に注意

❻ CBDCA＋GEM　　田宮朗裕　42
GEMによる血小板減少に注意

❼ CDDP＋S-1（S-1単剤）　　仁保誠治　45
消化器毒性に注意

❽ CBDCA＋S-1　　仁保誠治　48
消化器毒性に注意

❾ CDDP＋PEM（±BEV）（PEM単剤） 軒原 浩 51
葉酸およびビタミンB_{12}の投与を忘れないように注意

❿ CBDCA＋PEM（±BEV）（PEM単剤） 軒原 浩 55
葉酸およびビタミンB_{12}の投与を忘れないように注意

⓫ CBDCA＋nab-PTX 重松文恵／小暮啓人 59
骨髄抑制に注意

⓬ DTX＋RAM 秦 明登 62
ペグフィルグラスチム（PEG-G-CSF）製剤の一次的予防投与で発熱性好中球減少症（FN）を防ぐ

⓭ Gefitinib 榊原 純／大泉聡史 66
皮膚障害、下痢、間質性肺炎に加えて肝機能障害に注意

⓮ Erlotinib 森川直人／前門戸 任 70
投与前に間質性肺炎のスクリーニングを行う

⓯ Afatinib 水柿秀紀 74
下痢と皮疹のコントロールと積極的減量が治療継続のカギ

⓰ Osimertinib 田中謙太郎 77
間質性肺炎発症リスクに留意した適切な患者選択を

⓱ Dacomitinib 金田俊彦 80
ほかのEGFR-TKIと同様に下痢、爪囲炎、ざ瘡様皮疹などには要注意

⓲ Crizotinib 糸谷 涼／葉 清隆 85
肝機能障害や間質性肺炎に加え、QT間隔延長、徐脈や視覚障害にも注意

⓳ Alectinib 伊藤健太郎 89
副作用は少ないが定期的な血液検査と画像検査でフォローを

⓴ Ceritinib 佐々木高明／天満紀之／梅影泰寛 93
用法・用量が変更されています！

㉑ Lorlatinib 後藤 悌 96
中枢神経系障害や脂質異常症に注意

㉒ **Dabrafenib + Trametinib** 水野孝昭／藤原 豊 100

副作用コントロールを行い治療継続を

㉓ **Nivolumab** 大熊裕介 105

免疫関連有害事象とステロイドの使用判断に注意

㉔ **Pembrolizumab** 久保寿夫 110

副作用が多岐にわたり、投与終了後に発現することもあるため注意

㉕ **Atezolizumab** 善家義貴 116

初回投与時のinfusion reaction、発熱に注意

2 非小細胞肺がん（Ⅲ期）

❶ **CBDCA + PTX + TRT** 原 聡志 120

放射線食道炎、肺臓炎に注意

❷ **CDDP + DTX + TRT** 谷﨑潤子 124

食道炎、放射線肺臓炎に注意

❸ **CDDP + S-1 + TRT** 立原素子 128

食道炎に注意

❹ **CDDP + VNR + TRT** 田中 薫 133

強い骨髄抑制による発熱性好中球減少症に注意

❺ **Durvalumab（維持療法）** 吉岡弘鎮 137

肺臓炎に注意

3 小細胞肺がん

❶ **CDDP + VP-16 ± TRT** 吉田博徳 143

悪心・嘔吐、腎機能障害に注意

❷ **CDDP + CPT-11** 近藤征史 147

下痢に注意

❸ CBDCA＋VP-16
清水淳市 151

好中球減少に注意して用量、スケジュールを調節

❹ AMR
佐藤 潤／山本 昇 155

骨髄抑制に注意

❺ NGT
澤 兼士／金田裕靖 158

腎機能での用量調節が必要

❻ CDDP＋CPT-11＋VP-16（PEI）
和久田一茂／釼持広知 161

骨髄抑制に注意

Ⅲ 副作用症状別プロのコツ

1 全身

❶ Infusion reaction、抗がん剤による過敏性反応
東 公一 165

予防、早期発見、早期治療を目指そう

❷ 筋肉痛・関節痛
佐伯 祥 171

タキサン系抗がん剤で高頻度に出現。免疫関連有害事象でも発生の可能性

❸ 創傷治癒遅延
益田 武／岩本博志／服部 登 174

手術予定の患者では抗VEGF/VEGFR抗体系薬剤の中止期間が必要。
放射線治療の既往、高血糖、喫煙も原因となる

❹ 浮腫
横山俊秀 178

薬剤の関与のほか、上大静脈症候群などの肺がんの悪化や
血栓の出現に注意する

2 呼吸器

間質性肺障害（薬剤性肺障害）
林 秀敏 183

すべての薬剤で起こりうる。
速やかな被疑薬の中止と酸素・ステロイド投与を

3 消化器

❶ 口内炎
原田大二郎 187

化学療法前から積極的なスクリーニングと患者教育、予防を行い、
発症後はチームで積極的に治療介入することで重症化を防ぐ

❷ 食欲不振、悪心・嘔吐
藤本大智 194

リスクに応じて、最も強力な制吐療法を選択する

❸ 食道炎
藤本大智 201

予防と工夫で患者状態の悪化を抑える

❹ 下痢
野崎 要 206

メカニズムを考慮した対策を行うことが重要

❺ 便秘
野崎 要 212

適切な予防と薬物療法が推奨される

❻ B型肝炎ウイルスの再活性化・肝機能低下
武田真幸 217

肝機能障害はどの抗がん剤でも引き起こされる可能性がある

4 腎

腎機能障害・腎炎
濱口直彦 221

早期に発見診断し、薬剤が原因であれば被疑薬の中止が重要。
また事前の危険因子の把握や補液が予防につながる

5 循環器

❶ 高血圧
池田 慧 227

抗VEGF/VEGFR抗体投与時は、
適切なモニタリングと降圧治療を心がけよう

❷ 血栓症
宮﨑和人／下川恒生 231

突然発症の低酸素、胸痛が起きたときには血栓症を鑑別に

❸ 不整脈
峯村浩之 237

まれだが致死的な有害事象となりうる。定期的なスクリーニングが必要

6 血液

❶ 血小板減少症
長友　泉　244

カルボプラチン、ゲムシタビン投与時には注意。
輸血による出血防止の適応を判断する

❷ 貧血
久山彰一　249

治療前の評価が重要

7 神経

❶ 味覚障害
辻　博行／藤阪保仁　252

QOLに影響する有害事象。積極的なサポートで体力維持を

❷ 末梢神経障害
市原英基　258

早期発見と減量・中止の検討が重要

8 内分泌

❶ 副腎皮質機能低下症
大倉直子／浅野麻衣／髙山浩一　263

まずは疑うことが重要。ときには致死的にもなることに注意

❷ 1型糖尿病
西野　誠　268

何はなくとも、尿ケトン！

❸ 下垂体炎
沖本民生　271

ルーチン検査では気づきにくい。詳細な問診と早期からの対応が重要

❹ 甲状腺機能障害
山口　央／栗原　進　276

免疫チェックポイント阻害薬により高頻度に発症。
定期的なモニタリングを

❺ SIADH（バソプレシン分泌過剰症）
丹羽　崇　281

肺がん患者に低Na血症があったらまず疑え

9 皮膚

❶ 皮疹
石川暢久　285

適切な予防と管理が重要

❷ 皮膚乾燥
石川暢久　289

適切な予防と管理が重要

❸ 爪囲炎（主にEGFR-TKIの副作用として）
中村洋一　294

清潔・保護で予防し、外用薬は積極的に用いる

❹ 脱毛
加藤俊夫／久保昭仁　297

脱毛の苦痛を理解し、そのプロセスに応じた支援が大切

10 感染症

発熱性好中球減少症（FN）
井上貴子　301

G-CSFによる予防と発症時の適切な抗菌薬選択が重要

IV 肺がん化学療法との上手なお付き合い

❶ 肺がん患者のアピアランスケア
橋本麻衣　309

社会のなかで自分らしく過ごすために

❷ 治療期の患者の心のケア
佐久間博子　314

患者と話し合い、患者のつらさについて理解することが大切

❸ 肺がん患者の意志決定支援
福岡志野　319

患者主体の意思決定支援のためのアドバンス・ケア・プランニングの実践

❹ 抗がん剤の曝露対策
松森恵理　323

患者・家族・医療従事者すべてが正しい知識をもつことが曝露を防ぐ

V 肺がん化学療法を うまくこなすコツ―上級編（IV期）

よりよいOS・QOLを得るための治療戦略

❶ EGFR遺伝子変異陽性例の治療のコツ
渡邊香奈／福原達朗／井上　彰　329

最長のOSが得られるよう、オシメルチニブを使うタイミングを検討する

❷ ALK融合遺伝子変異陽性例の治療のコツ　森　俊太／上月稔幸　334

耐性化は避けがたいため、最新の情報を確認しながら
治療方針を決定していくことが大切

❸ ROS1融合遺伝子変異陽性例の治療のコツ
青江啓介　341

キードラッグであるクリゾチニブをしっかりと投与する

❹ BRAF遺伝子変異陽性例の治療のコツ
曽根　崇　343

キードラッグであるダブラフェニブ＋トラメチニブを
うまくコントロールしつつ投与

❺ 遺伝子変異のない非扁平上皮がんの治療のコツ
森瀬昌宏　345

ICIは使えるか、使うタイミングはいつかを
2次・3次治療を見据えて検討する

❻ 扁平上皮がんの治療のコツ
二宮貴一朗／妹尾　賢／堀田勝幸　351

免疫チェックポイント阻害薬と細胞障害性抗がん剤との
併用療法を検討していく

❼ 小細胞肺がん治療のコツ
服部剛弘　357

PSや年齢、再発までの期間などを考慮し、適切な治療を選択する

❽ 転移性骨腫瘍の治療のコツ
峯岸裕司　362

集学的治療によるQOL維持・改善を目指す

❾ 肺がん脳移転の治療のコツ
栁谷典子　369

治療後のQOLも重視し、放射線治療、薬物療法を選択する

❿ 高齢者肺がんの治療のコツ
津端由佳里　375

暦年齢にとらわれず、個々の患者に最もベネフィットを
もたらす選択をする

第Ⅰ章

肺がん治療体系概略

A 肺がん治療体系

　肺がんはわが国の死亡原因の1位である悪性新生物のなかでも最も死亡者数の多いがん種であり、予後不良な疾患である。早期発見が難しく、薬物療法の感受性、効果が乏しいこともその一因と考えられている。

　組織学的には、腺がん、扁平上皮がん、大細胞がん、小細胞がん（small cell lung cancer；SCLC）の4つに大きく分類され、SCLC以外の組織型は非小細胞肺がん（non small cell lung cancer；NSCLC）に分類される。

❶SCLC

　SCLCは、NSCLCとは治療方針が別である。SCLCは進行が早く、早期に遠隔転移をきたすという生物学的な特徴があり、一方で、薬物療法や放射線療法の感受性は良好という特性があるためである。進行期はもちろんのこと、早期のステージでも化学療法が治療の中心となる。

　SCLCの病期分類は限局型と進展型が汎用されてきた。限局型は病変が同側胸郭内（対側の縦隔リンパ節、鎖骨上リンパ節も含む）にとどまっているもので、化学療法と放射線治療が治療方針となる。進展型は限局型を超える病期であり、化学療法単独が治療方針となる。いずれの病期も、これらの治療で完全奏効（complete response；CR）が得られた場合は、予防的全脳照射を行うことで予後の改善が得られている（表1）。

❷NSCLC

　NSCLCはTNM分類による病期分類に基づいて治療方針が決定される。Ⅰ、Ⅱ期と一部のⅢ期では外科手術を中心に、病期によっては術後化学療法を追加する。根治手術の適応のないⅢ期には化学放射線治療が、そして遠隔転移を有する、もしくは根治的放射線治療の適応のないⅢ期症例には化学療法単独が行われる（表1）。

表1 病期分類と治療方針

NSCLC	
病期	治療方針
ⅠA	手術
ⅠB	手術 ＋術後化学療法
ⅡA	
ⅡB	
ⅢA（根治術可能）	手術 ＋術後化学療法
ⅢA、B（根治術不能）	化学放射線療法
Ⅲ（根治放射線不適） Ⅳ	化学療法

SCLC	
病期	治療方針
限局型	化学放射線療法 CRが得られれば、全脳照射
進展型	化学療法

B 肺がん薬物療法の歴史

❶SCLC

PE

SCLCに対する薬物療法として、まずはシクロホスファミドを中心とした多剤併用療法（CAV［シクロホスファシド＋ドキソルビシン＋ビンクリスチン］など）が広く使われていたが、ほかの腫瘍において良好な成績を示したシスプラチン（CDDP）＋エトポシド（VP-16）（PE）が検討された。2000年、CDDPを含むレジメンと含まないレジメンとを比較した臨床試験のメタアナリシスで、CDDPを含むレジメンが良好な成績を示すことが報告された[1]。また、2002年にノルウェーのグループにより、PEとシクロホスファミドを含むレジメンとを比較する第Ⅲ相試験が行われ、PEが明らかに生存期間を延長させることが報告された[2]。これらの結果から、PEが標準治療であると認識されるようになった。

IP

その後、イリノテカン（CPT-11）が開発され、わが国においてCDDP＋CPT-11（IP）とPEとを比較したJCOG9511試験が実施された[3]。IPが全生存期間を延長させることが示され[3]、わが国ではIPが標準治療であると考えられるようになった（海外ではIPの優位性が示されず、PEが標準治療である）。ただし、限局型は化学療法と放射線治療との併用が標準治療である。IPと放射線治療とを併用すると副作用が強いため、PEが標準とされている。

2次治療

1次治療終了後に増悪した場合には2次治療が考慮される。治療終了後から増悪までの期間により、化学療法に感受性のある再発と乏しい再発に分けて治療方針が検討される。アムルビシン（AMR）やCDDP＋CPT-11＋VP-16の3剤併用療法、ノギテカン（NGT）、1次治療のリチャレンジなどが頻用される。

❷NSCLC

CDDPを含むレジメン

NSCLCについては、1990年代前半までは化学療法の有用性について疑問視されていた。しかし、Non-small Cell Lung Cancer Collaborative Groupが52の併用化学療法と無治療群（best supportive care；BSC）とのランダム化比較試験を集めたメタアナリシスを行ったところ[4]、CDDPを含む併用化学療法がBSC群に比較して、生存期間中央値（median survival time；MST）で1.5カ月、1年生存率で10%の改善が認められた。このことから、CDDPを含む化学療法が標準治療であると考えられるようになった。

CDDPに併用する薬剤

CDDPに併用する薬剤として、わが国では特にビンデシン（±マイトマイシンC）が頻用されていた。1990年代後半にパクリタキセル（PTX）、ドセタキセル（DTX）、ゲムシタビン（GEM）、CPT-11、ビノレルビン（VNR）が開発され、これまでの併用療法より優れた結果がもたらされた。いずれの併用療法も効果に差がなく、プラチナ製剤とこれらのいずれかの薬剤の併用が標準治療と考えられた。さらにはCDDPの消化器毒性や神経毒性を軽減して開発されたカルボプラチン（CBDCA）も台頭した。特にPTXとGEMとの併用は標準治療の一つであると認識された。

2次治療

2次治療も1990年代後半に検討されるようになり、DTX単剤、ペメトレキセド（PEM）単剤、エルロチニブ単剤（分子標的治療薬）が標準治療として当初は認知された。しかし、21世紀になりエルロチニブは上皮成長因子（epidermal growth factor receptor；EGFR）阻害薬（tyrosine kinase inhibitor；TKI）という分子標的治療薬であり、EGFR遺伝子変異のある症例にのみ選択的に有効な薬剤であることがわかった。現在では2次治療の標準治療としてはDTX単剤、PEM単剤が君臨している。

21世紀に入り、殺細胞性抗がん剤としてPEM、S-1、ナブパクリタキセル（nab-PTX）、また、分子標的治療薬の台頭、免疫チェックポイント阻害薬（immune checkpoint inhibitor；ICI）の開発と、NSCLC治療は新時代を迎えることとなった。

C 組織型別治療戦略（NSCLC）

21世紀に入り、殺細胞性抗がん剤であるPEM、血管新生阻害薬であるベバシズマブ（BEV）が開発され、NSCLC治療を組織別治療戦略（個別化医療）へと導いた。

PEMは当初、NSCLC全体に対し治療開発をされていた。しかし、複数の臨床試験のサブ解析から、非扁平上皮がんに対してはこれまでの抗がん剤と比較して優れた効果があったものの、扁平上皮がんに対する効果はむしろ劣っていた。また、BEVに特徴的な有害事象である喀血の頻度が扁平上皮がんに多かった。これらの理由から、これら2剤は非扁平上皮がんに対し投与されるに至った。

これにより、これまでNSCLCとしてひとくくりで行われていた治療戦略が、扁平上皮がんと非扁平上皮がんに分けられるようになった。以前はNSCLCと漠然と診断されていた生検組織や手術検体での組織診断を、扁平上皮がんと非扁平上皮がんに明確に分類すべしという流れもひき起こし、個別化医療の先駆けとなった。

さらに遺伝子異常に基づく分子標的治療薬の開発も、この流れに拍車をかけた。分子標的治療薬はNSCLCの治療成績を明らかに改善したが、現在判明し保険収載されている遺伝子異常はいずれも腺がん症例である。このことも、扁平上皮がんと非扁平上皮がんとに分けて治療戦略を練る流れを作り上げた。

D 分子標的治療薬の開発とprecision medicine（NSCLC）

これまで予後不良ながん種の代表格であった肺がん治療を大きく変革したのは、分子標的治療薬の台頭とそれに伴うprecision medicineの確立である。ドライバー遺伝子変異とよばれる、がんの発生、増殖、転移などに密接に関連する遺伝子変異が、分子生物学の発展とともに発見された。NSCLCにおいても、非喫煙者の腺がんに多いとされるEGFR遺伝子変異およびALK（anaplastic lymphoma kinase）融合遺伝子変異の2つが発見された。それぞれに分子標的治療薬が開発され、これまでにない良好な治療成績を示し、現在ではこれらの阻害薬が標準治療として1次治療より導入されている。

❶EGFR-TKI

　第1世代の**ゲフィチニブ**、**エルロチニブ**、第2世代の**アファチニブ**、**ダコミチニブ**の4剤がわが国で承認され、従来の化学療法よりも良好な治療成績を得ている。さらに、これらの第1、第2世代EGFR-TKI治療後に約半数の症例においてT790M遺伝子変異が出現し、耐性に導くメカニズムも解明されている。

　この変異を克服できる第3世代の**オシメルチニブ**も開発された。第1、第2世代に耐性となったT790M変異陽性の症例を対象とした第Ⅲ相試験であるAURA3試験において、従来の抗がん剤治療に対し有意に無増悪生存期間の延長を示し、標準治療となった[5]。肺がん化学療法の歴史上、初めて耐性克服を可能にした薬剤の誕生であった。

　耐性を克服した薬剤の次のステップとして、1次治療への導入を検討する流れとなる。EGFR遺伝子変異陽性例に対する1次治療として、これまでの第1世代EGFR-TKIとの比較試験（FLAURA試験）において有意に無増悪生存期間の延長効果を示した[6]。これにより、2018年8月に適応拡大となり、1次治療の標準治療として認知された。

❷ALK-TKI

　クリゾチニブ、**アレクチニブ**、**セリチニブ**、**ロルラチニブ**の4剤がすでにわが国で承認され、従来の化学療法よりも良好な治療成績を得ている。J-ALEX試験において、アレクチニブがクリゾチニブに対し有意に無増悪生存期間の延長効果を示したことから[7]、アレクチニブが1次治療の標準治療とみなされている。

　現在ではEGFR、ALK変異以外にも、**ROS 1融合遺伝子変異**および**BRAF遺伝子変異**も同定され、それぞれ**クリゾチニブ単剤**および**ダブラフェニブ＋トラメチニブ**が行われている。

E 免疫チェックポイント阻害薬の出現（NSCLC）

　以前よりがんに対する治療として免疫療法は注目され、かつ患者からのニーズも高い治療法であったが、これまで目立った治療成績を残すことができなかった。その原因の一つとして、がん細胞が生存するために重要な、体内の免疫監視機構を回避するというメカニズムを有していることが考えられた。ICIはこのメカニズムを阻害し、T細胞の腫瘍細胞への攻撃を活性化する作用を有する薬剤とし

て開発された。ニボルマブやペムブロリズマブは抗PD-1抗体として、またアテゾリズマブやデュルバルマブ（局所進行期の地固め療法として承認）は抗PD-L1抗体としてT細胞を活性化する。

❶ニボルマブ

既治療扁平上皮がんおよび非扁平上皮がんにおいて、それまでの標準治療であるDTX単剤との大規模比較試験（主要評価項目をOSとしたそれぞれCheckMate017試験[8]、057試験[9]）が行われた。CheckMate017試験では、OS中央値がニボルマブ 9.2カ月、DTX 6.0カ月と、有意にニボルマブ群で優れていた。057試験も同様に、12.2カ月 vs. 9.4カ月と有意にニボルマブ群で優れており、既治療扁平上皮がんおよび非扁平上皮がんのいずれにおいても標準治療となった。

❷ペムブロリズマブ

もう一つの抗PD-1抗体であるペムブロリズマブも、既治療NSCLC（KEYNOTE-010試験[10]）および未治療NSCLC（KEYNOTE-024試験[11]）に対し比較試験が行われた。2試験ともに、腫瘍細胞のPD-L1の発現がそれぞれ1％以上、50％以上の症例を選択し実施されたが、いずれの試験においても有意にペムブロリズマブ群が優っており、ICIがNSCLC治療において重要な役割を担うことが示された。特にPD-L1の発現が50％以上の症例においては、1次治療からICIが標準治療として認められた意義は大きい。抗PD-L1抗体であるアテゾリズマブも同様に標準治療として認められており、ICIがプラチナ製剤にかわるキードラッグになることが予想されている。

2018年にはICIと細胞障害性抗がん剤との併用療法の有用性が非扁平上皮がんおよび扁平上皮がんで報告され[12-14]、その効果はPD-L1の発現の程度にかかわらず一定であり、ドライバー遺伝子変異を有さないNSCLC（ドライバー遺伝子変異のある症例にはICIは有効でないとされており、分子標的治療が優先される）の1次治療の標準的治療となり、ICIの効果増強を狙った併用療法時代へ突入した（図1に現在の進行NSCLC治療の樹形図を示す）。

（倉田宝保）

表1 Ⅳ期NSCLCの1次治療体系

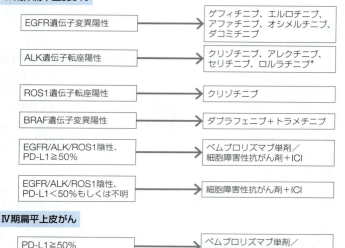

Ⅳ期非扁平上皮がん

EGFR遺伝子変異陽性	→ ゲフィチニブ、エルロチニブ、アファチニブ、オシメルチニブ、ダコミチニブ
ALK遺伝子転座陽性	→ クリゾチニブ、アレクチニブ、セリチニブ、ロルラチニブ*
ROS1遺伝子転座陽性	→ クリゾチニブ
BRAF遺伝子変異陽性	→ ダブラフェニブ+トラメチニブ
EGFR/ALK/ROS1陰性、PD-L1≧50%	→ ペムブロリズマブ単剤／細胞障害性抗がん剤+ICI
EGFR/ALK/ROS1陰性、PD-L1<50%もしくは不明	→ 細胞障害性抗がん剤+ICI

Ⅳ期扁平上皮がん

PD-L1≧50%	→ ペムブロリズマブ単剤／細胞障害性抗がん剤+ICI
PD-L1<50%もしくは不明	→ 細胞障害性抗がん剤+ICI

＊ALK治療薬に抵抗性または不耐容症例に適応

文献

1) Pujol JL, et al. Br J Cancer 2000；83：8-15. PMID：10883661
2) Sundstrøm S, et al. J Clin Oncol 2002；20：4665-72. PMID：12488411
3) Noda K, et al. N Engl J Med 2002；346：85-91. PMID：11784874
4) Non-small Cell Lung Cancer Collaborative Group. BMJ 1995；311：899-909. PMID：7580546
5) Mok TS, et al. N Engl J Med 2017；376：629-40. PMID：27959700
6) Soria JC, et al. N Engl J Med 2018；378：113-25. PMID：29151359
7) Hida T, et al. Lancet 2017；390：29-39. PMID：28501140
8) Brahmer J, et al. N Engl J Med 2015；373：123-35. PMID：26028407
9) Borghaei H, et al. N Engl J Med 2015；373：1627-39. PMID：26412456
10) Herbst RS, et al. Lancet 2016；387：1540-50. PMID：26712084
11) Reck M, et al. N Engl J Med 2016；375：1823-33. PMID：27718847
12) Gandhi L, et al. N Engl J Med 2018；378：2078-92. PMID：29658856
13) Socinski MA, et al. N Engl J Med 2018；378：2288-301. PMID：29863955
14) Paz-Ares L, et al. N Engl J Med 2018；379：2040-51. PMID：30280635

第Ⅱ章 レジメン別プロのコツ／**1** 非小細胞肺がん（advanced stage）

UFT

副作用は軽度。消化器症状については事前に十分な説明を

標準的なレジメン（投与量/スケジュール）

UFT 300〜400mg/body/日	連日投与（原則2年間）

体表面積＜1.29m²は300mg/body/日、≧1.30m²は400mg/body/日を1日2〜3回に分割経口投与する。臨床試験では、250〜260mg/m²/日、400mg/body/日という投与量が用いられたが、現在の実地臨床では上記の投与量が選択されている。

A 治療開始前

前投与、前処方すべき支持療法薬	特になし
併用に注意すべき薬剤	ワルファリン、フェニトイン
初回投与から減量を検討すべき症例	PS不良例、肝機能障害などの合併症を有する症例

B 副作用発現時期

Week	1	2	3	4	5
悪心・嘔吐	➡P.194				
食欲不振	➡P.194				
下痢		➡P.206			
口内炎				➡P.187	
肝機能障害		➡P.217			

C 減量、休薬、再開

[休薬、再開、減量の基準]

	休薬基準	再開基準	1段階減量
ANC（/mm³）	＜1,000	≧1,500	＜500
Hb（g/dL）	＜8.0	≧9.0	輸血を要する場合
PLT（/mm³）	＜50,000	≧75,000	＜25,000
AST/ALT	≧3.0×ULN	≦3.0×ULN	≧5.0×ULN
T-Bil	≧1.5×ULN	≦1.5×ULN	≧3.0×ULN
下痢	ベースラインより4〜6回増加	ベースラインより3回以下の増加	ベースラインより7回以上増加
そのほか、非血液毒性*	≧G2	≦G1	≧G3

＊脱毛、色素沈着は除く。

[減量方法] (mg/body)

体表面積（m²）	初回基準量	1段階減量	2段階減量
<1.29	300	中止	－
≧1.30	400	300	中止

- 進行肺がんに対する国内第Ⅱ相試験の結果では、奏効率7.0%（3/43例）と効果が乏しかったが、毒性は軽度であった。術後補助化学療法としての有用性が検討され、わが国で行われた6つの臨床試験のメタアナリシスとそのサブグループ解析の結果、ⅠB期および2cmを超えるⅠA期症例において有意な生存期間の延長を認めた（HR 0.74、p＝0.001）[1,2]。これらの臨床試験の結果を受けて、現在、UFTはⅠB期を中心とした術後補助化学療法に使用されている。
- メタアナリシスでは腺がんが大半（84%）であり、サブグループ解析でも腺がんにおいてはHR 0.69（95%CI 0.56-0.85）に対し、扁平上皮がんではHR 0.82（95%CI 0.57-1.19）であった[1]。このため、日本肺癌学会による肺癌診療ガイドライン2017年度版では、腺がん症例においては推奨度1A、非腺がん症例では2Cとされている。
- UFTは、胃がん、結腸・直腸がん、乳がんや子宮頸がんなど数多くの疾患で使用されている。結腸・直腸がんに対しては通常300～600mg/body/日（300mg/m²）、子宮頸がんでは600mg/body/日を服用とされており、肺がんにおいては比較的低用量の服用である。そのために副作用が軽度となり、2年間という長期の連日服用も可能となっている。しかし、特に重篤な下痢や肝機能障害をきたすこともあるので注意を要する。

A 治療開始前のコツ

❶患者背景

- 高齢者やPS不良例では生理機能が低下しており、副作用が強く出現することがあるため、患者の全身状態を十分に観察、評価しておく。
- 下痢の有無など、臨床症状についても確認しておく。
- 有害事象が懸念される場合では、初回投与時からの減量も検討する。

❷ 一般的な血液生化学検査

- 比較的頻度の高い副作用として肝機能障害があるため、投与前に肝機能を確認しておく。
- 腎機能障害を有する症例では有害事象が発現する可能性が高くなるため、減量を考慮する必要がある。そのため、投与前には腎機能も確認しておく必要がある。

❸ 併用薬の確認

- 併用注意薬として、ワルファリン（ワルファリンの作用が増強）、フェニトイン（フェニトイン中毒の発現）などがある。
- 他院で処方されている薬剤まで含めて、十分に確認しておく。

❹ 内服方法や副作用の説明

- UFTは食事の影響を受けるため（吸収が減少）、食事の前後1時間の服用は避けたほうがよいとされる。
- 経口薬であり、また副作用の頻度は少ないことから、通院間隔が空く可能性も高いため、副作用などについては、患者本人が理解できるように十分説明しておくことが望ましい。
- 嘔気、食欲不振、下痢、口内炎などの副作用が強いとき、特に副作用により食事や水分の摂取が困難な際には、連絡や受診をすることを伝えておく。

❺ 前投与・前処方すべき支持療法薬

- 服用により副作用を認めた際から対応することでも問題のないケースが大半であるため、事前に支持療法薬を処方する必要性は低いとされる。

B 副作用をみつけるコツ

- わが国で行われた最大規模の第Ⅲ相臨床試験であるJLCRG試験（n＝979）において、UFTを術後2年間服用した際の主な副作用は、消化器症状（悪心➡P.194、食欲不振➡P.194、下痢➡P.206、口内炎➡P.187、肝機能障害➡P.217など）であった。しかし、G3の有害事象は2.1％、G4以上の有害事象は認めず、きわめて軽度なものであった[3]。
- 副作用は軽度であり、少ないとされるが、個人差があることも認識しておく必要がある。
- 初回処方は2週間までとして、嘔気や食欲不振などの症状の有無、血液生化学検査にて肝機能障害の有無を確認する。問題なければ、徐々に間隔を空けつつ、適宜評価も行う。

C 減量・休薬・再開のコツ

- 嘔気、食欲不振、下痢などの有害事象が強い場合には、減量か、一時休薬が検討される。
- 下痢に関しては、ロペラミドなどによる支持療法を行うことで対応可能なことも多い ➡P.206。
- G3の血液毒性やG2の非血液毒性が起こった場合には、いったん休薬し、G1以下に回復したことが確認されれば再開を検討する。
- G4の血液毒性やG3以上の非血液毒性が起こった場合には、同様にいったん休薬し、回復後には1段階減量しての再開を検討する。
- UFT顆粒製剤のほうがカプセル製剤よりも消化器に関する有害事象の発現率が低いことが報告されているため、消化器症状が強い場合でカプセル製剤を服用している際には、顆粒製剤への変更も考慮してみる。

(金田俊彦)

文献
1) Hamada C, et al. J Clin Oncol 2005 ; 23 : 4999-5006. PMID : 16051951
2) Hamada C, et al. J Thorac Oncol 2009 ; 4 : 1511-6. PMID : 19875974
3) Kato H, et al. N Engl J Med 2004 ; 350 : 1713-21. PMID : 15102997

第Ⅱ章　レジメン別プロのコツ／**1** 非小細胞肺がん（advanced stage）

CDDP＋VNR（VNR単剤）

VNB投与時の血管外漏出に注意

標準的なレジメン（投与量/スケジュール）

シスプラチン（CDDP）＋ビノレルビン（VNR）

	Day 1	8	15	22 (1)
CDDP 80mg/m²	↓			↓
VNR 25mg/m²	↓	↓		↓

3週1サイクル。基本4サイクル、最大6サイクル。

VNR単剤

	Day 1	8	15	22	29 (1)
VNR 25mg/m²	↓	↓	↓	↓	↓

A 治療開始前

前投与、前処方すべき支持療法薬 ステロイド、制吐薬、G-CSF製剤（必要時）

B 副作用発現時期

（CDDP＋VNR）

Day	1	2	3	4	5	6	7	8	…	15	16	17	18	19	20	21
血管外漏出	■							■								
悪心・嘔吐				■ P.194												
全身倦怠感				■	■											
好中球減少								■ P.301		■	■	■				
血小板減少								■ P.244		■	■	■				

（VNR単剤）

Day	1	2	3	4	5	6	7	8	…	15	16	17	18	19	20	21
血管外漏出	■							■								
好中球減少										■ P.301	■	■	■			
血小板減少										■ P.244	■	■	■			

C 減量、休薬、再開

[サイクル開始基準]

ECOG PS	0/1（VNR単剤は0～2）
WBC（/mm³）	≧3,000
ANC（/mm³）	≧1,500
PLT（/mm³）	≧100,000
AST/ALT	≦ULN×3.0
Cr	≦ULN
非血液毒性	≦G1

[VNRサイクル内投与基準]

ECOG PS	0/1（VNR単剤は0～2）
WBC（/mm³）	≧2,000
PLT（/mm³）	≧75,000
非血液毒性	≦G2

GradeはすべてCTCAE v5.0

【減量方法】
・同一サイクル内での投与量の変更は行わない。
・前サイクルで下記に示すような副作用が発現した場合は、各薬剤の投与量を基準に従い減量する。
・一度減量した後に、下記の減量規定に抵触した場合は、さらなる減量を行わず治療を中止する。

(mg/m^2) [ ] 内はTRT併用時

	CDDP	VNR
G4の白血球減少（<1,000/mm^3）	80（変更なし）	25 [20] →20 [15]
G-CSF製剤の投与にもかかわらず5日以上持続するG4*の好中球減少	80（変更なし）	25 [20] →20 [15]
G3の発熱性好中球減少	80（変更なし）	25 [20] →20 [15]
G4の血小板減少、または血小板輸血を必要とする血小板減少	80（変更なし）	25 [20] →20 [15]
SC≧ULN×1.5	80→60	25 [20]（変更なし）
G3以上の非血液毒性	80→60	25 [20] →20 [15]

＊前回投与で下記に示すような副作用が発現した場合は、基準に従い減量する。
2段階減量した後に、下記の減量規定に抵触した場合は、さらなる減量を行わず治療を中止する。
(mg/m^2)

	VNR単剤		
	開始用量	1段階減量	2段階減量
G4の白血球減少 G3の発熱性好中球減少 G4の血小板減少、または血小板輸血を必要とする血小板減少 G3以上の非血液毒性	25	20	15

 治療開始前のコツ

❶腎機能評価

・CDDP併用の場合、SCrだけでなくCCrも確認し、腎機能障害の有無を確認する。腎機能障害がある場合はCDDP＋VNRの選択は避け、CBDCA併用の他レジメンへの変更を考慮する。

❷心機能評価

・CDDP併用の場合、補液量が多いため、心電図だけでなく心エコーも行い、心機能の評価を行う。必要な場合は循環器内科医と相談し、補液量の多いレジメンが実施可能か判断する。

❸末梢血管の確認

・VNRは、ほかのビンカアルカロイドと同様、起壊死性抗がん剤に分類され、血管外漏出時は難治性皮膚潰瘍、皮膚壊死をきたす可能性がある。抗がん剤投与に耐えうる十分な末梢血管があるか

どうか確認し、十分な末梢血管がない場合は、皮下埋め込み型中心静脈ポート（CVポート）の留置を考慮する。また、末梢血管から投与する場合はなるべく太い静脈を選択し、手背や関節付近は避け、末梢ラインを確保したら静脈血の逆流を確認し、生理食塩水でフラッシュし、漏出のないことを確認する。

❹B型肝炎ウイルス（HBs抗原・抗体、HBc抗体）➡P.217
❺年齢、PS
- CDDP＋VNRは75歳以上の高齢者やPS2以上には副作用が強く出現する傾向があり、高齢者、PS不良例への投与は慎重に検討する。

❻前投与すべき支持療法
- CDDP併用の場合、高度催吐性リスクに応じた制吐療法を行う➡P.194。VNR単剤の場合は原則不要。

B 副作用をみつけるコツ

❶好中球減少 ➡P.301
- CDDP＋VNR、VNR単剤ともに、G3以上の高度の副作用で最も頻度が高い（表1）。Day8ごろより認め、VNR単剤の場合、好中球数が投与基準に抵触し、day15のVNRが投与できないケースも一定頻度でみられる。
- CDDP＋VNRでは、発熱性好中球減少が比較的高頻度でみられるため、発熱や感染兆候の有無を注意深く観察する必要がある。

❷悪心・嘔吐 ➡P.194
- CDDP併用の場合、予防投薬を行っても出現することがあるので、追加の制吐薬で対処する。

表1 CDDP+VNR、VNR単剤の主な副作用 [G3/4 (%)]

CDDP+VNR	
好中球減少	16/72
血小板減少	1/0
貧血	25/5
発熱性好中球減少	18/0
嘔気・嘔吐	14/0
全身倦怠感	7/0
肺障害	1/0

VNR単剤	
好中球減少	14/11
血小板減少	1/0
貧血	3/1
感染	3/0
嘔気・嘔吐	1/0
全身倦怠感	7/0
肺障害	1/0

CDPP＋VNRはCTCAE v2.0、VNR単剤はWHO grade。

❸血管外漏出

- VNR投与開始時は末梢ルート留置部付近の疼痛、腫脹がないか医療者が再度確認する。また、患者にもVNR投与中、投与後に確認してもらい、異常を感じた場合は速やかに医療者に報告するよう指導する。
- 血管外漏出がみられた場合、
  - ①すぐに留置針を抜かずに、薬液や血液（約5mL）吸引、除去
  - ②注射針、ルートの抜去
  - ③局所の処置（ステロイド（＋麻酔薬）の局注、ステロイド軟膏塗布）
  - ④漏出量が大量であれば、ステロイドの内服を併用
- ビンカアルカロイドは冷却により毒性を高めるため、冷却は禁忌。デクスラゾキサン（サビーン®）はアントラサイクリン系薬の血管外漏出への治療薬であり、ビンカアルカロイド系であるVNRの血管外漏出に対する適応はない。

C 減量・休薬・再開のコツ

- VNR単剤は3次治療以降や高齢者、PS不良に対する治療選択肢の1つと位置づけられているため、実臨床では副作用がより強く出る可能性がある。常に減量、休薬を検討しながら、重篤な副作用が出ないよう細心の注意を払い治療を行うことが望ましい。

（堀池　篤）

文献
1) Ohe Y, et al. Ann Oncol 2007；18：317-23. PMID：17079694
2) Gridelli C, et al. J Natl Cancer Inst 2003；95：362-72. PMID：12618501
3) Sasaki T, et al. Br J Cancer 2018；119：675-682 PMID：30206369

第Ⅱ章 レジメン別プロのコツ／❶ 非小細胞肺がん（advanced stage）

CBDCA＋PTX（±BEV）

奏効と引き替えに現れるしびれをいかにマネジメントするか

標準的なレジメン（投与量/スケジュール）[1]

カルボプラチン（CBDCA）＋パクリタキセル（PTX）

		Day 1	22	43
CBDCA	AUC6	↓	↓	↓
PTX	200mg/m²	↓	↓	↓

3週1サイクル。基本は4サイクル、最大6サイクル。

CBDCA＋PTX＋ベバシズマブ（BEV）

		Day 1	22	43
CBDCA	AUC6	↓	↓	↓
PTX	200mg/m²	↓	↓	↓
BEV	15mg/kg	↓	↓	↓

・3週1サイクル。基本は4サイクル、最大6サイクル。PDがなければBEV単剤維持療法へ移行する。
・CBDCA投与量はCalvertの式にて計算。GFRはCockcroft-Gaultの計算式で代用する。Calvertの式はCCr＜30mL/分では使用できないことに注意。
Calvertの式：CBDCA投与量（mg）＝AUC×（GFR＋25）
Cockcroft-Gaultの式：GFR＝［（140－年齢）×体重（kg）］÷［72×SCr(mg/dL)］
　　　　　　　　　　　（女性は×0.85）

A 治療開始前

前投与、前処方すべき支持療法薬	ステロイド（デキサメサタゾン19.8mg） 制吐薬［中等度催吐性リスク（CBDCA使用時）に準じて実施］ 抗ヒスタミン薬

B 副作用発現時期

Day	1	2	3	4	5	6	7	8	…	15	…	22	…
アナフィラキシー		➡P.165											
悪心・嘔吐、食欲不振		➡P.194											
好中球減少 発熱性好中球減少症（FN）								➡P.301					
末梢神経障害（感覚性）										➡P.258			
末梢神経障害（運動性）										➡P.258			
脱毛										➡P.297			

(BEV併用時のみ)

高血圧、蛋白尿						➡P.227	
出血性事象							

- 末梢神経障害（感覚性・運動性）、脱毛、高血圧、蛋白尿は1サイクル終了後くらいから蓄積性に頻度が増加。
- 出血性事象は開始後早期から投与中はいつでも発現の可能性あり。

C 減量、休薬、再開

[主たる投与基準（CBDCA+PTX）]

ANC (/mm^3)	≧1,500
PLT (/mm^3)	≧100,000
AST/ALT (IU/L)	≦2.5×ULN
T-Bil (mg/dL)	≦2.0
SCr (mg/dL)	≦1.5
末梢神経障害	≦G2

[主たる投与基準（BEV）]

出血性事象	≦G1
尿蛋白	≦G1
血圧	≦G2

血圧は担当医がコントロール良好と判断されていればOK

[減量方法]

	開始用量	1段階減量	2段階減量
CBDCA (AUC)	6	5	4
PTX (mg/m^2)	200	160	130
BEV (mg/kg)	基本的に減量なし		

A 治療開始前のコツ

- 前もって脱毛がほぼ必発であること、しびれの頻度が高いことを説明しておく。
- しびれが日常生活における趣味、従事している仕事に影響しないかどうかを適宜評価して、治療の継続可否を判断する。
- 出血性事象のリスク因子となる内服薬、腫瘍の局在などの評価を行うことで出血のリスク軽減を図る。
- PTX投与にあたってはビール350mL 1本分くらいのアルコール摂取が伴う。アルコール不耐などがないか、交通手段は何かを確認しておくとよい。
- 中等度催吐性リスク（CBDCA使用時）に応じた制吐療法を行う ➡P.194。
- アナフィラキシー予防のため、デキサメタゾン（Dex）19.8mgをPTX前に投与しておくことが推奨されている。制吐療法としてのアプレピタント併用時には通常Dexの血中濃度が上昇する可能

性があることから、Dexは半量投与（9.9mg）とすることが一般的である。ただ、PTX投与時のDex投与は**ときに致死的となるアナフィラキシー予防を目的**としており、減量の可否においてはまだ一定のコンセンサスは得られていない。悩んだ場合には通常量での投与がよいと考える。

B 副作用をみつけるコツ

❶末梢神経障害 ➡P.258

- 末梢神経障害にはいわゆる"しびれ"と表現される感覚性神経障害と、"力が入らない"などと表現される運動性神経障害に分類される。
- 感覚性神経障害はあくまでも自覚症状でしか診断できず、個々の症例ごとに感じ方は千差万別である。他覚的に発見することは困難で、問診のみが発見契機となる。「しびれますか？」だけではなく「手先、足先の感覚がぼやっとした感じはありませんか？」など、問診の仕方を工夫する。感覚性神経障害により、温痛覚も障害されるため、家事をする際にはやけどに気をつける、などの指導も重要となる。
- 運動性神経障害は感覚性神経障害よりもさらに発見が困難である。日頃から「箸を使うのに困ったりしませんか？」、「字は書きにくくありませんか？」、「何もないのに躓いたりしませんか？」などを問診する癖をつけておく。

❷筋肉痛・関節痛 ➡P.171

- 投与後3〜5日前後で症状が出現することが多い。NSIADs、特にアセトアミノフェンなどで十分対応可能である。2サイクル目以降は予防的投与も考慮可能である。

❸骨髄抑制 ➡P.244,301

- 骨髄抑制のnadirは8〜12日前後で起こることが多い。特にBEV併用の場合にはCBDCA＋PTXよりも好中球減少、FNの頻度が増強するため注意が必要である[2,3]。
- 血小板減少の頻度は比較的低いレジメンではあるが、出血性事象が併発している際には血小板数の評価も忘れないこと。

❹出血性事象

- BEV併用により鼻出血などの出血性有害事象の頻度が上昇する。
- 喀血は致死的となる出血性事象の1つである。わが国の検討では中枢気道への腫瘍浸潤、同時放射線治療がリスク因子として同定

されている[4]。

- G1程度の鼻出血であれば治療継続には問題ないが、血痰が続く際にはBEV休薬を検討する必要がある。

❺高血圧、蛋白尿 ➡P.227,221

- BEV併用により血圧上昇、蛋白尿の有害事象の頻度が上昇する。
- 高血圧、蛋白尿にはARBまたはACE阻害薬から開始し、血圧低下が乏しい場合にはCa拮抗薬を追加する。
- 経験上、G1程度の早期からARBを開始すると比較的コントロールしやすい印象がある。

C 減量・休薬・再開のコツ

- 末梢神経障害(感覚性・運動性)は治療終了後、ある程度回復がみられる場合があるが、経験上永続性になる場合が多い。よって、日常生活に強い影響が出るまでしびれを我慢させないようにする。十分な問診の下に、病状に応じて治療継続が必要であればPTXの減量または治療の休止を行うべきである。
- 骨髄抑制、特に白血球減少や好中球減少を過度に恐れる必要はないが、FNには十分な教育、対策が必要である。FN発症時には無理をせずCBDCAとPTX投与量の減量を勧める。
- 出血性事象、特に血痰、喀血はときに致死的となるため、しっかり休薬する。BEVの再開に関しては気管支鏡などで原因部位をしっかり同定して、安全性を確保してから行うべきである。
- 高血圧・蛋白尿は早期治療が重要である。発症後も降圧薬治療でほとんどの症例は対応可能であるが、高度の蛋白尿を放置するとネフローゼに至る症例もあるので注意する。

(三浦　理)

文献

1) Niho S, et al. Lung cancer 2012；76：362-7. PMID：22244743
2) Sandler A, et al. N Engl J Med 2006；355：2542-50. PMID：17167137
3) Zhou C, et al. J Clin Oncol 2015；33：2197-204. PMID：26014294
4) Goto K, et al. Cancer Sci 2016；107：1837-42. PMID：27714941

第Ⅱ章 レジメン別プロのコツ／**1** 非小細胞肺がん(advanced stage)

CDDP+DTX（DTX単剤）

骨髄抑制と浮腫に注意

標準的なレジメン（投与量/スケジュール）

シスプラチン（CDDP）+ドセタキセル（DTX）

		Day 1	22	43
CDDP	80mg/m²	↓	↓	↓
DTX	60mg/m²	↓	↓	↓

3週1サイクル。基本4サイクル、最大6サイクル。

DTX単剤

		Day 1	22	43
DTX	60mg/m²	↓	↓	↓

3週1サイクル、毒性が許容する限りPDまで繰り返す。

A 治療開始前

前投与、前処方すべき支持療法薬	制吐薬（CDDP+DTX投与時のみ）、ステロイド

B 副作用発現時期

Day	1	2	3	4	5	6	7	8	9	10	11	12	13	14	…
悪心・嘔吐	➡P.194														
倦怠感				➡P.171											
食欲不振				➡P.194											
口内炎・下痢					➡P.187,206										
白血球・好中球減少							➡P.301								
発熱性好中球減少症								➡P.301							
貧血										➡P.249					
体液貯留・浮腫				➡P.178											

C 減量、休薬、再開

[投与基準]

ANC (/mm³)	≧2,000
Hb (g/dL)	≧9.5
PLT (/mm³)	≧100,000
AST/ALT	≦2.0×ULN
T-Bil	≦ULN
Cr	≦ULN

[減量方法] (mg/m²)

	開始用量	1段階減量	2段階減量
CDDP	80	70	60
DTX	60	50	40

・必ずしも両薬剤同時に減量するわけではなく、毒性の種類により考慮する。
・DTX単剤の場合は、腎障害時の減量基準はない（慎重投与）。

A 治療開始前のコツ

❶適切な患者選択
- CDDP併用化学療法は、PS0/1、肝・腎機能障害がなく（または軽度）、急性期の冠動脈疾患や間質性肺炎 ➡P.183 など、治療の安全性に影響を及ぼす合併症がない患者に対して行うことが原則である。また、本レジメンは標準治療の1つとはいえ、進行肺がんの根治は難しいため、事前にリスクとベネフィットをしっかりと説明し、方針決定することが重要である。
- PS2または75歳以上の高齢者に対しては、治療対象となる場合、DTX単剤が推奨される[1,2]。

❷アルコール過敏はないか
- 開始前に必ず問診などを行い、アルコール過敏の有無を確認する。過敏もしくは不耐症の場合、DTXの溶解液を工夫する。

❸B型肝炎ウイルス（HBs抗原・抗体、HBc抗体）のチェック ➡P.217

❹口腔ケアのチェック ➡P.187
- 口腔内の衛生状態不良（う歯、歯周病、義歯不適合など）が口内炎のリスク因子の1つとされており、可能であれば治療開始前に歯科・口腔外科などに口腔ケア介入してもらうことを勧める。

❺脱毛についての説明 ➡P.297
- 脱毛がほぼ必発である。特に女性に対しては、しっかりとその旨を説明し、許容できない場合は、レジメンの変更を考慮する。

❻初回から減量を考慮すべきとき
- もし何らかの理由でそのような状態と判断される場合は、本レジメンは使用せず、治療を再考すべきである。

❼悪心・嘔吐に対する前投薬
- 高度催吐性リスクに応じた制吐療法を行う ➡P.194。
- CDDPによる腎障害予防目的で、輸液中に硫酸Mg8mEqを追加する。

❽浮腫予防 ➡P.178
- ステロイドで予防できることもあるため、投与を考慮する。

B 副作用をみつけるコツ

❶悪心・嘔吐 ➡P.194
- 投与後から数日持続することがあるため、追加の制吐薬で対処。

❷全身倦怠感 ➡P.171・**食欲不振** ➡P.194
- ステロイド内服終了後あたりから出現。

❸口内炎、下痢などの粘膜障害 ➡P.187,206
- 早ければ投与後1週間前後から出現。外用薬や止痢薬で対処。

❹骨髄抑制 ➡P.301
- 骨髄抑制のnadirの時期が投与後10日前後の期間であるので、その間に38℃以上の発熱、息切れや咳嗽増悪などが認められた場合は、事前に処方しておいた抗菌薬と解熱薬を開始してもらい、それでも発熱が持続する場合は、受診するよう伝える。

❺体液貯留・浮腫 ➡P.178
- 浮腫はDTXの累積投与量が増加するほど高頻度に出現し、しばしば歩行困難などの機能障害をきたすこともある。一般的には総投与量が350～400mg/m^{2}を超えると発現頻度が増加するとされる。
- ステロイド(デキサメタゾン8mg×3日間)で予防できることが多い[3]。まれに1サイクル投与後など、投与初期から出現する例もある。その場合は、次サイクル以降、DTX投与の前日からステロイドを開始することを考慮してもよい。

❻爪の変化
- DTXによる爪の変化、脱落といった症状が約30%にみられる。投与前、投与中に指先を冷やすことにより、症状が軽減したという報告もあり、Frozen gloveという皮膚表面を冷やさず、深部を冷やす特殊なグローブによる投与中の手の冷却が効果的とする報告もある[4]。

C 減量・休薬・再開のコツ

- 腎障害出現時 ➡P.221 は、適切な輸液管理を行うことが原則であるが、それでも改善が乏しい場合は、CDDPを減量するのではなく、レジメン自体の変更が望ましい。
- 発熱性好中球減少を認めた場合は、まずは次サイクルの減量である。原則、予防的G-CSF投与は不要であるが、年齢や合併症などのリスクを加味し、次サイクル以降、予防的G-CSF投与を行う

場合もある。
- 浮腫を含め、規定のインターバルで次サイクルの投与ができない程度に毒性が遷延した場合には、両薬剤とも減量するか、一方のみを減量するかはケースバイケースであるが、一方のみのときはDTXを減量する。ただし、規定の投与日から3週間を超えても投与が困難な場合には、休薬、再開よりレジメン変更を考える。

(山田一彦)

文献
1) Baggstrom MQ, et al. J Thorac Oncol 2007;2:845-53. PMID:17805063
2) Kudoh S, et al. J Clin Oncol 2006;24:3657-63. PMID:16877734
3) Piccart MJ, et al. J Clin Oncol 1997;15:3149-55. PMID:9294478
4) Scotté F, et al. J Clin Oncol 2005;23:4424-9. PMID:15994152

第Ⅱ章　レジメン別プロのコツ／**1** 非小細胞肺がん(advanced stage)

CDDP+GEM（GEM単剤）

GEMによる血小板減少に注意

標準的なレジメン（投与量/スケジュール）

シスプラチン（CDDP）+ゲムシタビン（GEM）

		Day 1	8	15
CDDP	80mg/m²	↓		
GEM	1,000mg/m²	↓	↓	

3週1サイクル。基本4サイクル、最大6サイクル。

GEM単剤

		Day 1	8	15
GEM	1,000mg/m²	↓	↓	

3週1サイクル。毒性が許容する限りPDまで。

A 治療開始前

前投与、前処方すべき支持療法薬　ステロイド、制吐薬（高度リスク対応）

B 副作用発現時期

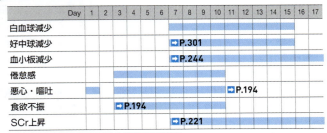

Day	1	2	3	4	5	6	7	8	9	10	11	12	13	14	15	16	17
白血球減少																	
好中球減少							➡P.301										
血小板減少							➡P.244										
倦怠感																	
悪心・嘔吐											➡P.194						
食欲不振			➡P.194														
SCr上昇							➡P.221										

・サイクルを重ねるごとにHbの低下を認める。
・GEMを用いた治療では、血液毒性として血小板減少症の出現頻度が高い。

C 減量、休薬、再開

[開始基準]

	初回投与	2サイクル目以降
ANC (/mm^3)	≧2,000	≧1,500
PLT (/mm^3)	≧100,000	≧100,000
AST/ALT (U/L)	<100	<100
SCr	<1.0×ULN	1.5×ULN
CCr (mL/分)	≧60	

[減量方法] (mg/m^2)

	開始用量	1段階減量	2段階減量
CDDP	80	60	50
GEM	1,000	800	600

A 治療開始前のコツ

❶年齢の考慮

- CDDP+GEMについてわが国で行われた試験では、20〜74歳を対象にしている[2]。75歳以上に投与する場合は毒性が強く出る可能性があることに留意する、ないしはGEMを使用する際はCBDCA+GEM(後述)やGEM単剤を考慮する。

❷B型肝炎ウイルス(HBs抗原・抗体、HBc抗体)の確認 ➡P.217

❸心機能評価

- CDDP投与ではショートハイドレーションでの治療をしない限りは、大量補液をすることになり心負荷がかかる。心不全徴候のある患者への投与は慎重にし、治療前に心エコー検査などで心機能評価を行う。

❹制吐薬の前投与

- CDDP+GEMでは高度催吐性リスク対応の制吐療法、GEM単剤では軽度催吐性リスク対応の制吐療法を行う ➡P.194。

B 副作用をみつけるコツ

❶悪心・嘔吐 ➡P.194

- 投与から数日持続することがあるので、追加の制吐薬で対処。

❷骨髄抑制 ➡P.244,301

- 骨髄抑制のNadirの時期がday7〜10である。Day8の治療前には、必ず採血で骨髄抑制の有無を確認する。ANCの値が投与基

準の1,500以上であっても、白血球分画でMono（単球）の比率が低値である場合は、その後好中球減少症をきたしやすいので注意を要する。
- 血小板減少は骨髄抑制が著明になるday7以降に内出血斑が出現していないか患者自身に留意してもらう。また、day8の治療前には必ず血小板の値を確認しておく。

❸倦怠感
- ステロイド内服が終了するday3あたりから出現。ステロイド投与の延長を考慮する。

❹貧血・Hb低下 ➡P.249
- 4サイクル前後からHb低下の傾向があり、6サイクルまで継続する場合などには留意する。

C 減量・休薬・再開のコツ

- サイクル中の減量は適切な副作用マネジメントを行ったうえで求められるべきで、安易に減量すべきではない。
- 発熱性好中球減少症を認めた場合は、次サイクルより予防的G-CSF投与を検討する。また、次サイクルよりCDDPとGEMの両剤の投与量を1段階減量することが多い。年齢や合併症などリスクを加味して、初回から予防的G-CSF投与を行う場合もある（FNの発症頻度が20%未満のため、予防的G-CSFは不要である）。
- 急激な血小板減少による内出血斑を認める場合や、輸血を要する血小板減少（G4相当）を認めた場合、遷延する血小板減少によって次サイクル延期が顕著な場合は、安全性や有効性を考慮しつつ、次サイクルよりCDDPとGEMの両剤の減量を検討する。
- 著明な嘔気や倦怠感、遷延する嘔気に対しては、支持療法（制吐薬や輸液）をまず行い、それによっても副作用が著明な場合は、次サイクルよりCDDPとGEMの両剤の減量を検討するが、副作用としてはCDDPが強く影響していることから、CDDPのみの減量を検討。
- SCrの上昇に対しては、まずは補液を継続することで対応。SCrがG2以上で遷延する場合は、CDDPの投与は中止する。G1に改善する場合は、減量してCDDP投与を検討する。　　（田宮朗裕）

文献
1) Gridelli C, et al. J Natl Cancer Inst 2003 ; 95 : 362-72. PMID : 12618501
2) Ohe Y, et al. Ann Oncol 2007 ; 18 : 317-23. PMID : 17079694

第Ⅱ章 レジメン別プロのコツ／❶ 非小細胞肺がん(advanced stage)

CBDCA+GEM

GEMによる血小板減少に注意

標準的なレジメン(投与量/スケジュール)[1]

カルボプラチン(CBDCA)＋ゲムシタビン(GEM)

	Day 1	8	15
CBDCA	AUC5	↓	
GEM	1,000mg/m²	↓	↓

- 3週1サイクル。原則4サイクル、最大6サイクル。
- CBDCA投与量はCalvertの式にて計算。GFRはCockcroft-Gaultの計算式で代用する。Calvertの式はCCr 30mL/分未満では使用できないことに注意。
 Calvertの式：CBDCA投与量(mg)＝AUC×(GFR＋25)
 Cockcroft-Gaultの式：GFR＝[(140－年齢)×体重(kg)]÷[72×SCr(mg/dL)]
  (女性は×0.85)

A 治療開始前

前投与、前処方すべき支持療法薬	ステロイド、制吐薬[中等度リスク(CBDCA使用時)対応]

B 副作用発現時期

Day	1	2	3	4	5	6	7	8	9	10	11	12	13	14	15	16	17
白血球減少																	
好中球減少							➡P.301										
血小板減少							➡P.244										
倦怠感																	
悪心・嘔吐												➡P.194					
食欲不振												➡P.194					

GEMを用いた治療では、血液毒性として血小板減少症の出現頻度が高い。

C 減量、休薬、再開

[開始基準]

	初回投与	2サイクル目以降
ANC (/mm³)	≧2,000	≧1,500
PLT (/mm³)	≧100,000	≧100,000
AST/ALT (U/L)	<100	<100
SCr (mg/dL)	<1.0×ULN	1.5×ULN
CCr (mL/分)	≧60	

[減量方法]

	開始用量	1段階減量	2段階減量
CBDCA (AUC)	5	4	3
GEM (mg/m²)	1,000	800	600

A 治療開始前のコツ

❶年齢の考慮
- CBDCA＋GEMについてわが国で行われた高齢者の試験は、70歳以上が対象であった。このときの投与量は、CBDCA（AUC4）、GEM（1,000mg/m²）である。高齢者に投与する場合は毒性が強く出る可能性があることに留意し、わが国で行われた臨床試験の投与量で開始することを考慮する。

❷B型肝炎ウイルス（HBs抗原・抗体、HBc抗体）の確認 ➡P.217

❸制吐薬の前投与
- 中等度催吐性リスク（CBDCA時）対応の制吐療法を行う ➡P.194。CBDCAを用いた2剤併用療法は、単剤の中等度リスクの薬剤よりは悪心・嘔吐が出やすい傾向にある。

B 副作用をみつけるコツ

❶悪心・嘔吐 ➡P.194
- 投与から数日持続することがあるので、追加の制吐薬で対処。オランザピンの追加投与は積極的に使用すべきである。

❷骨髄抑制 ➡P.244,301
- 骨髄抑制のnadirの時期がday7〜10である。Day8の治療前には、必ず採血で骨髄抑制の有無を確認する。ANCの値が投与基準の1,500以上であっても、白血球分画でMono（単球）の比率が低値である場合は、その後好中球減少症をきたしやすいので注意を要する。
- 血小板減少は骨髄抑制が著明になるday7以降に内出血斑が出現していないか患者自身に留意してもらう。また、day8の治療前には必ず血小板の値を確認しておく。

❸倦怠感
- ステロイド内服が終了するday3あたりから出現。ステロイド投与の延長を考慮する。

❹貧血・Hb低下 ➡P.249
- 4サイクル前後からHb低下の傾向があり、6サイクルまで継続する場合などには留意する。

C 減量・休薬・再開のコツ

- サイクル中の減量は適切な副作用マネジメントを行ったうえで求められるべきで、安易に減量すべきではない。
- 発熱性好中球減少症を認めた場合は、次サイクルより予防的G-CSF投与を検討する。また、次サイクルよりCBDCAとGEM両剤の投与量を1段階減量することが多い。年齢や合併症などリスクを加味して、初回から予防的G-CSF投与を行う場合もある（FNの発症頻度が20％未満のため、予防的G-CSFは不要である）。
- 急激な血小板減少による内出血斑を認める場合や、輸血を要する血小板減少（G4相当）を認めた場合、遷延する血小板減少によって次サイクル延期が顕著な場合は、安全性や有効性を考慮しつつ、次サイクルよりCBDCAとGEM両剤の減量を検討する。
- 著明な嘔気や倦怠感、遷延する嘔気に対しては、支持療法（制吐薬や輸液）をまず行い、それによっても副作用が著明な場合は、次サイクルよりCBDCAとGEM両剤の減量を検討するが、副作用としてはCBDCAが強く影響していることから、CBDCAのみの減量を検討。
- SCrの上昇に対しては、まずは補液を継続することで対応。SCrがG2以上で遷延する場合は、CBDCAの投与は中止する。G1に改善する場合は、減量してCBDCA投与を検討する。

（田宮朗裕）

文献
1) Danson S, et al. Cancer 2003；98：542-53. PMID：12879472
2) Kurata T, et al. Lung Cancer 2012；77：110-5. PMID：22306126

第Ⅱ章 レジメン別プロのコツ／**1** 非小細胞肺がん(advanced stage)

CDDP＋S-1（S-1単剤）

消化器毒性に注意

標準的なレジメン（投与量/スケジュール）

シスプラチン（CDDP）＋S-1

	Day 1	8	15	21
CDDP 60mg/m²	↓			
S-1 下記参照		朝・夕		

5週1サイクル。4サイクル。

S-1単剤療法（4投2休）

	Day 1	8	15	22	28
S-1 下記参照		朝・夕			

6週1サイクル。PDまで。

S-1単剤療法（2投1休）

	Day 1	8	14
S-1 下記参照		朝・夕	

3週1サイクル。PDまで。

S-1の投与量

体表面積（m²）	投与量
＜1.25	80mg/日（朝40mg、夕40mg）
1.25～＜1.5	100mg/日（朝50mg、夕50mg）
1.5≦	120mg/日（朝60mg、夕60mg）

A 治療開始前

前投与、前処方すべき支持療法薬　ステロイド、制吐薬

B 副作用発現時期

Day	1	2	3	4	5	6	7	8	9	10	11	12	13	14	…
悪心・嘔吐		➡P.194													
下痢					➡P.206										
口内炎					➡P.187										
全身倦怠感															
発熱性好中球減少症										➡P.301					
血小板減少											➡P.244				
色素沈着															
流涙															

C 減量、休薬、再開

[投与・休薬基準]

	投与規準	S-1の休薬規準
ANC (/mm³)	≧1,500	<1,000
PLT (/mm³)	≧100,000	<50,000
Cr (mg/dL)	≦1.2	>1.2
体温（感染を疑う38℃≦の発熱）	ない	ある
PS	≦2	
消化器毒性（下痢、食欲不振、口内炎）	≦G1*	3日以上継続≧G2

*下痢G1：ベースラインと比べて3回以下の排便回数増加
　食欲不振G1：食生活の変化を伴わない食欲低下
　口内炎G1：症状がない、または軽度の症状がある

[減量方法]

	開始用量	1段階減量	2段階減量
CDDP (mg/m²)	60	50	40
S-1 (mg/日)	120	100	80
	100	80	中止
	80	中止	

A 治療開始前のコツ

❶B型肝炎ウイルス（HBs抗原・抗体、HBc抗体）➡P.217

❷腎機能の確認
- 腎機能障害があるとS-1の毒性が強くなるため、サイクル開始前にSCr 1.2mg/dL以下であることを確認する。

❸制吐薬の投与
- CDDP＋S-1：高度催吐性リスク対応、S-1：軽度催吐性リスク対応 ➡P.194。

❹口内炎の予防 ➡P.187
- うがい薬（アズノール®うがい液）を治療開始時に処方し、うがいを励行してもらう。

B 副作用をみつけるコツ

❶悪心・嘔吐 ➡P.194
- 投与翌日から出現する場合があり、追加の制吐薬で対処。

❷骨髄抑制 ➡P.244,249,301
- 骨髄抑制のnadirの時期はCDDP＋S-1の場合day14〜21ごろで

あり、同時期に37.5℃以上の発熱が出現した場合は、事前に処方しておいた抗菌薬（レボフロキサシン）の内服を開始する。
- 48時間経過しても解熱傾向にならない場合は受診するよう伝える。ただし、発熱だけでなく、吐気、食欲低下、口内炎などで経口摂取が不良であれば（飲水も困難であればなおさら）、早めの受診が必要である。
- なお、CDDP＋S-1の第Ⅲ相試験であるCATS試験において、発熱性好中球減少の発現頻度は1％と報告されている[1]。
- 同時期に血小板減少もみられる。
- 2～3サイクル終了後、貧血が進むことがある。

❸下痢 ▶P.206
- day7ごろから出現する場合があり、ロペラミドなどの止痢薬で対処する。特に高齢者ではSCr値が正常範囲内であっても腎機能が低下していてS-1の毒性が強く出現する場合があり、下痢出現時には脱水にならないよう水分摂取を心掛けてもらう。水分摂取が不十分であれば補液を行う。
- 下痢と好中球減少が重なると、感染を伴い全身状態が悪化する可能性がある。S-1開始後は体温を定期的（1日3回程度）に測定する。

❹口内炎 ▶P.187
- 口内炎により経口接種が不良になると脱水になる可能性がある。飲水も困難な場合は早めに受診してもらい、補液が必要である。

C 減量・休薬・再開のコツ

- S-1の毒性は個人差が大きく、下痢や口内炎などの非血液毒性がG2以上になるようなら、無理せず休薬を検討する必要がある。
- CDDP＋S-1においてS-1を休薬した場合、休薬が8日以上であれば少なくとも14日間の休業期間をもうけ、7日以内であれば投薬期間が21日になるように再開する。
- 薬剤添付文書には、非小細胞肺がんに対するS-1の用法は4週投与2週休薬（4投2休）と記載されているが、4投2休より2投1休のほうがコンプライアンス良好であるとの報告があり、実地診療では2投1休が頻用される[2]。
- S-1単剤を2週行い、毒性が軽微であれば、4週投与2週休薬（4投2休）を試みることも可能である。

（仁保誠治）

文献
1) Kubota K, et al. Ann Oncol 2015；26：1401-8. PMID：25908605
2) Tsukuda M, et al. Br J Cancer 2005；93：884-9. PMID：16189518

第Ⅱ章　レジメン別プロのコツ／**1** 非小細胞肺がん（advanced stage）

CBDCA+S-1

消化器毒性に注意

標準的なレジメン（投与量/スケジュール）

カルボプラチン（CBDCA）+S-1

	Day 1	8	14
CBDCA	AUC5 ↓		
S-1	←――――――――――――――――――→		

- 3週1サイクル。4サイクル。
- CBDCA投与量はCalvertの式にて計算。GFRはCockcroft-Gaultの計算式で代用する。Calvertの式はCCr 30mL/分未満では使用できないことに注意。
  Calvertの式：CBDCA投与量(mg) ＝ AUC × (GFR+25)
  Cockcroft-Gaultの式：GFR ＝ [(140−年齢)×体重(kg)] ÷ [72×SCr(mg/dL)]
  　　　　　　　　　　　（女性は×0.85）

- S-1の投与量

体表面積（m^2）	投与量
<1.25	80mg/日（朝40mg、夕40mg）
1.25～<1.5	100mg/日（朝50mg、夕50mg）
≧1.5	120mg/日（朝60mg、夕60mg）

A 治療開始前

前投与、前処方すべき支持療法薬	ステロイド、制吐薬

B 副作用発現時期

	Day	1	2	3	4	5	6	7	8	9	10	11	12	13	14	…
悪心・嘔吐			→P.194													
下痢						→P.206										
口内炎						→P.187										
全身倦怠感																
発熱性好中球減少症												→P.301				
血小板減少												→P.244				
色素沈着																
流涙																

C 減量、休薬、再開

[投与・休薬基準]

	投与規準	S-1の休薬規準
ANC (/mm^3)	≧1,500	<1,000
PLT (/mm^3)	≧100,000	<50,000
Cr (mg/dL)	≦1.2	>1.2
体温（感染を疑う38℃以上の発熱）	ない	ある
PS	≦2	
消化器毒性（下痢、食欲不振、口内炎）	≦G1*	3日以上継続≧G2

* 下痢G1：ベースラインと比べて3回以下の排便回数増加
　食欲不振G1：食生活の変化を伴わない食欲低下
　口内炎G1：症状がない、または軽度の症状がある

[減量方法]

	開始用量	1段階減量	2段階減量
CBDCA (AUC)	5	4	3
S-1 (mg/日)	120	100	80
	100	80	中止
	80	中止	

A 治療開始前のコツ

❶ B型肝炎ウイルス（HBs抗原・抗体、HBc抗体）➡P.217
❷ 腎機能の確認
- 腎機能障害があるとS-1の毒性が強くなるため、サイクル開始前にSCr 1.2mg/dL以下であることを確認する。

❸ 制吐薬の投与
- 中等度催吐性リスク（CBDCA使用時）対応➡P.194。

❹ 口内炎の予防 ➡P.187
- うがい薬（アズノール®うがい液）を治療開始時に処方し、うがいを励行してもらう。

B 副作用をみつけるコツ

❶ 悪心・嘔吐 ➡P.194
- 投与翌日から出現する場合があり、追加の制吐薬で対処。

❷骨髄抑制 ➡P.244, 249, 301

- 骨髄抑制のnadirの時期はday14ごろであり、同時期に37.5℃以上の発熱が出現した場合は、事前に処方しておいた抗菌薬(レボフロキサシン)の内服を開始する。
- 48時間経過しても解熱傾向にならない場合は受診するよう伝える。ただし、発熱だけでなく、吐気、食欲低下、口内炎などで経口摂取が不良であれば(飲水も困難であればなおさら)、早めの受診が必要である。
- なお、CBDCA + S-1の第Ⅲ相試験であるLETS試験において、発熱性好中球減少の発現頻度は1%と報告されている[1]。
- 同時期に血小板減少もみられ、LETS試験においてG4の血小板減少(25,000/mm^{3}未満)の発現頻度は13.3%であり、8%の患者が血小板輸血を受けたと報告されている。
- 2~3サイクル終了後、貧血が進むことがある。

❸下痢 ➡P.206

- day7ごろから出現する場合があり、ロペラミドなどの止痢薬で対処する。特に高齢者ではSCr値が正常範囲内であっても腎機能が低下していてS-1の毒性が強く出現する場合があり、下痢出現時には脱水にならないよう水分摂取を心掛けてもらう。水分摂取が不十分であれば補液を行う。
- 下痢と発熱が併発する場合、全身状態が悪化する可能性があるため、S-1開始後、体温を定期的(1日3回程度)に測定する。

C 減量・休薬・再開のコツ

- S-1の毒性は個人差が大きく、下痢や口内炎などの非血液毒性がG2以上になるようなら、無理せず休薬を検討する必要がある。
- S-1を休薬した場合、day14で当該サイクルの内服を終了する。

(仁保誠治)

文献

1) Okamoto I, et al. J Clin Oncol 2010 ; 28 : 5240-6. PMID : 21079147

第Ⅱ章　レジメン別プロのコツ／**1** 非小細胞肺がん（advanced stage）

CDDP＋PEM（±BEV）（PEM単剤）

葉酸およびビタミンB_{12}の投与を忘れないように注意

標準的なレジメン（投与量/スケジュール）

シスプラチン（CDDP）＋ペメトレキセド（PEM）＋ベバシズマブ（BEV）

		Day 1	22	43	64	85
CDDP	75mg/m²	↓	↓	↓	↓	
PEM	500mg/m²	↓	↓	↓	↓	↓
BEV	15mg/kg	↓	↓	↓	↓	↓

・3週1サイクル、4サイクル施行。
・4サイクル後、PDを認めず、毒性も忍容可能である場合は、PEM（±BEV）の維持療法を施行。毒性が忍容可能である場合はPDまで継続する。

A 治療開始前

前投与、前処方すべき支持療法薬	・投与1週間前から葉酸（連日）、ビタミンB_{12}（9週ごと）の投与（必須） ・ステロイド、制吐薬

B 副作用発現時期

Day	1	2	3	4	5	6	7	8	...
Infusion reaction		➡P.165							
悪心・嘔吐		➡P.194							
全身倦怠感									
好中球減少								➡P.301	
血小板減少								➡P.244	
AST/ALT上昇								➡P.217	
Cr上昇								➡P.221	
皮疹					➡P.285				

C 減量、休薬、再開

[投与基準]

ANC (/mm²)	≧1,500
PLT (/mm²)	≧100,000
AST/ALT (IU/L)	≦100
Cr (mg/dL)	≦1.5

[減量方法]

	開始用量	1段階減量	2段階減量
CDDP (mg/m²)*	75	60	50
PEM (mg/m²)*	500	400	300
BEV (mg/kg)	15（減量しない）		

*添付文書においては前回の用量の75％または50％が記載されている。

A 治療開始前のコツ

❶葉酸およびビタミンB_{12}の前投薬を行っておく

- 初回投与の7日以上前～最終投与日から22日目まで葉酸（0.5mg）を1日1回連日経口投与する（フォリアミン®0.5mgまたはパンビタン®1g）。
- 初回投与の7日以上前～最終投与日から22日目までビタミンB_{12}（1mg）を9週ごとに筋肉内投与する（フレスミン®1,000μgまたはメチコバール®1,000μg）。
- PEMを含むレジメンを選択する可能性がある場合には、その旨を患者に説明し、あらかじめ投与しておく。

❷4サイクル後には効果判定を行い、維持療法を検討

- 2サイクルごとに画像診断による効果判定を行う。
- 4サイクル終了時点でPDを認めず、毒性も忍容可能である場合は、PEM（±BEV）の維持療法を行う。

❸NSAIDsの使用に留意

- NSAIDsと併用した場合、PEMの血中濃度が増加し、副作用が増強するおそれがある。
- 半減期の短いNSAIDs（イブプロフェンなど）の場合は、化学療法実施の2日前～実施2日後の5日間、半減期の長いNSAIDs（ナブメトン、ナプロキセン、ピロキシカムなど）の場合は、化学療法実施の5日前～実施2日後の8日間はできる限り併用を控える。併用が必要な場合は、骨髄抑制、腎毒性、消化器毒性など副作用を含めて患者の状態を十分に観察する。

❹BEVの投与時間

- 初回投与時は90分かけて点滴静注する。忍容性が良好であれば、

2回目の投与は60分間、それ以降の投与は30分間とすることができる。

❺外来でも実施可能なレジメン
- 外来でも実施可能なレジメンであるが、投与時間が比較的長時間である（特にBEV併用時）ので、患者に朝早く来院してもらい、事前の検査を実施するよう説明しておくなどの工夫が必要である。

❻制吐薬の前投与
- 高度催吐性リスク対応の制吐療法を行う➡P.194。

❼発疹対策
- PEM（±BEV）の維持療法を行う際には、発疹の発現および重篤化を軽減するため、副腎皮質ホルモンの投与を検討する。外国臨床試験では、day0（化学療法実施日前）〜投与の翌日（day2）までの3日間、デキサメタゾンを1日4mg、1日2回経口投与している。国内臨床試験では発疹が発現した場合に限り、次回の投与時から外国臨床試験の用法・用量を参考にデキサメタゾンなどの副腎皮質ホルモンの投与が行われている。
- PEM（±BEV）の維持療法を長期継続する場合は、化学療法実施日以外のデキサメタゾン内服を省略することも検討する。

B 副作用をみつけるコツ

❶悪心・嘔吐 ➡P.194
- 投与から1週間程度持続することがある。追加の制吐薬で対処する。

❷皮疹 ➡P.285
- 場合によっては抗ヒスタミン薬、ステロイド外用薬を処方する。

❸骨髄抑制 ➡P.244,301
- 骨髄抑制のnadirの時期がday7〜14の間に認められる。その間に38℃以上の発熱を認めた場合には、事前処方しておいた抗菌薬を3日間内服してもらい、それでも解熱しない場合は受診するようにあらかじめ伝えておく。
- 化学療法中に内出血斑、鼻出血、血痰などがないか患者自身に留意してもらう。

❹全身倦怠感
- ステロイド内服が終了するday4あたりから出現する。

❺高血圧 ➡P.227
- BEVを併用する際にはしばしば出現する。患者自身に定期的に血

圧を測定してもらい、高血圧を認めた際には早期よりCa拮抗薬やARBなどでコントロールを行う。

❻蛋白尿 ➡P.221
- BEVを併用する際にはしばしば出現する。定期的に尿検査を実施する。

❼浮腫 ➡P.178
- BEVを併用する際にはしばしば出現する。

❽血栓症 ➡P.231
- BEVを併用する際には定期的に凝固検査を実施する。

C 減量・休薬・再開のコツ

❶腎毒性に留意
- PEMは腎より排泄されるため、腎障害の程度に応じて血中濃度の増加が認められている。CCr 45mL/分未満の患者に対しては十分なデータがなく、PEMの投与は控えるべきである。
- CDDPの腎毒性を認めた場合は、CBDCAに変更または維持療法に移行を検討する。

❷蛋白尿
- BEV併用時には尿検査を実施する。尿蛋白1+ではBEV併用可能であるが、2+の場合には1日尿蛋白量を定量し、BEV併用の可否を検討する。3+の場合はBEVの併用は控える。

❸出血
- 鼻出血、血痰などの出血を認めた際にはBEVの併用は控える。

(軒原　浩)

文献
1) Scagliotti GV, et al. J Clin Oncol 2008；26：3543-51. PMID：18506025.
2) Paz-Ares LG, et al. J Clin Oncol 2013；31：2895-902. PMID：23835707.
3) Barlesi F, et al. Ann Oncol 2014；25：1044-52. PMID：24585722.
4) Kawano Y, et al. Anticancer Res 2013；33：3327-33. PMID：23898099.
5) Tsutani Y, et al. BMC Cancer 2018：18:1231. PMID：30526545.

第Ⅱ章 レジメン別プロのコツ／**1** 非小細胞肺がん（advanced stage）

CBDCA＋PEM（±BEV）（PEM単剤）

葉酸およびビタミンB_{12}の投与を忘れないように注意

標準的なレジメン（投与量/スケジュール）
カルボプラチン（CBDCA）＋ペメトレキセド（PEM）＋ベバシズマブ（BEV）

		Day 1	22	43	64	85
CBDCA	AUC6	↓	↓	↓	↓	
PEM	500mg/m²	↓	↓	↓	↓	↓
BEV	15mg/kg	↓	↓	↓	↓	↓

- 3週1サイクル、4サイクル施行。4サイクル後、PDを認めず、毒性も忍容可能である場合は、PEM（±BEV）の維持療法を施行。毒性が忍容可能である場合はPDまで継続する。
- CBDCA投与量はCalvertの式にて計算。GFRはCockcroft-Gaultの計算式で代用する。Calvertの式はCCr 30mL/分未満では使用できないことに注意。
Calvertの式：CBDCA投与量(mg)＝AUC×(GFR＋25)
Cockcroft-Gaultの式：GFR＝[(140－年齢)×体重(kg)]÷[72×SCr(mg/dL)]
（女性は×0.85）
- 高齢者の場合、CBDCA AUC5、PEM 500mg/m²、BEVの併用は推奨されない。

A 治療開始前

前投与、前処方すべき支持療法薬	・投与1週間前から葉酸（連日）、ビタミンB_{12}（9週ごと）の投与（必須） ・ステロイド、制吐薬

B 副作用発現時期

Day	1	2	3	4	5	6	7	8	…
Infusion reaction		➡P.165							
悪心・嘔吐		➡P.194							
全身倦怠感									
好中球減少								➡P.301	
血小板減少								➡P.244	
AST/ALT上昇								➡P.217	
Cr上昇								➡P.221	
皮疹					➡P.285				

減量、休薬、再開

[投与基準]

ANC (/mm²)	≧1,500
PLT (/mm²)	≧100,000
AST/ALT	≦2.5×ULN
CCr (mL/分)	≧45

[減量方法]

	開始用量	1段階減量	2段階減量
CBDCA (AUC)	6	5	4
PEM (mg/m²)*	500	400	300
BEV (mg/kg)	15（減量しない)		

*添付文書においては前回の用量の75%または50%が記載されている。

 治療開始前のコツ

❶葉酸およびビタミンB₁₂の前投薬を行っておく

- 初回投与の7日以上前〜最終投与日から22日目まで葉酸（0.5mg）を1日1回連日経口投与する（フォリアミン®0.5mgまたはパンビタン®1g）。
- 初回投与の7日以上前〜最終投与日から22日目までビタミンB₁₂（1mg）を9週ごとに筋肉内投与する（フレスミン®1,000μgまたはメチコバール®1,000μg）。
- PEMを含むレジメンを選択する可能性がある場合には、その旨を患者に説明し、あらかじめ投与しておく。

❷4サイクル後には効果判定を行い、維持療法を検討

- 2サイクルごとに画像診断による効果判定を行う。
- 4サイクル終了時点でPDを認めず、毒性も忍容可能である場合は、PEM（±BEV）の維持療法を行う。

❸NSAIDsの使用に留意

- NSAIDsと併用した場合、PEMの血中濃度が増加し、副作用が増強するおそれがある。
- 半減期の短いNSAIDs（イブプロフェンなど）の場合は、化学療法実施の2日前〜実施2日後の5日間、半減期の長いNSAIDs（ナブメトン、ナプロキセン、ピロキシカムなど）の場合は、化学療法実施の5日前〜実施2日後の8日間はできる限り併用を控える。併用が必要な場合は、骨髄抑制、腎毒性、消化器毒性など副作用を含めて患者の状態を十分に観察する。

❹BEVの投与時間

- 初回投与時は90分かけて点滴静注する。忍容性が良好であれば、

2回目の投与は60分間、それ以降の投与は30分間とすることができる。

❺制吐薬の前投与
- 中等度催吐性リスク（CBDCA使用時）対応の制吐療法を行う ➡P.194。

❻発疹対策
- PEMによる発疹の発現および重症化を軽減するため、外国臨床試験ではday0（化学療法実施前日）〜投与の翌日（day2）までの3日間、デキサメタゾンを1回4mg、1日2回経口投与している。国内臨床試験では発疹が発現した場合に限り、次回の投与時から外国臨床試験の用法・用量を参考にデキサメタゾンなどの副腎皮質ホルモンの投与が行われている。
- PEM（±BEV）の維持療法を長期継続する場合は、化学療法実施日以外のデキサメタゾン内服を省略することも検討する。

B 副作用をみつけるコツ

❶悪心・嘔吐 ➡P.194
- 投与から1週間程度持続することがある。追加の制吐薬で対処する。

❷皮疹 ➡P.285
- 場合によっては抗ヒスタミン薬、ステロイド外用薬を処方する。

❸骨髄抑制 ➡P.244,301
- 骨髄抑制のnadirの時期がday7〜14の間に認められる。その間に38℃以上の発熱を認めた場合には、事前処方しておいた抗菌薬を3日間内服してもらい、それでも解熱しない場合は受診するようにあらかじめ伝えておく。
- 血小板減少に注意する。化学療法中に内出血斑、鼻出血、血痰などがないか患者自身に留意してもらう。

❹全身倦怠感
- 投与翌日あたりから出現する。

❺高血圧 ➡P.227
- BEVを併用する際にはしばしば出現する。患者自身に定期的に血圧を測定してもらい、高血圧を認めた際には早期よりCa拮抗薬やARBなどでコントロールを行う。

❻蛋白尿 ➡P.221
- BEVを併用する際にはしばしば出現する。定期的に尿検査を実施する。

❼浮腫 ➡P.178
- BEVを併用する際にはしばしば出現する。

❽血栓症 ➡P.231
- BEVを併用する際には定期的に凝固検査を実施する。

C 減量・休薬・再開のコツ

❶蛋白尿
- BEV併用時には尿検査を実施する。尿蛋白1+ではBEV併用可能であるが、2+の場合には1日尿蛋白量を定量し併用の可否を検討する。3+の場合はBEVの併用は控える。

❷出血
- 鼻出血、血痰などの出血を認めた際にはBEVの併用は控える。

(軒原 浩)

文献

Grønberg BH, et al. J Clin Oncol. 2009 ; 27 : 3217-24. PMID : 19433683.
Patel JD, et al. J Clin Oncol. 2013 ; 31 : 4349-57. PMID : 24145346.
Zinner RG, et al. J Thorac Oncol. 2015 ; 10:134-42. PMID : 25371077.
Rodrigues-Pereira J, et al. J Thorac Oncol. 2011 ; 6:1907-14. PMID : 22005471.
Okamoto I, et al. Invest New Drugs. 2013 ; 31 : 1275-82. PMID : 20960028.
Tamiya M, et al. Med Oncol. 2016 ; 33:2. PMID : 26603297.

第Ⅱ章　レジメン別プロのコツ／**1** 非小細胞肺がん(advanced stage)

CBDCA+nab-PTX

骨髄抑制に注意

標準的なレジメン（投与量/スケジュール）
カルボプラチン（CBDCA）＋ナブパクリタキセル（nab-PTX）

	Day 1	8	15
CBDCA AUC6	↓		
nab-PTX 100mg/m²	↓	↓	↓

・3週1サイクル。PDまで施行。
・CBDCA投与量はCalvertの式にて計算。GFRはCockcroft-Gaultの計算式で代用する。Calvertの式はCCr 30mL/分未満では使用できないことに注意。
Calvertの式：CBDCA投与量(mg)＝AUC×(GFR＋25)
Cockcroft-Gaultの式：GFR＝[(140－年齢)×体重(kg)]÷[72×SCr(mg/dL)]
（女性は×0.85）

A 治療開始前

前投与、前処方すべき支持療法薬	ステロイド、制吐薬

B 副作用発現時期

Day	1	2	3	4	5	6	7	8	…	15	…
末梢神経障害		■	→P.258								
疲労		■									
食欲不振		■	→P.194								
悪心・嘔吐		■	→P.194								
好中球減少/発熱性好中球減少症								■	→P.301		
貧血、血小板減少								■	→P.244,249		
脱毛								■	→P.297		

C 減量、休薬、再開

[投与基準]

	day1	day8,15
ANC (/mm³)	≧1,500	≧1,000
PLT (/mm³)	≧100,000	≧50,000
末梢神経障害	≦G1	≦G1
AST/ALT (U/L)	≦100	100

Day8,15の投与基準を満たさない場合は投与をスキップする。

[減量方法]

	開始用量	1段階減量	2段階減量
CBDCA (AUC)	6	4.5	3
nab-PTX (mg/m²)	100	75	50

A 治療開始前のコツ

❶nab-PTXは生物学的製剤であることを説明する
- nab-PTXはヒト血清アルブミンにパクリタキセルを結合させナノ粒子化したものであり、溶媒にエタノールが含まれるPTXと異なり、アルコール過敏症の患者に対しても投与が可能である。
- 特定生物由来製品であるので、ウイルス感染症への罹患の危険などについての説明と同意取得が必要である。

❷B型肝炎ウイルス（HBs抗原・抗体、HBc抗体）の測定 ➡P.217

❸高齢者への投与
- 副作用が強く出るおそれがあり慎重に行うべきである。CBDCA+nab-PTXの有効性を検証したCA031試験[1]の70歳以上の患者集団での解析[2]では、好中球減少や血小板減少でのスキップや、減量投与・投与延期が多かった。

❹制吐薬の前投与
- 中等度催吐性リスク（CBDCA使用時）対応の制吐療法を行う ➡P.194。
- PTXの溶媒を使用していないため、高用量のステロイドやH_1受容体拮抗薬などの前投薬を必要としない。

B 副作用をみつけるコツ（頻度はCA031[1]から引用）

❶末梢神経障害 ➡P.258
- 投与後から起こりうる（G3以上は3%）。対症療法を行う。

❷筋肉痛・関節痛 ➡P.171
- 早ければ投与当日から症状が出現することがある。鎮痛薬内服で対処可能。

❸疲労
- 投与後から起こりうる。対症療法を行う。

❹悪心・嘔吐 ➡P.194
- 投与後から1週間ほど起こりうる。対症療法を行う。

❺骨髄抑制（好中球減少、貧血、血小板減少） ➡P.244,249,301
- Day8ごろから起こりうる。G3以上の発現率は、それぞれ、47%、27%、18%であった。化学療法のために毎週受診してもらうことになるため、把握することは難しくないと思われる。
- 発熱性好中球減少症の発現率は1%以下であった。好中球が減少している期間に38℃以上の発熱があれば受診するように説明しておく。

C 減量・休薬・再開のコツ

- 血小板数50,000/mm^{3}青字、または、発熱性好中球減少症をきたした際は、次のサイクルからCBDCA、nab-PTXともに減量を考慮する。
- G2以上の末梢神経障害が出現した際には、次サイクルからnab-PTXを減量する。
- 低Na血症、低K血症、脱毛・体重減少を除くG3以上の非血液毒性をきたした際は、次の投与からCBDCA、nab-PTXともに減量を考慮する。
- そのほかの副作用では、支持療法を行っても遷延する場合は減量を検討する。

(重松文恵／小暮啓人)

文献

1) Socinski MA, et al. J Clin Oncol 2012；30：2055-62. PMID：22547591
2) Socinski MA, et al. Ann Oncol 2013；24：314-21. PMID：23123509

第Ⅱ章 レジメン別プロのコツ／❶ 非小細胞肺がん(advanced stage)

DTX＋RAM

ペグフィルグラスチム（PEG-G-CSF）製剤の一次的予防投与で発熱性好中球減少症（FN）を防ぐ

標準的なレジメン（投与量/スケジュール）

ドセタキセル（DTX）＋ラムシルマブ（RAM）

		Day 1 2	22 23	43 44
DTX	60mg/m²	↓	↓	↓
RAM	10mg/kg	↓	↓	↓
（PEG-G-CSF製剤）	(3.6mg)	(↓)	(↓)	(↓)

3週1サイクル。PDまで。

A 治療開始前

前投与、前処方すべき支持療法薬	ステロイド、抗ヒスタミン薬、PEG-G-CSF製剤

B 副作用発現時期

	Cycle	1												2	3	4
	Day	1	2	3	4	5	6	7	8	9	10	11	…			
アナフィラキシー		■ ➡P.165														
Infusion reaction		■ ➡P.165														
悪心・嘔吐						➡P.194										
筋肉痛・関節痛、全身倦怠感								➡P.171								
口内炎						➡P.187										
食欲不振			➡P.194													
好中球減少症、血小板減少、発熱性好中球減少症								➡P.244,301								
脱毛										➡P.297						*1
末梢神経障害、爪の変化・手足症候群、浮腫・体液貯留、貧血								➡P.258,294,285,178,249								*1
高血圧・蛋白尿										➡P.227,211						*2
間質性肺炎、血栓塞栓症、出血（脳・肺など）、腸穿孔			➡P.183,231													*3

＊1 2～3サイクル施行のころにはほぼ出現する、
＊2 2～3サイクル後より出現することが多い
＊3 いつでも発症しうる

C 減量、休薬、再開

[投与基準]

ANC（/mm³）	≧1,500	PLT（/mm³）	≧100,000
Hb（g/dL）	≧9.0	AST/ALT	≦3.0×ULN
Cr（/dL）	≦1.5	出血	≦G1
尿蛋白	≦1+	血圧	十分にコントロールされている

[減量方法]

	開始用量	1段階減量	2段階減量
DTX（mg/m²）	60	50	40
RAM（mg/kg）	10	8	6

A 治療開始前のコツ

❶アルコール過敏や不耐症がないかチェック
- DTXの点滴にはアルコールが含まれる。

❷RAM投与上のリスクをチェック
- 高血圧、蛋白尿、血栓塞栓症の有無、特に、主要な気道や血管への腫瘍浸潤などの出血のリスクは慎重に検討する。

❸ベース肺に間質性の変化がないかHRCTにて確認する
- DTXによる薬剤性間質性肺炎 ➡P.183 は一定の確率で起こりうる。

❹口腔ケアや含嗽薬の処方 ➡P.187

❺PEG-G-CSF製剤の一次的予防投与（3.6mgをday2に） ➡P.301
- わが国で行われた比較第Ⅱ相試験では、FNが34.0％に起こっている[1,2]。ASCOや日本癌治療学会のガイドラインによると、FN発症のリスクが20％を超えるレジメンを投与する際にはG-CSFの一次的予防的投与を考慮してもよいとの記載があり、DTX＋RAMはこれに該当する。FNは致死的となる場合もあり、PEG-G-CSFの予防投与が望ましい。
- 既治療非小細胞肺がん患者52例でのDTX＋RAMにPEG-G-CSFを併用したところ、FNは0例であったとのわが国の後ろ向き研究がある[3]。

❻ステロイド、抗ヒスタミン薬の前投薬（デキサメタゾン8mgをday1、ジフェンヒドラミン50mg相当）
- DTXによるアナフィラキシー、RAMによるinfusion reaction、

急性嘔吐を防ぐ。

❼ステロイドのday3,4までの投与（デキサメタゾン4mgをday2〜4）
- 遅延性嘔吐、全身倦怠感を軽減、DTXによる浮腫を軽減する可能性がある。

B 副作用をみつけるコツ

❶infusion reaction、アナフィラキシー ➡P.165
- RAMによるinfusion reactionは0.4%との報告もあり、頻度は低いが留意する必要はある。
- PTXほどの頻度ではないが、DTXによる過敏症状にも留意すべきで、恒久的中止が必要となるようなアナフィラキシーなのか、アルコールに関連するものなのかを見極める必要がある。

❷悪心・嘔吐
- DTXは軽度催吐性リスクであり➡P.194、ステロイドの投与のみで臨床上問題となるような悪心・嘔吐はほとんど起こらない。

❸筋肉痛・関節痛 ➡P.171
- 時折起こる副作用であるが、PTXほどではない。

❹全身倦怠感、食欲不振 ➡P.194
- ステロイドの投与でday4ごろまではほとんど起こらない。その後、day8付近まで持続することがある。

❺口内炎 ➡P.187
- 非血液毒性では最もG3以上が多い副作用である。

❻末梢神経障害 ➡P.258
- PTXほどではないが起こることがある。特にPTXが前治療で投与されている場合は留意すべきである。

❼脱毛 ➡P.297
- タキサン系抗がん剤ではほぼ必発である。DTX点滴中の頭皮の冷却で軽減されることが報告されている[1]。

❽間質性肺炎 ➡P.183
- DTXによる薬剤性間質性肺炎は一定の頻度で起こりうる。致死的になる場合もあり、特に背景肺に間質性の変化がある場合は、DTXを用いたレジメンの投与はきわめて慎重に考慮すべきであろう。

❾爪の変化・手足症候群
- DTXの長期投与でこれらの副作用が起こる場合がある。

⓾ 浮腫・体液貯留 ➡P.178
- DTXの頻回投与で起こってくる場合がある。

⓫ 好中球減少症・発熱性好中球減少症 ➡P.301
- 前述のように、PEG-G-CSF製剤の一次的予防投与によりかなりの確率で予防できる。

⓬ 貧血・血小板減少 ➡P.244,249
- これらの血液毒性も頻度は低いが起こりうる。

⓭ 高血圧・蛋白尿 ➡P.227,221
- 血管新生阻害薬で高頻度に起こる副作用である。

⓮ 出血（脳・肺など）・血栓塞栓症 ➡P.231・腸穿孔
- 血管新生阻害薬で頻度は低いが致死的となりうる副作用である。定期的な画像診断、D-ダイマーのチェックが望ましい。

C 減量・休薬・再開のコツ

- 口内炎、筋肉痛・関節痛、全身倦怠感、食欲不振による忍容性が不良の場合は、DTXを（積極的に）減量し、RAMの投与量は維持し、忍容性を保ちつつ、腫瘍の制御を目指す。
- 口内炎はG2が持続してQOLが強く損なわれる場合もある。少ない経験ではあるが、筆者はG2以上の口内炎が発症した場合、次サイクルよりクライオセラピー（点滴中、口腔内を氷により冷却）を試みている。
- 浮腫・体液貯留は単純に利尿薬で対処可能の場合もあるが、下肢の浮腫以外の胸水などの体液貯留が増悪した場合はDTXを中止せざるを得ない場合もある。
- 高血圧はほとんどの場合、降圧薬で対処可能だが、蛋白尿はRAMの投与が頻回となると2+、3+と重度となり、RAMを中止せざるを得ない場合がある。
- 上記のわが国での比較第Ⅱ相試験では、DTXの毒性が忍容困難であれば、RAM単剤療法への移行がプロトコールで許容されていた。奏効したが忍容性が不良の場合は、DTXを中止し、RAM単剤療法で維持することで、QOLを保ちながら、長期の腫瘍制御が得られる可能性が示唆されている[4]。

（秦 明登）

文献
1) Cigler T, et al. Clin Breast Cancer 2015；15：332-4. PMID：25749072
2) Yoh K, et al. Lung Cancer 2016；99：186-93. PMID：27565938
3) Hata A, et al. Oncotarget 2018；9：27789-96. PMID：29963237
4) Hata A, et al. Oncotarget 2018；9：28292-3. PMID：29983860

第Ⅱ章 レジメン別プロのコツ／**1** 非小細胞肺がん(advanced stage)

Gefitinib

皮膚障害、下痢、間質性肺炎に加えて肝機能障害に注意

標準的なレジメン（投与量/スケジュール）

ゲフィチニブ 250mg/日	1日1回

A 治療開始前

前投与、前処方すべき支持療法薬	ステロイド外用薬、保湿剤 抗菌薬（ミノサイクリン、ドキシサイクリンなどを症例に応じて[1,2]） 止痢薬（ロペラミドなど）

B 副作用発現時期

Week	1	2	3	4	5	6	7	8	9	10	11	12
皮膚障害												
ざ瘡様皮疹[1] → P.285										ピークは3〜5週		
皮膚乾燥[1] → P.289												
爪囲炎[1] → P.294										ピークは8〜10週		
肝機能障害[3] → P.217												
下痢[4] → P.206												
間質性肺炎[5,6] → P.183										ピークは2〜4週		

C 減量、休薬、再開

[休薬、再開基準]

(CTCAE v5.0)

	休薬	再開
皮膚障害	G3または許容できないG2	≦G1
肝機能障害 (AST/ALT)	≧150	≦100
下痢	G3または許容できないG2	≦G1
間質性肺炎	Gradeに関わらず間質性肺炎が疑われた時点	原則行わない

[減量方法]
ゲフィチニブ 250mg/日 隔日投与

A 治療開始前のコツ

❶EGFR-TKIの選択について

- ゲフィチニブは第1世代EGFR-TKIであり、EGFR遺伝子変異陽性進行非小細胞肺がんに対する1次治療でプラチナ併用療法と比較して有意に無増悪生存期間を延長したことが報告されている[7]。ゲフィチニブのほかにも数種類のEGFR-TKIがEGFR遺伝子変異陽性肺がんに対して使用可能であり、さらに現在もさまざまなEGFR-TKIの開発が進行している。

- ゲフィチニブ、エルロチニブ、アファチニブといったEGFR-TKIのpooled safety analysisにおいて、ゲフィチニブはエルロチニブやアファチニブと比較してG3以上の肝機能障害の出現頻度が高く、逆に皮疹、下痢については頻度が低いことが報告されている[3]。患者背景、全身状態、合併症などを考慮し患者とよく話し合ったうえで薬剤を選択する。

❷肺障害発生・増悪の危険因子はないか

- 肺障害発生・増悪の危険因子として、既存の間質性肺炎 ➡P.183、男性、喫煙、全身状態不良などが挙げられており、患者背景、治療前の肺病変の有無を確認しておく[5, 6]。

❸低胃酸状態ではないか

- 低胃酸状態が継続する場合では、ゲフィチニブの血中濃度の低下が報告されている。日本人高齢者では無酸症が多いことが報告されており、食後投与を検討する[8]。

❹併用薬の確認

- プロトンポンプ阻害薬やH_2受容体拮抗薬などの制酸薬との併用によりゲフィチニブの血中濃度が低下することが報告されており、併用薬の確認を行う[8]。

- CYP3A4誘導薬により血中濃度の低下、逆にCYP3A4阻害薬により血中濃度が上昇することが報告されており、併用薬に注意する。

- グレープフルーツジュースが血中濃度を増加させることが報告されており、ゲフィチニブ治療中は控えるように指導する[8]。

❺肝機能障害はないか ➡P.217

- 肝機能障害がある患者についてはさらなる肝機能上昇が起きることが報告されており、肝機能障害の原因、状態について事前に確認しておく[3, 8]。

❻副作用の予防のためにしておくべきこと

間質性肺炎 ➡P.183

- 発熱、乾性咳嗽、息切れなど新たな症状を自覚した際は、すぐに医療機関（担当医）に連絡するように患者指導する[9]。

皮膚障害 ➡P.285,289,294

- 皮膚の保湿、消毒、洗浄、保護など適切なスキンケアを指導する。大腸がんにおいて抗EGFR抗体であるパニツムマブ投与時にドキシサイクリンの予防投与がG2以上の皮膚障害の発症頻度を抑制したことが報告されており、症例に応じて抗菌薬の予防投与も検討する[1,2]。

下痢 ➡P.206

- 下痢が出現した際に十分な水分補給と速やかなロペラミドなどの止痢薬の投与が推奨されており、下痢出現時の対応について事前に患者指導を行う[7]。

肝機能障害 ➡P.217

- 食欲不振、悪心・嘔吐、倦怠感、黄疸が出現した際は、肝機能障害の可能性を考え医師に早めに相談するように指導をしておく。

B 副作用をみつけるコツ

❶間質性肺炎 ➡P.183

- 4週以内の発症頻度が高いが、それ以降においても発症は報告されているため、常に間質性肺炎の発症には留意する必要性がある[5,6]。
- 特異的な症状はないが、発熱、乾性咳嗽、息切れ、呼吸困難などの症状の出現や聴診上fine crackleなどの新たな副雑音の有無に留意する[9]。

❷皮膚障害 ➡P.285,289,294

- 1〜3週以内に出現することが多い。ステロイド外用薬の効果が乏しい場合には抗菌薬投与を行う。
- 爪囲炎は8週以降から出現する場合が多く、進行すると腫脹や肉芽となり疼痛を伴うため、ステロイド外用薬、抗菌薬投与にても改善がない場合は早めに皮膚科的な処置を検討する[1]。

❸肝機能障害 ➡P.217

- 1〜2カ月程度での出現が報告されており、1〜2カ月に1回または患者の状態に応じて肝機能検査を実施する[3]。肝庇護薬などの投与も検討する。

❹下痢 ➡P.206

- 4週以内の発症が多いが、投与数日で出現する場合もある[4]。特に高齢者では脱水による全身状態の悪化を招くこともあるため、水分補給、止痢薬の投与を速やかに行う[4]。

C 減量・休薬・再開のコツ

- 間質性肺炎：疑われた時点で投与を中止する。原則再投与は行わない[9]。
- 皮膚障害、下痢、肝機能障害：適切な処置を行っても改善しない場合は休薬を検討する。副作用が改善した時点で副作用の重篤度に応じて同量で再開するか、隔日投与を検討する。特に肝機能障害の場合はゲフィチニブの発症頻度がほかのEGFR-TKIと比較して高いことが報告されており、ほかのEGFR-TKIへの変更を考える[3]。

（榊原　純／大泉聡史）

文献

1) Lynch TJ, et al. Oncologist 2007；12：610-21. PMID：17522250
2) Lacouture ME, et al. J Clin Oncol 2010；28：1351-7. PMID：20142600
3) Takeda M, et al. Lung Cancer 2015；88：74-9. PMID：25704957
4) Kris MG, et al. JAMA 2003；290：2149-58. PMID：14570950
5) Ando M, et al. J Clin Oncol 2006；24：2549-56. PMID：16735708
6) Kudoh S, et al. Am J Respir Crit Care Med 2008；177：1348-57. PMID：18337594
7) Memondo M, et al. N Engl J Med 2010；362：2380-8. PMID：20573926
8) アストラゼネカ. イレッサ®錠インタビューフォーム 2015年1月改訂（第19版）. http://med.astrazeneca.co.jp
9) 日本呼吸器学会薬剤性肺障害の診断・治療の手引き作成委員会. 薬剤性肺障害の診断・治療の手引き. 東京：メディカルレビュー社；2012.

第Ⅱ章 レジメン別プロのコツ／**1** 非小細胞肺がん（advanced stage）

Erlotinib

投与前に間質性肺炎のスクリーニングを行う

標準的なレジメン（投与量/スケジュール）

| エルロチニブ 150mg/日 | 1日1回、空腹時（朝食1時間前など） |

A 治療開始前

| 前投与、前処方すべき支持療法薬 | 保湿剤（投与開始数日前から） |

B 副作用発現時期

	Week	1	2	3	4	5	6	7	8	9	10	11	12
皮膚障害													
ざ瘡様皮疹	➡P.285										ピークは3〜5週		
皮膚乾燥	➡P.289												
爪囲炎				➡P.294						ピークは8〜10週			
肝機能障害	➡P.217												
下痢	➡P.206												
間質性肺炎	➡P.183										ピークは2〜4週		

C 減量、休薬、再開

[投与基準]

| AST/ALT | ≦3.0×ULN |
| 胸部CT | ILDの合併がない |

[休薬、再開基準]

	休薬	再開
ざ瘡様皮疹	≧G3	≦G1、1段階減量
爪囲炎	≧G3	症状が改善した時点、1段階減量
下痢	≧G3	≦G1、1段階減量
AST/ALT上昇	≧G2	≦G1、同一用量で再開。繰り返す場合は1段階減量

[減量方法] (mg/日)

	開始用量	1段階減量	2段階減量
エルロチニブ	150	100	50

A 治療開始前のコツ

❶事前の検査で間質性肺炎を有する症例を除外する ➡P.183

- 治療前から肺野の線維化やすりガラス影など間質性肺炎（ILD）を有する症例では、エルロチニブなどのEGFR-TKI投与後の薬剤性肺障害の頻度が増加する[1,2]。
- 高解像度CT（HRCT）や採血によるKL-6、肺サーファクタントプロテインD（SP-D）などILDに関する検査を行い、疑われる症例は投与を避けることが望ましい。
- 喫煙歴やPS不良（ECOG PS2〜4）の症例も薬剤性肺障害のリスクが増加するため、投与にあたっては十分な説明が必要である。

❷発疹・ざ瘡に対しては予防的スキンケア ➡P.285,289,294

- エルロチニブと同様、EGFRを標的とするパニツムマブの投与を受ける患者を対象としたランダム化比較試験では、発疹が生じた時点でスキンケアを開始する群よりも、投与開始と同時に予防的にスキンケアを行った群のほうがG2以上の皮疹の頻度を低下させることが示された（62% vs. 29%）[3]。
- エルロチニブ処方と同時あるいは数日前から、**ヘパリン類似物質軟膏（ヒルドイド®ソフト軟膏）や尿素クリーム（ウレパール®）**などの保湿剤を、顔、体幹、四肢などに1日2回程度、十分量を塗布するよう指導する。
- 外出時には長袖の衣服や帽子の着用、日焼け止めの塗布など直射日光にさらされない工夫が必要である。加えて、カミソリを用いた顔そりを控えたり、手指のひび割れ防止のために家事の際にゴム手袋の着用を推奨するといった、患者の生活に即したきめ細かい指導が必要である。

❸患者教育

- 皮膚の保湿や、皮疹・爪囲炎が生じた後の軟膏の塗布、下痢に対する**ロペラミド内服**➡P.206など、患者が副作用を理解して適切なセルフケアを行うことが治療成功の鍵となる。治療医や看護師、薬剤師、皮膚科医などが協力して十分な患者教育を行うことで長期の治療が可能となる。

B 副作用をみつけるコツ

❶ざ瘡様皮疹 ➡P.285, 289
- 数日～2週間以内に生じることが多い。
- わが国におけるエルロチニブの観察研究では、strong以上のステロイド含有軟膏をより早期に使うことで皮疹の速やかな改善が得られた[4]。当院では顔面にはmedium（ロコイド®軟膏など）、体幹および四肢はstrong（リンデロン®-V軟膏など）より開始する。
- ミノサイクリンなどのテトラサイクリンは抗炎症作用をもち、抗EGFR抗体であるセツキシマブ投与症例の臨床試験では、ミノサイクリン200mg/日の投与がプラセボに比べ、中等～重症の皮疹を軽減することが示された（20% vs. 50%）[5]。

❷爪囲炎 ➡P.294
- 投与開始後1～2カ月で生じることが多い。ステロイド含有軟膏塗布やミノサイクリン内服で対応する。洗浄やテーピングも重要である。早期から皮膚科医に相談することが望ましい。

❸下痢 ➡P.206
- 数日～1週間で出現する。G1/2（6回/日以下）ではロペラミドを投与する。感染症の腸炎とは違い、下痢を止めるためにロペラミドを躊躇することなく使うことが肝要である。

❹肝機能障害 ➡P.217
- 1～3週間から出現することがある。

❺間質性肺炎 ➡P.183
- 多くが4週以内で発症する。添付文書上も「治療初期は入院またはそれに準ずる管理の下」での観察が必要である。実際には2週間程度の入院での投与ののち、CT検査を施行、ILDを認めなければ1～2週ごとの外来管理に移行している。

C 減量・休薬・再開のコツ

❶間質性肺炎
- 咳嗽、呼吸困難、発熱、胸部X線写真での新規陰影などによりILDを疑った場合、速やかに胸部CTを行い、ILDの所見があればエルロチニブの投与を中止する。
- 一般的な治療としては、まずステロイドパルス療法（メチルプレドニゾロン1,000mg/日×3日間）を行い、その後胸部X線で改善の程度を考えてプレドニゾロン0.5mg/kg/日にするか1.0mg/kg/

日にするかを決定し、4週間投与後、再燃に注意しながら緩徐に減量する。

- エルロチニブによるILDを認めた場合、治療により改善したとしても**Gradeによらず再投与は避ける**。

❷ ざ瘡様皮疹、爪囲炎、下痢

- ざ瘡様皮疹、爪囲炎、下痢などQOLに関わる副作用は、患者により忍容性が異なる。患者がエルロチニブを含む抗腫瘍薬に対して拒否感をもたないように、苦痛が強い場合は**早期の休薬や減量**が必要になることもある。
- EGFR-TKIに伴う皮疹の出現は効果と関連するという報告もあり[6,7]、安易な投与中止は避けなければならない。
- 皮疹：G3以上（体表面積の50％以上、日常生活に制限）の場合は休薬の後、G1以下となった時点で1段階減量して再開する。また、皮膚科医の協力が得られる場合、早期より併診を依頼することも有用である。
- 爪囲炎：日常生活の制限が出た場合は、休薬したのち、症状が改善した時点で1段階減量して再開する。
- 下痢：G3以上ならG1以下になるまで休薬ののち、1段階減量して再開する。

❸ 肝機能障害

- AST/ALT上昇：G2以上（＞2.5×ULN）であれば休薬、G1以下（＜2.5×ULN）になったら同一用量で再開する。繰り返す場合は1段階減量する。休薬後もAST/ALTが上昇を続ける場合は速やかに肝臓専門医に相談する。

（森川直人／前門戸　任）

文献

1) Ando M, et al. J Clin Oncol 2006；24：2549-56. PMID：16735708
2) タルセバ®錠 非小細胞肺癌 特定使用成績調査（全例調査）. 中外製薬；2013.
3) Lacouture, et al. J Clin Oncol 2010；28：1351-7. PMID：20142600
4) Yamazaki, et al. Int J Clin Oncol 2016；21：248-53. PMID：26499382
5) Scope, et al. J Clin Oncol 2007；25：5390-6. PMID：18048820
6) Van Cutsem E, et al. J Clin Oncol 2007；25：1658-64. PMID：17470858
7) Van Cutsem E, et al. J Clin Oncol 2012；30：2861-8. PMID：22753904

第Ⅱ章 レジメン別プロのコツ／**1** 非小細胞肺がん（advanced stage）

Afatinib

下痢と皮疹のコントロールと積極的減量が治療継続のカギ

標準的なレジメン（投与量/スケジュール）

| アファチニブ 40mg/日 | 1日1回、空腹時 |

食後3時間以内と食事の1時間前の内服は避ける（食後の内服で最高血漿中濃度が低下する）。

A 治療開始前

| 前投与、前処方すべき支持療法薬 | ロペラミド、保湿剤 |

B 副作用発現時期

Week	1	2	3	4	5	6	7	8	9	10	11	12
皮膚障害												
ざ瘡様皮疹 ➡P.285											ピークは3～5週	
皮膚乾燥 ➡P.289												
爪囲炎 ➡P.294											ピークは8～10週	
肝機能障害 ➡P.217												
下痢 ➡P.206												
間質性肺炎 ➡P.183											ピークは2～4週	

C 減量、休薬、再開

[投与基準]

| EGFR遺伝子変異陽性 |
| PS0/1* |
| 75歳未満* |
| 間質性肺炎がない |
| 重度の肝不全がない |
| 重度の腎障害がない |

＊PS不良、75歳以上の高齢者での安全性、有効性は明らかではない。

[減量、休薬、再開基準]

G1/2	G3、または忍容できないG2*
同一投与量を継続	G1まで休薬。1段階減量して再開

＊48時間を超える下痢、または7日間を超える皮膚障害
・1日1回20mg投与で忍容性が認められない場合は、投与中止を考慮。
・減量後は増量を行わない。　　　　　　　　（添付文書より）

[減量方法]　　　　　　　　　　　　　　　　　　（mg/日）

	開始用量	1段階減量	2段階減量
アファチニブ	40	30	20

40mgが3週間以上継続可能である場合は、50mgへの増量も可能（有効性は明らかではない）。

A 治療開始前のコツ

❶副作用により減量が必要であることを説明しておく

- 国際共同第Ⅲ相試験（LUX-Lung3）の日本人サブグループ54例中41例（76％）で初回投与量40mg/日から1段階（30mg/日）もしくは2段階（20mg/日）の減量が必要であった。一方、20mg/日継続例が最も投与期間が長い傾向にあった[1]。このため「減量＝効果減弱」といったイメージをもたないよう、**「減量する薬である」**と事前の説明が重要である。

❷ロペラミド内服のタイミングを指導しておく

- アファチニブ40mg/日で内服を開始すると、ほぼ全例で下痢を経験する。下痢が出現してからロペラミドを処方するのではなく、下痢の出現に備えて患者にロペラミドを携帯させる ➡P.206。
- ロペラミド内服のタイミングが重要である。患者には**「下痢ピーピーになってからではなく、お腹がグルグルと鳴ったら」**と具体的に指導している。1mgでは効果不十分のこともあるため、**最低2mg**内服するように指導している。

❸スキンケア ➡P.285,289

- 皮膚乾燥を防ぐために保湿剤を処方する。塗り方の指導も需要であり**「1日何回も塗り直す、入浴後にも塗布する、乾燥している部分だけでなく全体に広く使用する」**と話している。
- 日常生活では「直射日光を避け帽子をかぶる、締め付けの強い衣服は避ける、温度の高いシャワーや風呂は避ける」と指導している。

❹ネイルケア ➡P.294

- 爪を切る際は爪切りを使うと深爪をするので、**ヤスリでスクエアカット**をお勧めしている。

❺口腔ケア ➡P.187

- 化学療法施行予定の患者は歯科受診していただき、口腔内状況チェック、う歯の治療を施行している。

B 副作用をみつけるコツ

❶下痢 ➡P.206

- LUX-Lung3の日本人患者における下痢の初回発現時期は、**投与開始から1週間以内**が81.5％、**8～14日**が14.8％であった。患者には内服早期から**下痢は必発**であることを伝えておく。

❷皮疹 ➡P.285,289

- LUX-Lung3の日本人患者における皮疹の初回発現時期は、**投与開始から1週間以内**が51.9%、8〜14日が38.9%であった。患者には多くの場合、**下痢の後に皮疹が出現する**と伝えている。
- 皮疹が出現した際は、顔はstrongクラス、顔以外はvery strongクラスの**ステロイド軟膏**を処方する。**ミノマイシン**にも有害事象があるため、皮疹予防としての内服はお勧めしていない。皮疹の状態により、必要時に処方している。

❸口内炎 ➡P.187

- LUX-Lung3の日本人患者における皮疹の初回発現時期は、**投与開始から1週間以内**が51.9%、8〜14日が24.1%であった。口内炎も早期での出現頻度が高いため、回診時には下痢、皮疹と同様に口内炎出現についても確認している。

❹爪囲炎 ➡P.294

- 当科ではアファチニブ導入は約2週間入院としている。爪囲炎の出現は退院後であるため、ネイルケアを含めた対処法を指導している。肉芽形成で日常生活に支障が出る場合は、患者から連絡をもらい**早期に皮膚科受診**としている。

C 減量・休薬・再開のコツ

- 減量が必要な有害事象の発現時には**いったんしっかりと休薬**し、有害事象に対しマネジメントした後に、減量し再開をしている。
- 20mg/日でも治療効果は十分期待できるため、**早期より積極的減量**をしている。早期の減量でQOLを保ち、**長期間投与継続**する。
- 筆者は20mg隔日投与まで許容して使用している。

(水柿秀紀)

文献

1) Kato T, et al. Cancer Sci 2015 : 106 : 1202-11. PMID : 26094656

第Ⅱ章　レジメン別プロのコツ／**1** 非小細胞肺がん（advanced stage）

Osimertinib

間質性肺炎発症リスクに留意した適切な患者選択を

標準的なレジメン（投与量/スケジュール）

| オシメルチニブ　80mg/日 | 1日1回 |

A 治療開始前

前投与、前処方すべき支持療法薬　なし

B 副作用発現時期

Week	1	2	3	4	5	6	7	8	9	10	11	12
皮膚障害												
ざ瘡様皮疹 ➡P.285											ピークは3～5週	
皮膚乾燥 ➡P.289												
爪囲炎 ➡P.294										ピークは8～10週		
肝機能障害 ➡P.217												
下痢 ➡P.206												
間質性肺炎 ➡P.183											ピークは2～4週	

C 減量、休薬、再開

[投与基準]

ANC（/mm³）	≧1,500
PLT（/mm³）	≧100,000
Hb（g/dL）	≧9
AST/ALT	≦ULN×2.5 （肝転移を有する場合） ≦ULN×5.0
CT画像上間質性肺炎を疑う所見なし（G0）	

[休薬基準]

	休薬	再開
間質性肺炎	G1/2	精密検査を施行。診断された場合本剤は中止し、間質性肺炎の治療を行う。
上記以外の副作用	G3	休薬に至った有害事象が≦G2（QT間隔は≦G1）に改善した場合、原則として1段階減量のうえ再開。3週間以上経過しても≦G2に改善しない場合、本剤を中止する。

[減量基準]　(mg/日)

	開始用量	1段階減量
オシメルチニブ	80	40

A 治療開始前のコツ

❶適切な遺伝子検査によるEGFR変異の確認

- EGFR-TKI未治療例ではEGFR変異、既治療例ではEGFR変異およびT790M変異が腫瘍組織、もしくは血漿より適切な検査法を用いて検出された患者が本剤治療の対象である。

❷死亡に至りうる重篤な副作用として、間質性肺炎があることを説明しておく

- 使用成績調査[1]の結果から、日本人患者の5.5%で発症、そのうち43%の患者が重篤化（G3以上）し、11.2%の患者が死亡しているという情報が得られていることを患者本人およびキーパーソンに十分説明する。
- 胸部CTによる画像評価で活動性の間質性肺炎が疑われる場合は、原則本剤による治療は開始しない。
- ステロイド治療を要する間質性肺炎の罹患歴、およびニボルマブをはじめとした免疫チェックポイント阻害薬の前治療歴は、オシメルチニブによる間質性肺炎発症との有意な相関が認められている。これら患者における投与可否は、リスクとベネフィットを勘案したうえで慎重に判断されるべきである。
- 間質性肺炎の診断・治療の遅れがないよう、オシメルチニブ治療中に38℃以上の発熱、咳嗽、呼吸困難の自覚症状があった際には、医療機関を受診するという患者教育を治療開始前から一貫して施行することが重要である。

❸治療前心電図・電解質検査により、不整脈発現リスクを確認 ➡P.237

- 臨床試験[2,3]では、①補正QT間隔（QTc）470msecを超える患者、②完全左脚ブロック、Ⅱ度以上の房室ブロック、250msecを超えるPR間隔など、重大な安静時心電図異常を認める患者、③低K血症、QTc延長をきたす併用薬内服歴、先天性QT延長症候群の患者、などが除外されていることから、投与開始前には電解質検査および心電図検査を必須項目として施行する。QT間隔延長が疑われる場合には、循環器専門医にコンサルトする。

❹血液検査の確実な施行

- 従来のEGFR-TKIに比べ、血小板減少、白血球減少、好中球減少、貧血などが現れる可能性が高い[2,3]ことから、投与開始前の血液検査結果の確認を忘れずに。

❺ EGFR-TKI既治療例における休薬の実施
- 第1世代・第2世代EGFR-TKIから本剤に切り替えるときは、1週間程度の休薬期間を設ける。

B 副作用をみつけるコツ

❶ 間質性肺炎 ➡P.183
- 治療開始後12週までの発症が特に多い傾向にあることを認識し、発熱・咳嗽・呼吸困難といった初期症状の問診、動脈血酸素飽和度測定、胸部X線写真の撮影を実施する。
- (保険上許容される範囲内での) KL-6の定期的な測定は、診療上の参考となると考えられる。

❷ QT間隔延長 ➡P.237
- 2、3カ月ごとの心電図測定と、QT間隔延長をきたしうる内服薬の有無の定期的な確認。

❸ 肝機能障害 ➡P.217・血液毒性 ➡P.244,249,301
- 定期的な血液生化学検査による評価。

❹ 角膜障害
- 臨床試験で報告あり。前臨床モデルで認められており、定期的な問診と必要時の眼科専門医診察を。

C 減量・休薬・再開のコツ

- 死亡に至る副作用の多くが間質性肺炎であることから、同疾患発症を疑ったときには休薬を躊躇せず行い、精密検査 (HRCT撮影、感染症/心不全/肺血栓塞栓症/がんの進行など、他疾患の除外) を入院のうえ実施する。診断が確定した場合、原則本剤の再開はしない。
- 皮膚障害への対応は従来のEGFR-TKIと変わりないが、減量に至る副作用頻度は少ない[2,3]。

(田中謙太郎)

文献
1) アストラゼネカ. タグリッソ® 使用成績調査 最終報告 2019年2月28日.
   https://med.astrazeneca.co.jp
2) Mok TS, et al. N Engl J Med 2017；376：629-40. PMID：27959700
3) Soria JC, et al. N Engl J Med 2018；378：113-25. PMID：29151359

第Ⅱ章　レジメン別プロのコツ／**1** 非小細胞肺がん（advanced stage）

Dacomitinib

ほかのEGFR-TKIと同様に下痢、爪囲炎、ざ瘡様皮疹などには要注意

標準的なレジメン（投与量/スケジュール）

| ダコミチニブ | 45mg/日 | 1日1回（食事による影響は考慮不要） |

A 治療開始前

| 前投与、前処方すべき支持療法薬 | 必要に応じて保湿剤 |

B 副作用発現時期

	Week	1	2	3	4	5	6	7	8	9	10	11	12
皮膚障害													
ざ瘡様皮疹	➡P.285									ピークは3～5週			
皮膚乾燥			➡P.289										
爪囲炎					➡P.294					ピークは8～10週			
肝機能障害			➡P.217										
下痢	➡P.206												
間質性肺炎	➡P.183									ピークは2～4週			

C 減量、休薬、再開

[休薬、減量または再開基準]

間質性肺炎	全Grade	投与を中止する
下痢 爪囲炎 ざ瘡様皮疹	G2	≦G1に回復するまで休薬し、回復後、同一用量または1段階減量して投与を再開できる
	G3/4	≦G1に回復するまで休薬し、回復後、1段階減量して投与を再開できる
口内炎 肝機能障害	G3/4	≦G2に回復するまで休薬し、回復後、1段階減量して投与を再開できる

[減量方法] (mg/日)

	開始用量	1段階減量	2段階減量
ダコミチニブ	45	30	15

A 治療開始前のコツ

❶患者背景
- 高齢者やPS不良例では、副作用が強く出現することがあるため、患者の全身状態を十分に評価する。
- 治験の際の安全性において、65歳未満と65歳以上の症例では大きな差は認めなかったが、一般的に高齢者においては生理機能が低下していることが考えられるため、高齢者への投与には注意が必要と考えられる。

❷副作用発症リスクの評価
- 間質性肺炎 ➡P.183 やその既往歴の有無：呼吸困難、咳嗽、発熱などの症状の確認、高解像度CT（HRCT）を含めた胸部画像検査の実施や評価を行う。また必要に応じて血液検査にてKL-6などの測定、動脈血酸素分圧（PaO_2）、動脈血酸素飽和度（SpO_2）、肺拡散能力（DLCO）などの検査も行う。
- 下痢、口内炎の有無など、投与前の臨床症状について確認する。
- 血液生化学検査にて肝機能障害の有無についても確認する。

❸副作用の内容や状況により減量や中止が必要であることを十分に説明
- 化学療法歴のないEGFR遺伝子変異陽性の切除不能な進行・再発の非小細胞肺がん患者を対象とした非盲検ランダム化国際共同第Ⅲ相試験（A7471050試験：ARCHER 1050試験）において、ダコミチニブが投与された227例（日本人患者40例を含む）中、220例（96.9%）に副作用が認められた[1]。
- ARCHER 1050試験では、全227例中、ダコミチニブの減量は150例（66.7%）に認められた。日本人集団（40例）においては34例（85.0%）で減量された。
- 下痢をきたす頻度は高く、ときに重度の下痢を認めることもあるため、ロペラミドなどの止瀉薬を処方する。下痢が出現した際には速やかに止瀉薬を服用することや、十分な水分補給を伝えておくことが推奨される ➡P.206。
- ざ瘡様皮疹の頻度も高いため、ヘパリン類似物質物質（ヒルドイド®ソフト軟膏）や尿素クリーム（ウレパール®）などの保湿剤を治療開始時より処方しておき、必要に応じて塗布することや、洗顔などのセルフケアも指導する ➡P.285,289。また、日常生活では直射日光を避けることや締め付けの強い衣服の着用を避けるこ

と、高温のシャワーや風呂は避けることなども説明する。
- 口内炎や嘔気などの副作用により食事や水分の摂取が困難な際には、連絡や受診をすることも伝えておく。

❹併用に注意すべき薬剤
- CYP2D6基質（パロキセチン、デキストロメトルファン、プロカインアミド、ピモジド、アミトリプチリンなど）、プロトンポンプ阻害薬（ラベプラゾールなど）、制酸薬。ダコミチニブはCYP2D6阻害作用を示すため、CYP2D6基質の薬剤の代謝が阻害されることにより、血中濃度が上昇し、副作用の発現頻度および重症度が増加する可能性がある。またプロトンポンプ阻害薬や制酸薬との併用により、胃内pHが上昇し、本剤の吸収が低下するため、ダコミチニブの有効性が減弱する可能性がある。

❺初回投与から減量が検討される症例
- 高齢者、PS不良例、重度の肝機能障害を有する症例。

❻投与を十分に検討すべき症例
- 間質性肺炎のある症例。

B 副作用をみつけるコツ

- 主な副作用は、下痢193例（85.0%）、爪囲炎140例（61.7%）、口内炎135例（59.5%）、ざ瘡様皮疹111例（48.9%）などであった。
- 重大な副作用として、間質性肺炎（2.2%）、重度の下痢（8.4%）、肝機能障害（28.6%）が報告されている。
- 初回処方は1〜2週間までとして、下痢や口内炎などの症状の有無、血液生化学検査にて肝機能障害の有無を確認する。
- 医師、看護師や薬剤師などが協力して、下痢発現時のロペラミド内服、皮膚の保湿や爪囲炎が生じた際の軟膏の塗布など、副作用の内容を説明し、十分な患者教育を行うことが治療成功の鍵となる。

❶下痢 ➡P.206
- ARCHER 1050試験における初回発現までの期間の中央値は7.0日。
- 下痢の状況によりロペラミド1〜2mg/回服用（なお、最大20mg/日までとする報告もあるが[2]、国内で承認されている用法・用量は「通常、成人に1日1〜2mgを1〜2回に分割経口投与」となっており、最大投与量には留意を要する）。
- ロペラミド4mg/日を服用しても症状が改善しない場合や、G2以

上の症状が持続する場合には、連絡や受診をすることも伝えておく。

❷爪囲炎 ➡P.294
- ARCHER 1050試験における初回発現までの期間の中央値は45.0日。
- ネイルケアを含めた対処法を指導し、症状により洗浄やテーピングを行う。
- ステロイド軟膏（very strong以上）の塗布、ミノサイクリン100～200mg/日の内服や外用抗菌薬（テトラサイクリン系、リンコマイシン系）の塗布なども行う。
- 日常生活に支障をきたす前に、早期に皮膚科専門医に相談することが望ましい。

❸口内炎 ➡P.187
- ARCHER 1050試験における初回発現までの期間の中央値は8.0日。
- 含嗽剤は口腔内の保清、保湿に加えて、消炎鎮痛、組織修復を主な目的とする。
- 疼痛により口腔ケアが困難となることもあるため、疼痛が強い場合には鎮痛薬を使用する。軽度から中等度の疼痛には、局所麻酔薬（リドカインなど）による含嗽に加え、アセトアミノフェンやNSAIDsを使用する。中等度以上の疼痛で除痛が困難な場合には、麻薬系鎮痛薬を使用することもある。

❹ざ瘡様皮疹 ➡P.285,289
- ARCHER 1050試験における初回発現までの期間の中央値13.0日。
- 皮膚症状の程度により、頭皮にはステロイドローション（strong～very strong以上）、顔面にはステロイドクリーム（medium～strong以上）、それ以外の部位にはステロイド軟膏（very strong以上）の1日2回の塗布やミノサイクリン100～200mg/日の内服も行う。
- G2以上の場合、皮膚科専門医への相談を検討する。

❺間質性肺炎 ➡P.183
- ARCHER 1050試験における初回発現までの期間の中央値は111.0日（日本人では83.0日）。
- 特異的な症状はないが、呼吸困難、咳嗽や発熱などの症状の出現について十分に観察する。

- 必要に応じて胸部CTや酸素飽和度を確認し、聴診上、fine crackleなどの新たな副雑音の出現についても留意する。
- 治療として、中等症ではプレドニゾロン換算で0.5～1.0mg/kg/日を投与し、重症例ではステロイドパルス療法を行う。

C 減量・休薬・再開のコツ

- 副作用の状況により減量や休薬が検討される。間質性肺炎が発現した場合にはGradeに関わらず投与中止が勧められる。
- G3/4の副作用が認められた場合は、G1/2以下に回復するまで休薬後、1段階減量して投与を再開する。
- 重度の下痢の発現を防ぐためには、早期からの適切な対処が重要である。特に高齢者では、重度の下痢により脱水症状や電解質失調、腎機能障害などの重篤な経過をとることがあるため、速やかな休薬および水分や電解質の補給を行う必要がある。

(金田俊彦)

文献

1) ファイザー. ビジンプロ®医薬品インタビューフォーム (2019年1月作成 第1版).
http://pfizerpro.jp
2) Yang JC, et al. Expert Rev Anticancer Ther 2013;13:729-36. PMID:23506556

第Ⅱ章　レジメン別プロのコツ／**1** 非小細胞肺がん（advanced stage）

Crizotinib

肝機能障害や間質性肺炎に加え、QT間隔延長、
徐脈や視覚障害にも注意

標準的なレジメン（投与量/スケジュール）

クリゾチニブ　250mg/回	1日2回

A 治療開始前

前投与、前処方すべき支持療法薬	制吐薬

B 副作用発現時期

Month	1								2	...	6	...	12
Day	1	2	3	4	5	6	7	8...					
視覚障害													
悪心・嘔吐	➡P.194												
下痢	➡P.206												
便秘				➡P.212									
食欲不振			➡P.194,252										
間質性肺炎*	➡P.183												
浮腫									➡P.178				

＊投与開始1カ月以内と、半年〜1年の、二峰性分布を示す。

C 減量、休薬、再開

[投与基準]

ECOG PS	0〜2
ANC（/mm³）	≧1,500
PLT（/mm³）	≧30,000
Hb（g/dL）	≧8.0
SCr	≦ULN×2.0
本剤開始前3カ月以内に左記の既往がない、または合併していない	・心筋梗塞 ・重度・不安定狭心症 ・冠動脈・末梢動脈のバイパス移植 ・うっ血性心不全またはTIA含む脳血管障害

[減量方法]

	開始用量	1段階減量	2段階減量
クリゾチニブ（mg/回）	250	200	250
投与回数	1日2回	1日2回	1日1回

[減量、休薬、再開基準]

副作用	G1	G2	G3	G4
血液系	同一投与量を継続		≤G2に回復するまで休薬	
			同一投与量で再開	200mg1日2回から再開
ASTまたはALT上昇 ≤G1の血中Bil増加を伴う	同一投与量を継続		≤G1またはベースラインに回復するまで休薬。200mg1日2回から再開	
G2〜4の血中Bil増加を伴う	同一投与量を継続		中止	
間質性肺炎	投与中止			
QT間隔延長	同一投与量を継続		≤G1またはベースラインに回復するまで休薬。200mg1日2回から再開	
視覚障害	眼科検査を繰り返し実施。			
	同一投与量を継続		回復するまで休薬。1段階減量して再開	中止。再投与は行わない
左室収縮機能不全	同一投与量を継続		中止。再投与は行わない	
そのほか非血液毒性	同一投与量を継続		≤G1またはベースラインに回復するまで休薬	
			担当医判断により同一投与量または1段階減量して再開	1段階減量して再開または中止

A 治療開始前のコツ

❶間質性肺炎の合併や既往の有無の確認と、患者への指導を行う

- 胸部X線、胸部CT(HRCT)撮影、KL-6やSP-D測定を行う。
- 間質性肺炎の症状である、息切れ、呼吸困難、咳嗽、発熱などがみられた場合は、速やかに主治医に連絡を取るよう指導する。

❷QT間隔延長の既往や素因の有無、QT間隔延長を引き起こしやすい薬剤の併用の有無を確認する ➡P.237

- 投与前に心電図検査および問診(家族歴や併用薬)、電解質異常(低K血症、低Mg血症)の確認を行う。
- QT間隔延長を引き起こしやすい薬剤(抗不整脈薬や向精神薬など)を投与されている場合、中止または他剤への変更を考慮する。

❸視覚障害が起こる可能性について説明する

- 自動車運転などの危険を伴う機械の操作を行う可能性のある患者には、十分な注意を促す。

❹副作用発症・増悪の危険因子がないかを確認

- 高齢者、PS2以上、ブリンクマン指数1,200以上、アスベスト・

塵肺など職業的・環境的暴露のある患者、低体重（40kg未満）、体表面積が少ない（1.2m²未満）患者では、悪心・嘔吐、下痢、間質性肺炎などの副作用が強く出る傾向があるので注意。

❺生殖毒性について説明する
- ALK融合遺伝子陽性肺がん、ROS1融合遺伝子陽性肺がんの患者は比較的若年であることから、妊娠可能な患者に対しては適切な避妊を行うよう指導する（胎児への安全性は確認されていない）
- 母乳への移行性は不明であるため、授乳を行わないように指導する。

❻悪心・嘔吐に対する前投薬
- 中等度催吐性リスクを有する薬剤に分類される ➡P.194。

B 副作用をみつけるコツ

❶肝機能障害 ➡P.217
- 初期症状として、倦怠感、食思不振、発熱、発疹、掻痒感、黄疸などがみられることがある。投与開始から4週間以内に出現することが多いため（76％）、投与開始後最初の2カ月間は2週に1回、その後は1カ月に1回程度の肝機能検査を行う。
- 肝庇護薬（ウルソデオキシコール酸、グリチルリチン・グリシン・システイン配合薬など）の処方を検討してもよい。

❷間質性肺炎 ➡P.183
- 投与開始から8週以内に出現することが多い（69％）。遅発性に比べて、投与初期に発症した場合は死亡率が高いため、速やかにクリゾチニブを中止しステロイド投与などの適切な対応を行う。

❸QT間隔延長、徐脈 ➡P.237
- 低血圧、失神、めまいなどの症状がみられることがある。
- QT間隔延長は3.2％、徐脈は10.1％の頻度で発生する。投与開始から2～3カ月は3～4週ごとに心電図検査を実施する。
- 投与前の心拍数が70bpm未満であった場合、有意に徐脈の発生頻度が高いため、特に注意を要する[1]。
- 有症状時は休薬・減量を検討する。

❹視覚障害
- 具体的には、目がチカチカする、物が二重に見える、ぼやける、薄暗い環境（明け方や夕暮れなど）で視野の端の光が尾を引くなどの症状がみられる。
- 約6割の患者で視覚障害がみられるが、多くは持続時間が1分以下で、日常生活に支障をきたすことは少ない。断続的に長期間続く。

❺悪心・嘔吐 ➡P.194

- 内服初日から出現する場合がある。
- 悪心・嘔吐が長引く症例もあるため、その場合は、ドンペリドンやメトクロプラミド、ジフェンヒドラミンサリチル酸塩・ジプロフィリンなどの一般的に使用される制吐薬を使用する。
- 上記制吐薬でも効果が乏しい場合は、オンダンセトロン、グラニセトロンなどの5-HT$_3$受容体拮抗薬の内服も考慮する。
- クリゾチニブや制吐薬の内服のタイミングを調整することで症状が改善することがある[2]（例：食後に内服する、1日2回の内服のうち1回は眠前に内服する、乗り物に乗る前に5-HT$_3$受容体拮抗薬を内服するなど）。

❻血液毒性 ➡P.244,301

- 好中球減少（21.2%）は投与後2カ月、血小板減少（3%）は投与後4カ月程度でみられる。G3以上の好中球減少も11.7%で報告されているため、定期的な血液検査を行い、適切なタイミングで休薬・減量を行う。

❼複雑性腎囊胞

- 自覚症状として血尿がみられることがある。感染を伴うと腰痛、発熱、膿尿を認めることがあり、症状に注意する。
- 腫瘍評価のためのCT撮影を行うときは、両腎まで含めるなど、画像検査を定期的に行う。複雑性腎囊胞が疑われた場合、泌尿器科または腎臓内科に紹介する。

C 減量・休薬・再開のコツ

- 制吐薬を使用しても悪心・嘔吐のコントロールが不良で食事摂取が困難な場合、休薬を検討する。比較的速やかに症状は改善する。
- 肝機能障害が出現した場合は、1週間後に血液検査を行い、重症化しないか確認する。また、肝機能障害が改善し投与再開する場合には、2週間後までは毎週採血を行う。
- 間質性肺炎出現時はG1でも速やかに休薬し、原則再投与は行わない[3]。

（糸谷　涼／葉　清隆）

文献
1) Ou SH, et al. Cancer Med 2016；5：617-22. PMID：26823131
2) Cappuzzo F, et al. Lung Cancer 2015；87：89-95. PMID：25576294
3) Yoneda KY, et al. Clin Lung Cancer 2017；18：472-9. PMID：28373069

第Ⅱ章　レジメン別プロのコツ／❶ 非小細胞肺がん（advanced stage）

Alectinib

副作用は少ないが定期的な血液検査と画像検査でフォローを

標準的なレジメン（投与量/スケジュール）

アレクチニブ　300mg/回	1日2回

PDまたは重篤な副作用を認めるまで。

A 治療開始前

前投与、前処方すべき支持療法薬　特になし

B 副作用発現時期

Day	1	2	3	4	5	6	7	8	9	10	…
間質性肺炎	➡P.183										
肝機能障害	➡P.217										
好中球減少・白血球減少	➡P.301										

C 減量、休薬、再開

臨床試験では以下の通りの基準が使用された。

[投与基準]

ANC（/mm³）	≧1,500
T-Bil、AST/ALT	≦ULN×1.5
PLT（/mm³）	≧100,000
Hb（g/dL）	≧9.0
SCr（mg/dL）	≦1.5
SpO₂（%）	≧92

[休薬基準]

G4≦の血液毒性　または
G3≦の非血液毒性

間質性肺炎の疑い

[減量基準]
なし

A 治療開始前のコツ

❶間質性肺炎のリスクについて説明する

- 本薬剤は副作用が少なくまたは軽微であり、外来にてコントロールのしやすい薬剤であるが、一部注意を要する副作用があり、間質性肺炎はその一つである。

- 日本人を対象としたアレクチニブの臨床試験として、AF-001JP試験[1]とJ-ALEX試験（JO28928試験）[2]がある。AF-001JP試験では間質性肺炎は1.7%と報告されているが、J-ALEX試験ではすべてのGradeで8%、G3以上で5%と比較的高い数値が報告されている。臨床試験ではG5の間質性肺炎の報告はないが、本薬剤では致死的な間質性肺炎の可能性もあることから、「アレクチニブ製剤の使用に当たっての留意事項」のなかで本剤にて治療中は、咳嗽や息切れ、呼吸困難などの症状の確認ならびに胸部CT検査などの定期的な実施にて十分観察することが提言されている。発症が急速であることもあるため、呼吸器症状が認められる場合には速やかに医療機関を受診するよう患者に指導しておくことも重要である。

❷投与前に血液検査にて肝機能評価を行う

- AF-001JP試験にて頻度の高い有害事象としてAST上昇が28%、ビリルビン上昇が28%、ALT上昇が22%認められた。J-ALEX試験ではAST上昇が11%、ALT上昇が9%、ビリルビン上昇が12%と、双方の試験で肝機能異常の頻度が比較的高く認められた。実臨床では、定期的に肝機能の評価を行うことが必要である。

❸間質性肺炎、肝機能障害のある患者への投与は慎重に

- 上記データに基づき、間質性肺炎や肝機能障害のある患者への投与は慎重にフォローしながら行う。J-ALEX試験では総ビリルビンが施設基準値上限の1.5倍以下、AST/ALTが施設基準値上限の3倍以下を満たした患者を対象として投与されており、これらの基準外にあたる症例への投与には特に留意する。

❹投与前の血液検査の際には好中球数、白血球数も確認する

- 本薬剤では好中球減少が11.2%、白血球数減少が8.7%と報告されているため、事前に白血球数、好中球数の確認を行う。

❺心電図 ➡P.237

- 徐脈ならびにQT間隔延長の報告があるため、投与前に心電図による評価を行い、定期的に心電図によるフォローも行うべきである。

❻本薬剤においては特に支持療法薬は必要ではない

B 副作用をみつけるコツ

❶間質性肺炎 ➡P.183

- J-ALEX試験にて間質性肺炎の発症症例が8例認められ、それらの発症時期は全症例が3週間以上後に発症しており、4例が3週から4週の間に発症しており、6例は3カ月（90日以内）の発症であった。
- 投与から3カ月以内は胸部単純X線や胸部CTを定期的に施行し肺炎のフォローを行うことが重要である。一方で、200日以上経過して発症した症例も2例あり、半年以上の治療期間が経過した症例でも発症のリスクがあるため、間質性肺炎の検査を継続することが推奨される。

❷肝機能障害 ➡P.217

- 血液検査にて定期的な評価を継続することが重要である。J-ALEX試験ではG3以上の肝障害の発症は4例認め、2例は3週間以内の発症であり、比較的早期に認められる症例が多い。肝障害が重篤な場合には食欲不振、倦怠感などが認められるが、本薬剤では重篤な肝障害はまれであり、上記4例は非重篤として報告されている。
- 実臨床においてG4以上の肝機能異常が認められた場合には速やかに休薬して回復まで待つが、その間にウルソデオキシコール酸などの薬剤を使用することがあり、実際に上記臨床試験で報告された4例中2例で肝機能改善薬を使用し回復している。本薬剤の休薬後も回復しない場合には、肝転移の増悪やその他併用薬による肝機能異常を考慮して精査を行う。

❸好中球減少・白血球減少 ➡P.301

- 約10％に好中球減少、白血球減少が報告されているため、肝機能異常の精査目的で行う血液検査にて血球減少についても精査を同時に行う。G3以上の白血球または好中球減少の症例6例では、4例が3週間以内で発症しており、さらに2例では10日以内に認めている。急速に発症することが示唆されるため、投与開始から1週間ほどで血液検査を考慮することが望ましい。

❹味覚障害 ➡P.252

- 比較的高頻度に認められる。経験上では、食欲が低下して栄養状態に影響するほどの味覚障害はまれであり、食事内容・味付けの変更などにて一定の症状緩和も可能である。

C 減量・休薬・再開のコツ

- 本薬剤では減量基準はないため、許容できない有害事象を認める場合は**原則休薬**とする。
- J-ALEX試験の休薬基準に従うと、血液毒性が**G3までは同一用量を継続**とし、**G4となる場合にはG2以下に回復するまで休薬**とし、非血液毒性の場合には**G2までは同一用量を継続**とし、**G3以上ではG2以下に回復するまで休薬**とする。
- 再開する場合には**休薬前と同一用量**で投与する。
- 間質性肺炎が疑われる場合には直ちに休薬し、胸部CTなどの検査にて間質性肺炎と診断された場合には**投与を中止**とする。

(伊藤健太郎)

文献

1) Seto T, et al. Lancet Oncol 2013;14:590-8. PMID:23639470
2) Hida T, et al. Lancet 2017;390:29-39. PMID:28501140

第Ⅱ章 レジメン別プロのコツ／**1** 非小細胞肺がん（advanced stage）

Ceritinib

用法・用量が変更されています！

標準的なレジメン（投与量/スケジュール）

| セリチニブ | 450mg/日 | **1日1回、食後** |

150mgカプセル×3カプセル。

A 治療開始前

| 前投与、前処方すべき支持療法薬 | 制吐薬、止瀉薬 |

B 副作用発現時期

Week	1	28	56	84	112	140	168～
肺臓炎/間質性肺炎						➡P.183	
肝機能障害	➡P.217						
QT間隔延長	➡P.237						
悪心・嘔吐、下痢		➡P.194,206					

C 減量、休薬、再開

詳細は適正使用ガイド[1]参照。

	休薬・中止		再開	
肝機能障害 （T-Bil、 AST/ALT）	≧G2	休薬	1週間で G1に回復	450mgで再開
			1週間を超えて G1に回復	300mgで再開
	T-Bil ≧2.0×ULN かつ AST/ALT ≧G2	中止		
悪心・嘔吐、 下痢	・≦G2 かつ 適切な制 吐薬または止瀉薬の使用 にもかかわらずコント ロールできない場合 ・≧G3	休薬	≦G1に回復	300mgで再開

A 治療開始前のコツ

- 通常の抗がん剤投与時の血液検査：肝機能、リパーゼ、アミラーゼ、電解質、KL-6、SP-D
- 治療前評価のための画像診断：特に既存の間質性肺炎➡P.187を確認。
- 心電図も取っておく。

❶750mgではなく450mg 1日1回 食後に経口投与を！

- 2019年2月の添付文書改訂までは、ASCEND-4試験結果によりジカディア®「750mg 1日1回、空腹時投与」で承認されていた。CTCAEのG3以上の治療関連有害事象は65％にみられており、主なものは肝機能障害であった。悪心、嘔吐、下痢といった消化器毒性の頻度が高く、多くの患者が制吐薬や止痢薬の使用あるいは休薬・減量投与を受けていた。
- 有効血中濃度を保ちつつ、消化器毒性を改善できる用法および用量を検討するため、ASCEND-8試験が行われた[2]。主要評価項目である反復経口投与したときの22日目の薬物動態パラメータは、試験群（セリチニブ450mg食後投与）でも既承認用法・用量と同様であった。奏効率や無増悪生存期間は試験群で優れた傾向にあり、下痢・悪心・嘔吐など消化器毒性が軽減されたため、添付文書の改訂に至った。

❷制吐薬➡P.194

- 予防的な副作用マネジメントを行うことで副作用による減量を防げる。
- 新規用法・用量で悪心・嘔吐発現率は30％前後へ軽減されたが、メトクロプラミドの頓服や、症状が重篤な場合は5-HT$_3$受容体阻害薬の投与を検討する。

B 副作用をみつけるコツ

- 全体的な副作用発現の頻度は高いものの、適切なマネジメントおよび減量で副作用管理は可能である。

❶悪心・嘔吐➡P.194

- 突発的で予見が難しいが、一度嘔吐した後は症状が軽快することが多い。
- 「服薬手帳」などを活用し嘔吐が出やすいタイミングを日常生活との関連で振り返ることが大事である。

❷下痢 ➡P.206

- 下痢の頻度は高いので、ロペラミドの頓服を治療開始時に処方しておく。重篤になった場合は脱水に注意して早めに来院していただく。

❸そのほか

- 重篤な副作用として徐脈やQTc延長 ➡P.237 もある。立ちくらみや失神などのエピソードがあれば要注意。定期的な心電図検査を行うことが望ましい。

C 減量・休薬・再開のコツ

- 治療中の減量は適切な副作用マネジメントを行ったうえで行われるべきで安易に行うべきではない。投与量の減量は治療効果を下げ、薬剤耐性誘導につながるため、ほかのALK-TKIや化学療法の適応も検討しつつ包括的に治療計画を立てるように心がける。

（佐々木高明／天満紀之／梅影泰寛）

文献

1) ノバルティスファーマ. ジカディア®適正使用ガイド 2019年3月作成.
   https://drs-net.novartis.co.jp
2) Cho BC, et al. J Thorac Oncol 2017；12：1357-67. PMID：28729021

第Ⅱ章 レジメン別プロのコツ／❶ 非小細胞肺がん（advanced stage）

Lorlatinib

中枢神経系障害や脂質異常症に注意

標準的なレジメン（投与量/スケジュール）

ロルラチニブ 100mg/日	1日1回

A 治療開始前

前投与、前処方すべき支持療法薬　特になし

B 副作用発現時期

Week	1	2	3	4	5	6	7	8	9	10	...
中枢神経系障害[*1]					■	■	■	■			
脂質異常症[*2]	■	■	■	■							
末梢神経障害[*3]										➡P.258	

[*1] 発現時期は6週前後が多いが、いつでも生じうる。
[*2] 発現は2週前後とされているが、より早期に発症している可能性がある。
[*3] 発現は10週前後が多い。

C 減量、休薬、再開

[投与基準]

ECOG PS	0～2
ANC（/L）	$\geq 1.5 \times 10^9$
PLT（/L）	$\geq 100 \times 10^9$
Hb（g/dL）	≥ 9.0
AMY/LIP	
SCr	$\leq ULN \times 1.5$
T-Bil	
AST/ALT*	$\leq ULN \times 2.5$

*肝転移が認められる場合：
$\leq ULN \times 5.0$

[減量方法] (mg/日)

	開始用量	1段階減量	2段階減量
ロルラチニブ	100	75	50

25mg以下での有効性などは不明である。

[減量、休薬、再開基準]

	G1	G2	G3	G4
間質性肺炎	ベースラインに回復するまで休薬		投与中止	
	同一用量で再開*	1段階減量して再開*		
QT間隔延長	同一用量で継続		≦G1になるまで休薬。1段階減量して再開	投与中止
中枢神経系障害	同一用量で継続。またはベースラインに回復するまで休薬。同一用量、または1段階減量して再開	≦G1になるまで休薬。1段階減量して再開		投与中止
脂質異常症	同一用量で継続。		同一用量で継続。または≦G2に回復するまで休薬、同一用量で再開	≦G2に回復するまで休薬。同一用量、または1段階減量して再開

*再発または適切な治療を行っても6週間の休薬期間を超えて回復が認められない場合は投与中止。

(適正使用ガイドより作成)

- ロルラチニブはクリゾチニブの耐性変異の克服、中枢神経系への効果の増強を目指して開発されて薬剤である。化学構造として12員環や分子内の水素結合に工夫をしている。

A 治療開始前のコツ

❶間質性肺炎についての確認と患者指導を行う ➡P.183

- 日本人ではロルラチニブによる間質性肺炎の発症は臨床試験ではなかったが、全体では数％でみられ、生命を脅かすCTCAE G4の患者もいた。ほかのALK-TKIでも発症していることから一定の注意は必要である。
- 胸部CT、必要に応じてPaO_2、SpO_2などの測定を行い、患者の状態を十分に確認する。
- 初期症状（息切れ、呼吸困難、咳嗽など）が現れた場合は、速やかな受診を指導しておく。

❷中枢神経系の副作用が起こりうることを説明する

- 中枢神経系の有害事象はほとんどの医師にとっても経験が少ないことである。モニタリングについても、診察中だけでは難しいことが予想されるために、家族など身の回りの人にも注意を払うように喚起するのもよいであろう。中枢神経系への治療効果を高め

るための代償であるために、注意を払いながら、これらの有害事象を管理することが求められる。

❸QT間隔延長について確認する ➡P.237
・心電図や電解質検査などを行い、患者の状態を十分に確認する。

❹妊娠中、授乳中の安全性は確立されてないことを説明する

B 副作用をみつけるコツ

❶中枢神経系
・中枢神経系への効果を高めるために中枢神経系への移行性がよくなっている。そのため、第Ⅰ相試験で用量を増加したときには、200mg1日1回の患者で(現在の推奨用量は100mg)中枢神経障害(気分障害・言語障害)が認められたが、中止後48時間にて改善した[1]。
・第Ⅱ相試験(275人)では認知、気分、言語障害がそれぞれ、18%、15%、7%に発症し、日常生活動作の制限のある高度な症状のある患者は、1.1%、0.7%、0.4%にみられた[2]。発症時期は海外の中央値は6〜9週であるが、日本では1〜30週であり、いつでも発症しうる。
・ALK遺伝子転座を有する肺がん患者では、脳転移の頻度も多く、放射線治療歴もあることが多い。第Ⅱ相試験では持続期間が10週を超える患者がみられた。

❷脂質異常症
・高コレステロール血症、高トリグリセリド血症がそれぞれ80%、60%に発症する。そのメカニズムははっきりとしていない。コレステロールが400mg/dL、トリグリセリドが500mg/dLを超えるCTCAE G3以上の患者も10〜15%いる。コレステロールのうちLDLが上昇する傾向にある。発症時期はday14前後とされているが、それより前に評価されることが少なかったからであり、より早期に高値となっている可能性がある。ロルラチニブ治療中の脂質異常が身体に及ぼす影響を評価することは難しいが、脂質降下薬を使った治療を実施するのが無難であろう。治療前からこれらの合併症がないかを確認する必要がある。
・ロルラチニブはCYP3A4によって代謝されることから、CYP450の影響によってスタチンのAUCが減量するおそれがあることに注意する必要がある。変化が予想されないのはピタバスタチンとロスバスタチンである。高トリグリセリド血症に対してはフィブラート系の薬剤を使用する。

- いずれの薬剤も<u>横紋筋融解症</u>の有害事象が知られているが、併用によってもその頻度は増えないとも報告されている[3]。CKのモニタリングも必要であるが、症状にも注意が必要である。横紋筋融解症は「CKが正常上限の10倍以上の上昇、クレアチニン上昇を伴う筋肉症状、通常は茶褐色尿と尿ミオグロビンを伴う：（米国心臓病学会・米国心臓協会、米国心配血液研究所）」であることから、これらの症状などが疑われた場合には<u>専門医に相談</u>することが望ましい。

❸浮腫 ➡P.178
- 40％以上程度の患者で発症し、2％程度が体積の差が30％を超えるCTCAE G3以上とされている。四肢の浮腫を訴えることが多いが、顔面などにも発症する。

❹末梢神経障害 ➡P.258
- 30％程度の患者で発症し、身の回りに日常生活動作の制限のある高度の症状を有するCTCAE G3以上は2％程度に発症している。

C 減量・休薬・再開のコツ

❶中枢神経系
- 中枢神経の有害事象が疑われた場合は、それが薬剤によるものなのかどうかを評価する必要がある。第Ⅰ相試験では、ほとんどの患者で減量・中止にて中枢神経の有害事象から回復しているので、病状にもよるが<u>休薬することで改善するかどうかが大切</u>である。改善があった場合には減量にて再開するのが望ましい。さらなるデータが公表されることが予想される。

❷浮腫
- 投与中止に至った症例もあるが、休薬・減量などにてコントロールする。臨床試験では約6％が休薬・減量となっている。

❸末梢神経障害
- 休薬・減量は4％程度でみられたが、この対応で改善することが多い。化学療法などの治療歴がある場合には、その後遺症との鑑別として、治療後の悪化や休薬・減量後の改善の有無が大切である。

（後藤　悌）

文献
1) Shaw AT, et al. Lancet Oncol. 2017；18：1590-9. PMID：29074098
2) Solomon BJ, et al. Lancet Oncol 2018；19：1654-67. PMID：30614467
3) ACCORD Study Group, et al. N Engl J Med 2010；362：1563-74. PMID：20228404

第Ⅱ章 レジメン別プロのコツ／❶ 非小細胞肺がん（advanced stage）

Dabrafenib+Trametinib

副作用コントロールを行い治療継続を

標準的なレジメン（投与量/スケジュール）

ダブラフェニブ 150mg/回	1日2回、空腹時
トラメチニブ 2mg/回*	1日1回、空腹時

食前1時間と食後2時間は避ける。
＊遮光・2〜8℃の冷所保存が必要。

A 治療開始前

前投与、前処方すべき支持療法薬	発熱時に内服する解熱鎮痛薬（アセトアミノフェン、NSAIDsなど）

B 副作用発現時期

Week	1	2	3	4	5	6	7	8	9	10	11	…
発熱	■	■	■	■	■	■						
皮膚障害 ➡P.285,289	■	■	■	■	■	■	■	■	■	■	■	
肝機能障害 ➡P.217	■	■	■	■	■	■	■	■				
眼障害	■	■	■	■	■	■	■	■	■	■	■	
心機能障害			■	■	■	■	■	■	■	■	■	
二次がん（特に皮膚腫瘍）					■	■	■	■	■	■	■	

薬剤性肺炎や横紋筋融解症も低頻度で報告あり

C 減量、休薬、再開

[減量、休薬、再開基準]

忍容不能なG2/3の副作用	G4の副作用
≦G1まで軽快後、両剤またはいずれかの薬剤を1段階減量して投与を再開	原則投与中止。治療継続が患者にとって望ましいと判断された場合には、≦G1まで軽快すれば1段階減量して投与を再開

・有棘細胞がんまたは原発性悪性黒色腫が発現した場合でも、外科的切除などの適切な処置を行ったうえで休薬・減量することなく継続が勧められる
・中等度以上の肝機能障害、心機能障害を有する患者では慎重投与

[減量方法] (mg/回)

	開始用量	1段階減量	2段階減量	3段階減量	4段階減量
ダブラフェニブ	150	100	75	50	中止
トラメチニブ	2	1.5	1	中止	

A 治療開始前のコツ

❶ 副作用が出現してもコントロールされれば治療継続可能なことを事前に説明しておく

- BRAF遺伝子変異陽性NSCLCへのダブラフェニブ＋トラメチニブは、国際共同単群第Ⅱ相臨床試験（日本人1例を含む）であるE2201試験において、未治療患者においてORR 64%、PFS中央値10.9カ月、プラチナ併用療法投与後の患者でもORR 63%、PFS中央値9.7カ月と良好な成績であり、BRAF遺伝子変異陽性NSCLC患者におけるキードラッグであることに疑いの余地はない[1,2)]。
- しかし、発熱や皮膚障害など自覚症状を伴う副作用が少なからずみられるため、適切な対症療法を以て治療継続が可能であることを事前に説明しておくのがよい。

❷ 発熱に関する事前の対応を相談する

- 患者によって社会的な事情も異なるため、発熱時にどのように対応するかを相談しておく。具体的には、病院を受診いただくのか、解熱鎮痛薬を内服するのか、休薬・再開のタイミングなどを相談しておく。発熱が副作用のみならず、感染やがん合併症によっても起こる可能性を説明しておく。

❸ 心エコーで心機能の評価

- E2201試験ではLVEF減少が全Gradeで8.6%、G3以上が4.3%（発現時期中央値232.5日、範囲42〜804日）でみられた。本試験においては治療前そして治療中に継続して心電図・心エコーの評価が実施された（心電図：投与前、3週目、6週目、以後9週ごと）（心エコー：投与前、6週目、以後9週ごと）。
- 実臨床において、ここまで細かな心機能検査は不要と考えるが、E2201試験ではQT間隔延長や弁膜症や最近の虚血性心疾患を有する患者は除外されていたことを考慮し、治療開始前の問診、臨床症状に基づいた心機能評価を検討し、治療中の症状増悪について留意する。

❹ 肝機能の評価

- ダブラフェニブ、トラメチニブともに肝臓での代謝と胆汁排泄が主な消失経路であるため、中等度以上の肝機能障害を有する患者では副作用が増強する可能性があり、安全性は確認されていない。

❺皮膚がんなどの二次がん発症リスク

- まれに有棘細胞がん、悪性黒色腫などの二次がんが発症することが知られており、投与中のセルフケアを指導しておく。身体所見からこれらが疑われた場合には適切な診療科への紹介を行う。

❻皮膚障害のケア ➡P.285,289

- E2201試験では発疹、紅斑、手足症候群、丘疹性皮疹などの皮膚障害が全Gradeで31.2%、G3以上が2.2%でみられた。日焼け止めの使用や日光を避けるよう指導が必要である。

❼眼障害

- E2201試験ではぶどう膜炎（虹彩炎を含む）、網膜静脈閉塞、網膜色素上皮剥離、網膜剥離を含む眼障害が全Gradeで11.8%、G3以上が1.1%（発現時期中央値63.0日、範囲3～364日）でみられた。
- 投与中は視力低下、霧視、視野の変化、羞明などの眼の異常が出る可能性があることを説明しておき、定期的に問診を行う。症状発現時には眼科受診が必要である。

❽妊婦、授乳婦への投与は行わないよう注意する

- ダブラフェニブ、トラメチニブ投与中および投与終了後4週間は適切な避妊を行うよう指導する。また授乳中の投与に関する安全性は確立していない。

❾男性不妊の原因となる可能性がある

- 男性患者には、不可逆的な精子形成機能障害を起こすおそれがあることを説明し、ダブラフェニブの投与中および投与終了後16週間は避妊を行うよう指導する。

❿併用薬剤に注意

- ダブラフェニブはCYP2C8および3A4の基質となるため、投与中の併用薬剤に注意する。

⓫そのほか

- E2201試験では前述の心疾患・肝障害を有する患者、間質性肺炎、網膜静脈閉塞、腎障害を有する患者は除外されており、それらの患者においての安全性・有効性は確認されていないので注意が必要である。

B 副作用をみつけるコツ

❶発熱

- E2201試験では発熱の副作用が全Gradeで49.5%、G3以上が

4.3％にみられた。発現時期中央値は21.5日（範囲3～401日）であり、投与1カ月以内の発症が63％であった。

- 発熱後に脱水によるCK上昇、横紋筋融解症などの重症化を避けるために、経口水分摂取の励行と必要に応じて補液を行い、解熱鎮痛薬（アセトアミノフェン、NSAIDs、必要に応じてプレドニゾロン10～25mg/日程度から開始し漸減）を投与する[3]。

❷肝機能障害 ➡P.217

- E2201試験では肝機能障害の副作用が全Gradeで12.9％、G3以上が5.4％にみられた（発現時期中央値33.5日（範囲6～456日））。
- 投与中は定期的な採血を行い肝機能障害の徴候を注意深くモニタリングする。

❸皮膚障害 ➡P.285,289

- 投与開始後4週以内に皮膚障害の約4割が発現しているが、それ以降でも発現が認められている。投与中は継続した注意と、必要時皮膚科診察が必要である。
- 皮膚障害出現時は保湿剤やアルコール無添加皮膚軟化剤（尿素配合クリームやサリチル酸ワセリンなど）、ステロイド外用薬、ミノサイクリンなど内服抗菌薬を使用する。

❹横紋筋融解症

- 頻度はまれだが、重症化することがある。四肢の脱力感やしびれ、筋肉痛などの症状に注意する。

C 減量・休薬・再開のコツ

- 認容不能なG2以上もしくはG3以上の副作用がみられる場合、いずれの薬剤に伴う副作用かを判断し、両剤またはいずれかの薬剤を休薬し、適切な対応によりG1以下に改善した場合に1段階減量して再開を考慮する。
- 有棘細胞がんを含む二次がんはダブラフェニブで、横紋筋融解症・間質性肺炎はトラメチニブで、心障害・肝機能障害・発熱・眼障害・血栓塞栓症・脳血管障害・皮膚障害は両剤いずれでもみられることに留意して、減量・休薬の判断を行う。

❶二次がん

- ダブラフェニブ、トラメチニブを併用することで、二次がんや皮膚障害はむしろ減少するため、単剤のみ内服する際は注意する。

❷LVEF減少時

- 無症状で、10％以上かつ施設基準値下限以下のLVEFの低下がみ

られる場合、トラメチニブを休薬する。2週間以内に心エコー再検を行い、施設基準値下限以上かつ10％以内の低下に回復した場合、トラメチニブを1段階減量して再開し、その後も定期的な心機能を継続フォローする。
- G3以上のLVEF減少がみられた場合は基本的にはトラメチニブの投与を中止し、ダブラフェニブ単剤療法の再開について検討する。

❸発熱時
- ダブラフェニブを休薬する。トラメチニブの投与は継続可能である。解熱から24時間経過後、同量で再開が可能である。悪寒を伴う発熱であった場合にはアセトアミノフェンやナイキサンなどの解熱薬の定時投与が推奨される。解熱薬で改善がない場合、再開後繰り返す場合には、プレドニゾロン（10mg/日）の投与を開始し、以後漸減するが、コルチコステロイドを用いてもコントロール不良な場合にはダブラフェニブの1段階減量を考慮する。
- 発熱は治療継続に伴い耐用可能になることも多く、減量後4週間発熱がみられない場合にはダブラフェニブを再増量できる。

❹放射線照射実施時の休薬を考慮する
- BRAF単剤療法では放射線感受性を増強させることが知られており、皮膚障害などの増悪の可能性が懸念されている。ダブラフェニブ＋トラメチニブではリスクは不明である。
- 確固たるエビデンスはないが、ECOG consensus recommendationでは、分割放射線照射前後3日間、定位照射前後1日間の休薬を勧めている[3]。

（水野孝昭／藤原　豊）

文献
1) Planchard D, et al. Lancet Oncol 2016；17：984-93. PMID：27283860
2) Planchard D, et al. Lancet Oncol 2017；18：1307-16. PMID：28919011
3) Anker CJ, et al. Int J Radiat Oncol Biol Phys 2016；95：632-46. PMID：27598818

第Ⅱ章 レジメン別プロのコツ／❶ 非小細胞肺がん（advanced stage）

Nivolumab

免疫関連有害事象とステロイドの使用判断に注意

標準的なレジメン（投与量/スケジュール）

	Day 1	15	⋯
ニボルマブ 240mg/body	⬇	⬇	

・2週1サイクル。30分で投与。PDもしくは認容できない毒性の発現まで投与。
・わが国では2018年10月まで3mg/kg/2週間ごと（60分で投与）投与が承認されていたが、現在は上記レジメンとなっている。
・FDAは2018年3月に480mg/body/4週間ごとを承認した（国内未承認）。

A 治療開始前

前投与、前処方すべき支持療法薬　特になし

B 副作用発現時期

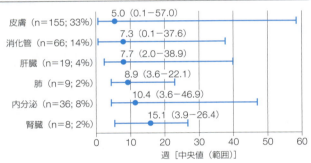

皮膚（n=155; 33%）　5.0（0.1−57.0）
消化管（n=66; 14%）　7.3（0.1−37.6）
肝臓（n=19; 4%）　7.7（2.0−38.9）
肺（n=9; 2%）　8.9（3.6−22.1）
内分泌（n=36; 8%）　10.4（3.6−46.9）
腎臓（n=8; 2%）　15.1（3.9−26.4）

週［中央値（範囲）］

免疫に関連した有害事象は、576名のうち、282名で発現し、85%が治療開始から16週間以内に発現していた（悪性黒色腫に対するニボルマブのプール解析のデータ[1]より）。

C 減量、休薬、再開

[投与基準]

ECOG PS	0〜2
SpO₂ (%)	≥94
ANC (/mm³)	≥1,500
PLT (/mm³)	≥100,000
Hb (g/dL)	≥9.0
AST/ALT	≤ULN×3.0
T-Bil	≤ULN×2.0
Cr (mg/dL)	≤1.5
90日以上の生存が見込まれる	
治療後320日間の避妊・授乳に同意	

(インタビューフォームより作成)

[休薬基準]

G1	・休薬は不要であるが、慎重な経過観察が必要 ・薬剤性肺障害、腸炎など重要臓器な場合は休薬も検討
G2	・投与延期もしくは中止 ・対症療法を実施。ステロイド投与を検討。 ・専門医へのコンサルト
G3	・入院での精査、ステロイドの投与を検討
G4	・投与中止 ・ステロイド・免疫抑制薬の投与 ・専門医へのコンサルト

・毒性に応じ、減量ではなく、休薬・中止の判断を行う[2,3]。
・休薬、中止および投与の再開は発現した臓器（有害事象）により基準が異なっている。

A 治療開始前のコツ

❶ **免疫関連有害事象（irAE）について、患者に説明する。**
・特に、85%が治療開始後16週以内に発現していることに留意する。

❷ **ニボルマブ投与の選択は適切かを確認する**
・非扁平非小細胞肺がんについては、3カ月以内の早期死亡割合が20%と報告されている。臨床的因子としては、病勢進行が速い例、転移部位が5カ所以上の例、骨・肝転移を有する例、PS不良例、EGFR遺伝子変異陽性、PD-L1陽性例と報告されている[4]。
・年齢、PS不良例については、データは少ないものの安全性・奏効割合についてはPS良好例と比較しても大きな違いはないと考えられる。しかし、上記のように3カ月以内の早期死亡例もあり、また、増悪例（PD割合）も4割以上と高頻度であるため、細胞障害性化学療法との選択に留意する。
・2年間投与の早期開発時のデータでは、5年生存割合が扁平上皮肺がんでは16%、非扁平上皮肺がんでは15%の長期生存例が示されていることから、長期生存も視野に入れ、治療マネジメントを検討する[5]。
・ドライバー遺伝子異常例では効果が低いことが報告されているが、

uncommon EGFR遺伝子変異での長期奏効例も報告されている。
- PD-L1陰性例、不明例についても保険償還されている。ただし、ニボルマブの最適使用推進ガイドラインでは"PD-L1の発現率が1%未満の非扁平上皮肺がん患者では、原則DTXなどの抗悪性腫瘍剤の投与を優先する"と記載されている。ただし、PD-L1の体外診断薬はPD-L1 IHC 22C3 pharmDx「ダコ」であり、また、ほかの抗悪性腫瘍剤の投与については、禁忌・慎重投与に該当する場合はその限りではない、とも記載されているため、治療適応については十分にチーム内で協議する。
- 扁平上皮肺がんでは、PD-L1の発現に関係なく、DTXよりも生存曲線を一貫して上回っていた[2]。奏効が生存と相関すると報告されている[6]。
- 喫煙ステータスとの関連を検討したメタアナリシスにおいて、喫煙ステータスにかかわらずDTXよりも良好な結果であった。ただし、喫煙者よりも非喫煙者のほうが無増悪生存期間は良好な傾向にあったが、全生存では差がみられなかった[7]。
- 治療期間については、ペムブロリズマブが2年間、デュルバルマブが1年間であるのに対し、ニボルマブは増悪もしくは認容できない毒性が発現するまでとなる。pseudo progression（偽増大）は非小細胞肺がんでは頻度は少ないものの、報告されている。

❸ 前投与・前処方すべき支持療法薬は特になし
- ベースラインのステロイド量[8]や抗菌薬の影響[9]により、治療効果が低下することが示唆されている。このため、irAEの予防としてのステロイドや安易な抗菌薬投与は勧められない。

B 副作用をみつけるコツ

❶ 皮膚
- 皮疹、扁平苔癬など。重症度に併せてステロイド外用薬、抗ヒスタミン薬、ステロイド内服を検討する。

❷ 消化管
- 膵炎：免疫介在性の場合、食欲不振や悪心が初発症状となる。腹膜刺激症状には乏しい。血清アミラーゼ、リパーゼ上昇がみられる。初期にはCTの腫大のみで、MRCPやガリウムシンチグラフィは有用でない可能性がある。時間経過してから所見が出てくると報告されている。
- 硬化性胆管炎：右季肋部痛、胆嚢腫大。γ-GTP、ALPの上昇な

ど。MRCPで胆管狭窄がみられるが、胆管生検や肝生検で診断することができる。
- 腸炎 ➡P.206：水様便、下痢、腹痛などの症状。CTで評価してから大腸内視鏡を検討したほうがよいと報告されている。

❸肝臓 ➡P.217
- 肝逸脱酵素上昇：無症状のこともある。

❸肺
- 間質性肺炎 ➡P.183：咳嗽、発熱、呼吸困難など。胸部単純写真、CTで評価する。ステロイドに対する反応性は比較的良好と考えられている。

❹内分泌
- 甲状腺機能障害 ➡P.276：倦怠感、冷感など。甲状腺ホルモンを補充する必要があるが、その際は必ず副腎機能障害がないことを確認する。副腎機能障害と甲状腺機能障害が併発している場合、ステロイドを補充しないと副腎クリーゼを引き起こすことがあるため、甲状腺ホルモンを投与する前は必ず血清コルチゾール値をチェックする。
- 副腎機能障害 ➡P.263：遷延する吐き気、悪心、食欲不振。倦怠感、微熱など。低Na血症など呈する場合もある。ヒドロコルチゾン（コートリル®）15mg/日（10〜5mg）など生理的補充量としてステロイドを補充する。
- 劇症1型糖尿病 ➡P.268：脱水、口渇など。ケトーシスなど症状がある。インスリン補充が必要となる。
- 下垂体炎 ➡P.271：甲状腺機能障害・副腎機能障害に関連した症状。頭痛、発熱など。MRIで下垂体が腫大することもあるが、画像では異常を示さないこともある。下垂体腫大により、視野障害は報告されていない。イピリムマブではステロイドの投与量で臨床経過は変わらず、不可逆である可能性もある[10]。

❺腎臓
- 間質性腎炎 ➡P.221の報告が多く、尿細管・糸球体がともに障害される。急性腎不全となり、透析導入例も報告されている。ステロイドに対する反応性は良好であることが多い。

❻そのほか
- 脳炎：神経症状や見当識障害など。診断後、速やかなステロイド投与が推奨される。
- 末梢神経障害（感覚性）➡P.258：対症療法を検討する。

- 心筋炎：心エコー、NT-proBNPなどが推奨される。
- 筋肉痛・関節痛 ➡P.171：疼痛。把握痛など。解熱鎮痛薬、ステロイド療法など検討される。
- 重症筋無力症：脱力、眼瞼下垂など。緊急性の高い副作用と考えられる。
- 浮腫 ➡P.178、発熱、倦怠感：一過性のこともあるが、甲状腺機能障害、副腎機能障害、心筋炎など鑑別として検討する。

C 減量・休薬・再開のコツ

- 休薬・再開については、CheckMate試験のプロトコールによると、
  - G1もしくはベースラインに戻ってから再開する。
  - 倦怠感G2の場合は、再開できる。
  - G3の皮疹になっていなければ、G2では再開できる。
  - トランスアミナーゼや総ビリルビンはG2では継続もしくは再開できる。
  - 肺毒性、下痢、大腸炎はベースラインまで改善してから再開する。
  - 内分泌関連の毒性については、生理学的ホルモン補充のみで適切に制御された場合、治療を再開する。
  - 6週間以上治療が回復しない場合、治療を終了する。
  - 内分泌障害は生理的ホルモン補充を継続しながらirAE治療量によるステロイド療法を行わず、ニボルマブを継続することも選択肢として考えられる。
  - ステロイド療法については明確なエビデンスはないものの、重要臓器ではプレドニゾロン換算1〜2mg/kg/日で治療される。また、保険適用外になることもあるが、免疫抑制薬投与も検討されることがある。
- ステロイド投与により、効果が減弱する可能性も考慮する。

（大熊裕介）

文献

1) Weber JS, et al. J Clin Oncol 2017；35：785-92. PMID：28068177
2) Brahmer J, et al. N Engl J Med 2015；373：123-35. PMID：26028407
3) Borghaei H, et al. N Engl J Med 2015；373：1627-39. PMID：26412456
4) Peters S, et al. J Thorac Oncol 2017；12 Suppl：S253.
5) Gettinger S, et al. J Clin Oncol 2018；36：1675-84. PMID：29570421
6) McCoach CE, et al. Ann Oncol 2017；28：2707-14. PMID：29045514
7) Gainor JF, et al. J Clinl Oncol 2018；36 Suppl：9011.
8) Arbour KC, et al. J Clin Oncol 2018；36：2872-78. PMID：30125216
9) Routy B, et al. Science 2018；359：91-7. PMID：29097494
10) Faje AT, et al. Cancer 2018；124：3706-14. PMID：29975414

第Ⅱ章　レジメン別プロのコツ／❶ 非小細胞肺がん（advanced stage）

Pembrolizumab

副作用が多岐にわたり、投与終了後に発現することもあるため注意

標準的なレジメン（投与量/スケジュール）

	Day 1	22	43
ペムブロリズマブ 200mg/body	↓	↓	↓

3週1サイクル（KEYNOTE-010、024では最長2年間）。

A 治療開始前

前投与、前処方すべき支持療法薬　特になし

B 副作用発現時期

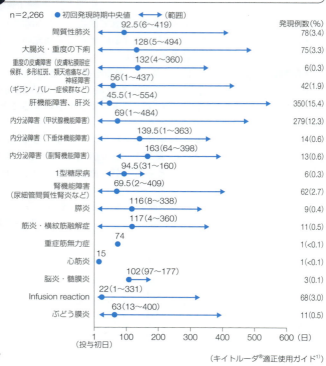

n=2,266　● 初回発現時期中央値　←→（範囲）

副作用	中央値（範囲）	発現例数（%）
間質性肺炎	92.5（6〜419）	78（3.4）
大腸炎・重度の下痢	128（5〜494）	75（3.3）
重度の皮膚障害（皮膚粘膜眼症候群、多形紅斑、類天疱瘡など）	132（4〜360）	6（0.3）
神経障害（ギラン・バレー症候群など）	56（1〜437）	42（1.9）
肝機能障害、肝炎	45.5（1〜554）	350（15.4）
内分泌障害（甲状腺機能障害）	69（1〜484）	279（12.3）
内分泌障害（下垂体機能障害）	139.5（1〜363）	14（0.6）
内分泌障害（副腎機能障害）	163（64〜398）	13（0.6）
1型糖尿病	94.5（31〜160）	6（0.3）
腎機能障害（尿細管間質性腎炎など）	69.5（2〜409）	62（2.7）
膵炎	116（8〜338）	9（0.4）
筋炎・横紋筋融解症	117（4〜360）	11（0.5）
重症筋無力症	74	1（<0.1）
心筋炎	15	1（<0.1）
脳炎・髄膜炎	102（97〜177）	3（0.1）
Infusion reaction	22（1〜331）	68（3.0）
ぶどう膜炎	63（13〜400）	11（0.5）

（投与初日）1　100　200　300　400　500　600（日）

（キイトルーダ®適正使用ガイド[1]）

C 減量、休薬、再開

[休薬基準] 減量は基本的には行わない。

副作用	G2	G3	G4
infusion reaction	直ちに投与中止 1時間以内に回復する場合、50%減速して再開	再投与しない	
間質性肺炎、肝機能障害、腎機能障害、重症筋無力症	≦G1まで休薬	投与中止	
大腸炎/重度の下痢、神経障害、膵炎、筋炎・横紋筋融解症、心筋炎、脳炎・髄膜炎	≦G1まで休薬		投与中止
内分泌機能障害	≦G1まで休薬（甲状腺機能低下症のみ≧G3で休薬）		
皮膚障害、ぶどう膜炎	−	≦G1まで休薬	投与中止
1型糖尿病		休薬。臨床的および代謝的に安定した場合は再開。	

A 治療開始前のコツ

❶ PD-L1の測定を忘れずに

- ペムブロリズマブは、PD-L1免疫染色による腫瘍細胞における陽性率（tumor proportion score；TPS）が1%以上を占めるPD-L1陽性の進行非小細胞肺がんの2次治療または3次治療を対象とした第Ⅱ/Ⅲ相試験において、DTXと比較して有意に全生存期間の延長効果を示した（KEYNOTE-010）[2]。さらに、PD-L1高発現（TPS 50%以上）の進行非小細胞肺がん患者において、初回化学療法としてプラチナ製剤を用いた化学療法と比較し、有意に無増悪生存期間、全生存期間の延長効果を認めた（KEYNOTE-024）[3]。2018年11月の時点では、その使用はPD-L1陽性の進行非小細胞肺がんに限られており、投与前にPD-L1の測定が必要である。
- EGFRやALKなどのドライバー遺伝子変異陽性の非小細胞肺がんにおいては、免疫チェックポイント阻害薬（ICI）の効果は乏しく[4]、ドライバー遺伝子変異を対象とした分子標的治療薬の使用が優先されるため、EGFRやALKなどのドライバー遺伝子変異の検索も必要である。

❷治療前、CTやMRIで拡がりやサイズの把握

- 治療前の画像検査に基づき、治療後の定期的フォローを行う。評価のタイミングとしては、前述のKEYNOTE-010、024試験では、9週間ごとに画像評価が行われていた。

❸自己免疫疾患の合併はないか

- 自己免疫疾患の合併や既往のある患者は、免疫関連の副作用が発現または増悪するおそれがあるため、血液検査で抗核抗体などの有無を調べておく。

❹間質性肺炎の合併はないか ➡P.183

- 間質性肺炎を合併した患者への投与については現時点では少数例の報告のみであり[5]、その安全性は確立されていない。間質性肺炎が増悪するおそれがあるため、胸部X線やCTで間質性肺炎の有無について評価を行う。

❺臓器移植歴はないか

- 臓器移植歴（造血幹細胞移植歴を含む）のある患者は、移植臓器に対する拒絶反応または移植片対宿主病が発現するおそれがあるため、十分に病歴聴取を行う。

❻年齢

- 高齢者に対するICI投与については有意な有害事象の増加は認められなかったとの報告もあるが[6]、一般に高齢者では生理機能が低下しているので、患者の状態を十分に観察しながら慎重に投与を行う。

❼PS

- KEYNOTE-010や024試験では、PS2以上の患者は含まれておらず、その有効性、安全性は十分に検討されていない。ICIはPS不良例において効果が乏しかったという報告もあり[7]、その適応には注意が必要である。

B 副作用をみつけるコツ

- ペムブロリズマブによる副作用は多岐にわたるため、全身の症状把握および定期的なモニタリングが重要である。発現のタイミングについても、投与後早期から晩期とさまざまである。投与終了後、数週間から数カ月経過してから発現することもあるため、投与期間中のみならず終了後にも副作用の発現に十分に注意が必要である。
- 副作用出現時には、各専門科との連携が重要である。患者にもさ

まざまな副作用が出現する可能性があること、何か症状が出た際には連絡してもらうことを伝えておく。

❶間質性肺炎 ➡P.183
- 息切れ、呼吸困難、咳嗽などの確認および胸部X線によるモニタリングなど、観察を十分に行う。疑わしい場合には、胸部CT、血清マーカー（KL-6など）の検査を実施し、早期発見・早期対処に努める。

❷大腸炎/重度の下痢 ➡P.206
- 下痢や腹痛、便中の血液または粘液、発熱などの有無について、十分に問診を行う。便培養、*Clostridium difficile*検査、腹部CT（腸穿孔の精査）など行い、消化器内科とも連携し、内視鏡検査も適宜考慮する。

❸皮膚障害
- 皮膚粘膜眼症候群（Stevens-Johnson症候群）、多形紅斑、類天疱瘡などが現れることがある。とくに粘膜疹が現れた場合、Stevens-Johnson症候群を疑い、速やかに皮膚科と連携する。

❹神経障害
- ギラン・バレー症候群、末梢神経障害➡P.258などの神経障害が現れることがある。眼球運動障害や感覚障害など神経症状が現れた場合、速やかに神経内科と連携し、末梢神経伝導検査などの検査を行う。

❺肝機能障害 ➡P.217
- 定期的に肝機能検査（AST、ALT、γ-GTP、ALP、ビリルビン）を実施する。

❻甲状腺機能障害 ➡P.276
- 甲状腺機能低下症による易疲労感や体重増加、甲状腺中毒症による動機、体重減少のいずれも出現する可能性があり、定期的に甲状腺機能検査（TSH、FT_3、FT_4）を実施する。

❼下垂体機能障害 ➡P.271
- 頭痛、視野障害、乳汁分泌、疲労感、無月経、頻尿、多飲、口渇などの自覚症状の出現に注意し、定期的に電解質検査（Na、K、Cl）を実施する。疑わしい場合には、コルチゾールやACTHなどの下垂体ホルモンの測定、下垂体MRIなどを実施する。

❽副腎機能障害 ➡P.263
- 易疲労感、脱力感、食欲不振、体重減少、消化器症状（悪心・嘔吐）などの自覚症状の出現に注意し、定期的に電解質検査（Na、

K、Cl）を実施する。疑わしい場合は、コルチゾールやACTHを測定する。感染や外傷などのストレスを契機として副腎クリーゼを発症し、ショックや意識障害を起こす場合があり、注意が必要である。

❾1型糖尿病 ➡P.268
- 検査値（血糖値、尿糖、尿ケトン）および症状（口渇、多飲、多尿、体重減少、易疲労感など）を定期的にモニタリングする。

❿腎機能障害 ➡P.221
- 定期的に腎機能検査（BUN、Crの測定）を実施する。

⓫膵炎
- 腹痛、背部痛、嘔気、嘔吐などの症状をモニタリングする。症状出現時には、アミラーゼ、リパーゼ、画像検査などを行い、消化器内科医と連携し適切な処置を行う。

⓬筋炎・横紋筋融解症
- 筋力低下や筋肉痛などの症状およびCPK、AST、LDHなどの検査値を定期的にモニタリングする。筋炎・横紋筋融解症が疑われる場合、アルドラーゼ、ミオグロビンなどの検査を行い、神経内科と連携し適切な処置を行う。

⓭重症筋無力症
- 筋力低下、眼瞼下垂、呼吸困難、嚥下障害などの異常が認められる場合に疑う。筋電図、血中抗アセチルコリンレセプター抗体検査などを行い、神経内科医と連携し適切な処置を行う。

⓮心筋炎
- 胸部症状（胸痛、呼吸困難など）、CPK上昇などの異常が認められる場合、心電図、心エコー検査などを行い、循環器内科医と連携し適切な処置を行う。

⓯脳炎・髄膜炎
- 頭痛、発熱、意識障害（髄膜炎の場合は項部硬直やKernig兆候）などがみられ、脳炎・髄膜炎が疑われる場合、頭部MRI、髄液検査などを行い、神経内科医と連携し適切な処置を行う。

⓰Infusion reaction ➡P.165
- 投与時に悪心・嘔吐、掻痒感、蕁麻疹、呼吸困難、浮腫、血圧低下、意識障害などを認めた場合には、infusion reactionの可能性を考える。

⓱ぶどう膜炎
- 視力低下、眼痛など眼の異常が認められた場合には、眼科医と連携し適切な検査を行う。

C 減量・休薬・再開のコツ

- 副作用の内容、程度によって休薬・再開のタイミングが異なるため、適正使用ガイドを参考に、適宜休薬・再開を行う。
- Infusion reactionについては、G2で1時間以内に回復する場合は、投与速度を50％減速して再開してもよいが、G3以上または再発性の場合は投与を中止する。
- 間質性肺炎、肝機能障害、腎機能障害、重症筋無力症については、G2までであれば休薬および副腎皮質ホルモンの投与で症状が改善し、G1以下になった場合には投与再開を検討してもよい(プレドニゾロン換算10mg以下に減量できた場合)。
- 内分泌機能障害(甲状腺機能障害、下垂体機能障害、副腎機能障害)の場合は、G4であっても、適切なホルモン補充療法を行いG1以下に回復した場合には、治療再開を検討してもよい。
- 1型糖尿病の場合も、G4であってもインスリン補充療法で臨床的および代謝的に安定した場合は、治療再開を検討してもよい。
- そのほかの副作用については、G3までであれば、休薬および副腎皮質ホルモンの投与で症状が改善し、G1以下になった場合には投与再開を検討してもよい(プレドニゾロン換算10mg以下に減量できた場合)。
- 減量は基本的には行わない。

(久保寿夫)

文献
1) MSD, 大鵬薬品工業. キイトルーダ®適正使用ガイド. https://www.msdconnect.jp
2) Herbst RS, et al. Lancet 2016；387：1540-50. PMID：26712084
3) Reck M, et al. N Engl J Med 2016；375：1823-33. PMID：27718847
4) Gainor JF, et al. Clin Cancer Res 2016；22：4585-93. PMID：27225694
5) Fujimoto D, et al. Lung Cancer 2017；111：1-5. PMID：28838377
6) Grossi F, et al. Eur J Cancer 2018；100：126-34. PMID：30014881
7) Fujimoto D, et al. Lung Cancer 2018；119：14-20. PMID：29656747

第Ⅱ章　レジメン別プロのコツ／❶ 非小細胞肺がん（advanced stage）

Atezolizumab

初回投与時のinfusion reaction、発熱に注意

標準的なレジメン（投与量/スケジュール）

	Day 1	22	43
アテゾリズマブ 1,200mg/body	↓	↓	↓

3週1サイクル、PDまで継続。
初回60分かけて点滴静注、初回の忍容性が良好であれば、2回目以降は30分に短縮可能。

A 治療開始前

前投与、前処方すべき支持療法薬	初回投与でinfusion reactionおよび発熱出現時は、2回目以降で抗ヒスタミン薬、解熱薬を前投薬として検討

B 副作用発現時期

Week	1							2	3	4	5	6	7	8	9	10
Day	1	2	3	4	5	6	7									
infusion reaction			➡P.165													
発熱																
皮疹											➡P.285					
消化器症状											➡P.206					
肝機能障害											➡P.217					
間質性肺炎													➡P.183			
内分泌障害									➡P.263,271,276							

C 減量、休薬、再開

[主な投与基準]

PS	0～1
発熱	なし
AST/ALT（IU/L）	≦100
肺臓炎	なし

[休薬基準] 減量はしない

副作用	G2	G3	G4
間質性肺炎、肝機能障害、皮膚障害	≦G1まで休薬	中止	
大腸炎/下痢、内分泌障害	≦G1まで休薬		中止
脳炎、重症筋無力症	中止		

12週間を超えても症状が改善ない場合は中止
（添付文書より作成）

A 治療開始前のコツ

❶PD-L1発現を確認しておく。

- 免疫チェックポイント阻害薬（ICI）であるアテゾリズマブは、二次治療以降においてDTXと比較した第Ⅲ相試験であるOAK試験で、SP142抗体（Ventana）を用いたPD-L1発現によらず、全生存期間を延長した[1]。したがって、PD-L1の発現によらず二次治療以降で使用可能であるが、OAK試験の解析で、扁平上皮がんの患者でPD-L1の発現がTC0かつIC0（つまりPD-L1陰性）の患者においては、効果が小さい傾向が認められた。以上より、最適使用推進ガイドラインにおいて、PD-L1発現が陰性の扁平上皮がん患者においては本剤以外の治療選択肢も考慮すると記載されている点に注意する。なお、実臨床ではPD-L1発現は22C3抗体で代用されている。

❷自己免疫疾患の合併はないか

- ICIの使用は自己免疫疾患の合併がある患者は、自己免疫疾患を増悪させる可能性があるため使用を控える。ただし、適切な治療によってコントロール良好な1型糖尿病、ホルモン補充療法のみ必要とする甲状腺機能亢進症/低下症は許容される。

❸ステロイドの内服の把握

- プレドニゾロン換算で10mgより多いステロイドによる治療を受けている場合は、免疫チェックポイント阻害薬の効果を減弱させる可能性があり、使用に際しては注意が必要である[2]。免疫チェックポイント阻害薬の投与前に可能な限り10mg以下に調整することが望ましい。

❹肺臓炎の確認

- 胸部X線、CTで投与前に必ず肺臓炎の有無を確認。必要に応じてKL-6、SP-Dも測定しておく。肺臓炎がもともとある場合は、投与は推奨されない。

❺甲状腺機能評価

- 採血で、TSH、FT_3、FT_4を投与前に確認しておく。

❻Infusion reaction、発熱予防 ➡P.165

- 抗ヒスタミン薬：（例）ジフェンヒドラミン塩酸塩（レスタミンコーワ錠）　10mg　3〜5錠内服
- 解熱薬：（例）アセトアミノフェン錠（カロナール®）　200mg　2錠内服

B 副作用をみつけるコツ

❶ Infusion reaction →P.165
- 頻度は1%程度であるが、アテゾリズマブ初回投与時にinfusion reactionを起こすことがある。治療を要さない軽度の場合は、点滴の中断をせずに投与速度を50%に減速する。治療を要する場合は、投与を中断し、軽快後に投与速度を50%に減速し再開する。

❷ 発熱
- 国内の市販後調査の報告でも最も多い副作用として挙げられている。約15%前後に発熱を認める。明らかな感染を疑う所見がなければ、通常は解熱薬で対応して経過観察する。

❸ 間質性肺炎 →P.183
- OAK試験の副作用報告では、間質性肺炎の頻度は5%未満であるが、国内の市販後調査では6%に認められている。死亡例もあり、ほかのICI同様に注意が必要である。毎投与時のX線検査と、急激な労作時呼吸困難時に連絡がとれるようにしておく。

❹ 皮疹 →P.285
- 比較的多い副作用で、約6%前後に認める。重症の場合はプレドニゾロン換算1mg/kg/日で対応するが、通常はステロイド外用薬、抗ヒスタミン薬で対応しながら継続する。

❺ 下痢 →P.206
- 消化器症状は主に投与3週後くらいより起こることが多い。下痢が比較的多く遭遇するが、多くは整腸薬で対応可能である。まれに大腸炎（1%）を起こすことがあるので、遷延する場合は下部消化管内視鏡検査を検討する。

❻ 疲労
- 疲労、倦怠感は15%に認められ、程度の差はあれ、頻度の高い副作用であることを知っておく。特に対処を要さないことが多いが、遷延し、かつ、徐々に悪化している場合には下垂体機能障害→P.271、副腎機能障害→P.263などの内分泌障害が隠れていることがあるので、注意を要する。症状を有する場合は、念のため甲状腺機能、早朝コルチゾール、ACTHなどを測定しておく。

❼ 脳炎、髄膜炎
- OAK試験含め、海外を中心とした臨床試験ではほとんど報告はないが、国内の市販後調査報告では6例（2%）に、脳炎、髄膜炎を認めている。頭痛、発熱、意識障害を認めた場合は、頭部

MRIや髄液検査を考慮する。治療はプレドニゾロン換算1～2mg/kg/日で行うが、速やかに神経内科専門医と連携し適切な処置を行うようにする。

C 減量・休薬・再開のコツ

- 原則として減量はしない。副作用時には症状に応じて、休薬もしくは中止で対応する。
- 間質性肺炎を認めた場合には、画像所見のみで症状のない場合は治療を継続する。症状を有する場合はプレドニゾロン換算1～2mg/kg/日で開始し、症状が改善するまでアテゾリズマブは休薬する。12週間を超えても症状が改善ない場合は中止する。
- 脳炎、重症筋無力症を認めた場合には程度によらず、原則アテゾリズマブを中止する。
- そのほか、症状を有する副作用を認めた場合は、症状が改善するまで原則休薬する。その後症状が改善した場合は再開するが、ステロイドを内服している場合は、プレドニゾロン換算で10mg/日以下まで減量していることが望ましい。
- ICIの副作用で中止した症例に、その後、再投与をした報告は少なく、安全性、有効性については明らかではない。しかし、免疫関連有害事象を起こした症例は、起こさなかった症例と比べて予後が良好であったという報告もあり[3]、今後さらなる検討が期待される。

（善家義貴）

文献

1) Rittmeyer A, et al. Lancet 2017；389：255-65. PMID：27979383
2) Arbour KC, et al. J Clin Oncol 2018；36：2872-8. PMID：30125216
3) Haratani K, et al. JAMA Oncol 2018；4：374-8. PMID：28975219

第Ⅱ章 レジメン別プロのコツ／2 非小細胞肺がん（Ⅲ期）

CBDCA＋PTX＋TRT

放射線食道炎、肺臓炎に注意

標準的なレジメン（投与量/スケジュール）

化学療法（カルボプラチン［CBDCA］＋パクリタキセル［PTX］）と胸部放射線照射（TRT）の併用導入療法

		Day 1	8	15	22	29	36
CBDCA	AUC2	↓	↓	↓	↓	↓	↓
PTX	40mg/m²	↓	↓	↓	↓	↓	↓
TRT	2Gy×30回			総線量60Gy			

- 同時併用終了後は可能な限りデュルバルマブ維持療法 ➡P.137 を行う。
- デュルバルマブ維持療法行わない場合は同時併用終了後、CBDCA AUC5～6（day1）＋PTX 200mg/m²（day1）の維持療法を3～4週ごとに2サイクルを追加する。
- CBDCA投与量はCalvertの式にて計算。GFRはCockcroft-Gaultの計算式で代用する。Calvertの式はCCr 30mL/分未満では使用できないことに注意。
Calvertの式：CBDCA投与量（mg）＝AUC×（GFR＋25）
Cockcroft-Gaultの式：GFR＝[（140－年齢）×体重（kg）]÷[72×SCr（mg/dL）]
（女性は×0.85）

A 治療開始前

前投与、前処方すべき支持療法薬　ステロイド、制吐薬、抗ヒスタミン薬

B 副作用発現時期

TRT時

	Day 1	8	15	22	29	36
食道炎			➡P.201			
皮膚炎						
アナフィラキシー	➡P.185					
悪心・嘔吐					➡P.194	
便秘			➡P.212			
筋肉痛・関節痛	➡P.171					
発熱性好中球減少			➡P.301			
血小板減少			➡P.244			
末梢神経障害			➡P.258			

末梢神経障害はサイクル数の増加とともに増強してくる。

C 減量、休薬、再開

[投与基準（化学療法と胸部放射線照射の併用導入療法）]

ANC（/mm³）	≧1,500
PLT（/mm³）	≧50,000

・投与基準を満たさない場合は、次回投与時までスキップ
・放射線治療は発熱性好中球減少やG4の食道炎、口内炎が出現したら休止

A 治療開始前のコツ

❶放射線照射の範囲を確認
・治療計画を立てる際に放射線治療医と綿密な情報交換を行うことは重要である。計画された照射範囲を把握することで、放射線治療に伴う有害事象としての咽頭炎や食道炎などの部位が予測できる。

❷呼吸機能評価
・肺臓炎を合併した際には呼吸機能が低下することが予想される。肺気腫合併例などには注意を要する。

❸B型肝炎ウイルス（HBs抗原・抗体、HBc抗体） ➡P.217

❹既知の末梢神経障害の確認
・糖尿病などの合併例では、末梢神経障害が増悪することでQOLの低下を招くことがある。特にPTXの1回投与量が多い地固め療法時には、留意が必要である。

❺末梢血管の確認
・PTXは起壊死性抗がん剤であるため、血管外漏出を起こさないような末梢血管の確保が必要である。

❻アルコール過敏、不耐の確認
・PTXの溶媒にエタノールを含有しているため、アルコール過敏、不耐に注意する。

❼輸液セットの確認
・PTXにより塩化ビニルから可塑剤が溶出するため、DEHPを含有していない輸液セットを用い、0.22μmm以下のメンブランフィルターを通して投与する。

❽併用薬の確認
・アゾール系抗真菌薬、マクロライド系抗菌薬、ニフェジピン、ベラパミルなどは代謝酵素がCYP2C8、CYP3A4であるため、

PTXの血中濃度が上昇する。

❾制吐薬の前投与
- 中等度催吐性リスク対応の制吐療法を行う ➡P.194。

❿抗ヒスタミン薬の内服
- PTX投与前にジフェンヒドラミン（レスタミン®コーワ）10mg 5錠を内服する。

B 副作用をみつけるコツ

❶過敏症状、アナフィラキシー ➡P.165
- 初回投与時には投与開始から1時間は過敏反応の発現に注意し、バイタルサインを繰り返し確認する。過敏反応が出現したら、直ちに投与を中止し、ステロイド、抗ヒスタミン薬の投与を行う。
- CBDCAでは投与を重ねるごとにアナフィラキシーの発生頻度が高くなる傾向があるため注意が必要である[1]。

❷末梢神経障害 ➡P.258
- 蓄積性に神経毒性（手足末端のしびれ）が生じる。G3以上の場合は休薬が必要である。鎮痛薬としてデュロキセチン、プレガバリン、ガバペンチンなどの内服で対処する。

❸骨髄抑制 ➡P.244,301
- 放射線照射の範囲が広い場合は、骨髄抑制が遷延する場合がある。
- 放射線治療の休止、再開に関しては、放射線治療医と十分相談して計画することが望まれる。

❹放射線食道炎 ➡P.201
- 本レジメンではG3以上の食道炎は30％弱の頻度で出現することが報告されている[2]。治療開始後2週目前後より自覚症状が出現する。
- アルギン酸ナトリウム（アルロイドG®）などの粘膜保護薬の内服を開始する。
- 嚥下時痛のコントロールが不十分な場合があり、その際はリドカイン、NSAIDs、オピオイドなどの併用を行う。

❺放射線肺臓炎
- 放射線照射終了後2カ月後から出現することが多い。X線写真、胸部CTで評価を行う。放射線照射野に一致して陰影の出現を認めることが多い。デュルバルマブ維持療法を行うときには留意する必要がある。

- 感染症との鑑別は重要であり、喀痰検査なども必要に応じて行う。咳嗽や発熱、労作時呼吸困難感などが出現する場合、照射野外に陰影が出現した場合などはステロイド治療が必要である。

❻放射線皮膚炎

- 照射部位に一致して照射開始2週後から出現する。皮膚発赤、乾燥、かゆみが主体であるが、ときにびらん、水疱形成など重症化することがある。
- 保湿剤の塗布、保護で対処を行う。地固め療法時に再燃することがあり、注意が必要である（リコール現象）。

C 減量・休薬・再開のコツ

- 本治療は、前半の放射線化学療法、後半のデュルバルマブ維持療法に分かれる。前半の放射線治療と化学療法の併用の際には、いかに放射線治療を中断させないかが重要である。そのためには食道炎も含め、適切な副作用マネジメントを行う必要がある。
- 好中球減少時にG-CSF投与を行うと造血幹細胞が末梢血に動員されるため、その間放射線治療を休止する必要がある。

（原　聡志）

文献

1) Makrilia N, et al. Met Based Drugs 2010；2010. PMID：20886011
2) Belani CP, et al. J Clin Oncol 2005；23：5883-91. PMID：16087941

第Ⅱ章 レジメン別プロのコツ／2 非小細胞肺がん（Ⅲ期）

CDDP+DTX+TRT

食道炎、放射線肺臓炎に注意

標準的なレジメン（投与量/スケジュール）

シスプラチン（CDDP）+ドセタキセル（DTX）+胸部放射線照射（TRT）

		Day 1	8	15	22	29	36
CDDP	40mg/m²	↓	↓			↓	↓
DTX	40mg/m²	↓	↓			↓	↓
TRT	2Gy×30回			総線量60Gy			

・4週1サイクル、2サイクル施行。
・同時併用終了後は可能な限りデュルバルマブ維持療法 ➡P.137 を行う。
・デュルバルマブ維持療法を行わない場合も、地固め療法は行わないレジメンである。

A 治療開始前

前投与、前処方すべき支持療法薬	ステロイド、制吐薬

B 副作用発現時期

Week	1	2	3	4	5	6	7
悪心・嘔吐	➡P.194						
全身倦怠感	■	■			■	■	
白血球減少、発熱性好中球減少症		➡P.301					
貧血、血小板減少					➡P.244,249		
食道炎			➡P.201				
肺臓炎*							■

＊照射後1〜2カ月

C 減量、休薬、再開

[Day1投与基準]

WBC（/mm²）	>3,000
ANC（/mm²）	>1,500
PLT（/mm²）	>100,000

AST/ALT	<3.0×ULN
T-Bil（mg/dL）	<2.0
SCr（mg/dL）	<1.5

[Day8,36投与・減量基準] ステップ1→2→3で方針を決定する

ステップ1	WBC<2,000 ANC<1,000 PLT<50,000	左記のいずれかがある場合は、CDDPおよびDTXの投与を中止
ステップ2	WBC<1,000 ANC<500で 明らかな感染を伴う	ステップ1に加えて放射線照射も休止 G-CSF 2μg/kg皮下注射
ステップ3	PLT<25,000	ステップ1に加えて放射線照射も休止
ステップ1	SCr 1.5~2.0	CDDP 20mg/m^{2}に減量して投与
ステップ2	SCr>2.1	CDDPの投与は中止
上記のほかG3以上の有害事象		CDDPおよびDTXの投与は中止 放射線の影響が強い場合には放射線照射も休止

[Day29投与・減量基準]

ステップ1	WBC 3,000~3,900 ANC 1,500~1,900 PLT 75,000~99,000	CDDP 30mg/m^2+DTX 30mg/m^{2}に減量 Day29減量後はday36も同用量で行う
ステップ2	WBC<3,000 ANC<1,500 PLT<75,000	1週間単位で回復を待つ Day36も同様に1週間単位で延期 全治療期間12週間まで延期可能
ステップ1	SCr 1.5~2.0 CCr 30~60mL/分	CDDP 20mg/m^{2}に減量して投与
ステップ2	SCr>2.1 CCr<30mL/分	CDDPの投与は中止

[放射線休止基準]

以下の基準に抵触した場合放射線治療を休止する。状態が整えば再開。全治療期間は12週間とする

ステップ1	WBC<2,000、ANC<1,000で、明らかな感染兆候を伴う	放射線照射を休止 G-CSF 2μg/kg連日皮下注射 WBC≧5,000またはANC≧2,000に回復したら翌日から照射再開
ステップ2	WBC<1,000 ANC<500	
ステップ3	PLT<25,000	放射線照射を休止 PLT≧25,000に回復したら翌日から照射再開
肺毒性 ≧G2		治療中止
食道炎 ≧G3		放射線照射を休止 食道炎が≦G2に回復し、照射可能と判断されれば照射再開
上記以外で放射線照射に起因すると考えられるG3以上の毒性		放射線照射に起因すると考えられた場合は照射休止、その場合は照射可能と判断された場合に再開

A 治療開始前のコツ

❶年齢
- OLCSG0007試験では適格基準は75歳以下となっている。

❷B型肝炎ウイルス（HBs抗原、HBs抗体、HBc抗体） ➡P.217

❸前投薬のポイント
- 高度催吐性リスクの対応を行う ➡P.194。

B 副作用をみつけるコツ

❶白血球減少・発熱性好中球減少症 ➡P.301
- 約60％で好中球減少症を、約20％で発熱性好中球減少症を合併するとされる治療レジメンである。Day8以降ごろから治療完遂までは白血球・好中球減少に注意する必要がある。
- 発熱性好中球減少症を疑う状況のときは放射線照射を休止して、広域スペクトラム抗菌薬およびG-CSF投与を行う。

❷食道炎 ➡P.201
- 14％でG3以上の食道炎を合併し、食道炎により放射線照射が休止となるケースもある。食道炎は照射開始2〜3週あたりから発症するため、粘膜保護薬（アルギン酸ナトリウム）やプロトンポンプ阻害薬を比較的積極的に用いる。症状が強く経口摂取困難な場合には絶飲食・補液で食道安静を図る。

❸肺臓炎
- 10％の発症率とされ、胸部放射線治療と併用されるほかの抗がん剤レジメンより放射線肺臓炎の発症頻度がやや高い可能性がある。照射後1〜6カ月で発症し、経過観察で自然軽快することが多い。OLCSG0007試験では放射線肺臓炎による治療関連死亡は2％であった。

❹貧血 ➡P.249・血小板減少症 ➡P.244
- 治療後半で発症するが、臨床的に管理に困難することは多くない。

❺悪心・嘔吐 ➡P.194
- 上記前投薬による対応で管理不良の場合は、メトクロプラミドやオランザピンを適宜使用して症状管理を行う。

C 減量・休薬・再開のコツ

- 根治を目指す治療レジメンであるため、可能な限り治療完遂できるよう副作用管理を行う。安易な減量や長期間の休止は避けるよ

うに管理する。
- 白血球減少、好中球減少および感染の有無、血小板減少や食道炎などのGradeにより抗がん剤治療の減量や延期、放射線照射の休止を検討する。
- G-CSF製剤は放射線や抗がん剤と同一日に投与しないよう注意する。
- いわゆる地固め療法のないレジメンであり、全治療期間は12週間以内におさめるようにする。

(谷﨑潤子)

文献

1) Segawa T et al. J Clin Oncol 2010 ; 28 : 3299-306. PMID : 20530281

CDDP+S-1+TRT

食道炎に注意

標準的なレジメン(投与量/スケジュール)

シスプラチン(CDDP)+S-1+胸部放射線療法(TRT)

		Day 1	8	15	22	29	36	43	50	57
CDDP	60mg/m²	↓			↓					
S-1	40mg/m²									
TRT	2Gy×30					総線量60Gy				

- 同時併用終了後は、可能な限りデュルバルマブ維持療法 ➡P.137 を行う。
- デュルバルマブ維持療法を行わない場合は、day57以降にCDDP 60mg/m²(day1)+S-1 40mg/m²(day1〜14)の維持療法を3〜4週ごとに2サイクルを追加する。

A 治療開始前

前投与、前処方すべき支持療法薬	制吐薬、ステロイド

B 副作用発現時期

	Day 1	2	3	4	5	6	7	8	9	10	11	12	13	14	15	16	…	28…
アレルギー			➡P.165															
食欲不振、悪心			➡P.194															
下痢					➡P.206													
口内炎														➡P.187				
好中球減少														➡P.301				
血小板減少														➡P.244				
貧血														➡P.249				
発熱性好中球減少症														➡P.301				
食道炎														➡P.201				
肺臓炎																		

C 減量、休薬、再開

[S-1の初回投与量：CCr≧60mL/分の場合]

体表面積（m²）	初回基準量（テガフール相当量）
<1.25	40mg/回、2回/日
1.25〜<1.5	50mg/回、2回/日
≧1.5	60mg/回、2回/日

・50≦CCr<60mL/分：1段階減量する

[CDDP・S-1減量基準]

前サイクルの毒性	CDDP	S-1
WBC<1,000 またはANC<500	変更なしもしくは1段階減量	1段階減量
PLT<50,000	変更なし	1段階減量
発熱性好中球減少症	1段階減量	
G3の非血液毒性	1段階減量	
1.5<Cr≦2.0	CCrに合わせて減量	
末梢神経障害≧G2	1段階減量	変更なし

[S-1休薬・再開基準]

	休薬	再開
WBCまたはANC (/mm³)	<2,000 <1,000	≧3,000 ≧1,500
PLT (/mm³)	<50,000	≧75,000
T-Bil (mg/dL)	≧2.0	<2.0
AST/ALT	ULN×2.5	>ULN×2.5
Cr	≧ULN	<ULN
下痢・口内炎	≧G2	≦G1
非血液毒性	≧G3	≦G2

[減量方法]

	開始用量	1段階減量	2段階減量
CDDP (mg/m²)	60	50	40
S-1 (mg/回)	60	50	40
	50	40	中止
	40	中止	

[放射線療法の休止・再開基準]

	休薬	再開
WBCまたはANC	<1,000 or <500	≧2,000 or ≧1,000
PLT	<25,000	≧50,000
食道炎	≧G3	≦G2
皮膚炎	≧G3	≦G2
肺臓炎	あれば中止	否定されれば再開
発熱	≧38℃	解熱

A 治療開始前のコツ

❶食道炎発症リスクの確認 ➡P.201
- S-1が食道炎を発症しやすいうえ、放射線療法併用で食道炎リスクが上昇する。特に、食道と縦隔リンパ節転移もしくは原発巣が接する場合は、治療により食道瘻をきたす症例も経験するため注意を要する。

❷口腔状態の確認
- 口内炎を発症しやすいため、治療前の口腔状態を確認する。口腔ケアの指導を十分に行う ➡P.187。

❸腎機能の確認
- S-1はテガフール、ギメラシルの配合薬である。ギメラシルは腎排泄型であり、腎機能障害がある場合は、5-FU濃度が上昇し、副作用が強く出る可能性がある。
- したがって、S-1は体表面積のみならず、CCrも考慮し投与量を設定する。ただし、CDDPとの併用療法であるため、CCr 50mL/分未満の場合は、本レジメンは適さない。
- CDDPを通常の補液で行う場合は、day2,3にデキサメタゾン6.6mgを点滴静注する。
- CDDP投与をショートハイドレーションで行う際はday2〜4朝にデキサメタゾン8mgの内服処方を忘れないこと。また食欲低下に伴う腎前性腎障害を予防するためday2,3には1日1L以上の飲水指導も忘れないこと。

❹制吐薬の投与
- 高度催吐性リスク対応の制吐療法を行う ➡P.194。
- 食欲低下・悪心の予防策として、day1夜〜day4オランザピン(5mg 就寝前)を内服する。

❺併用薬の確認
- S-1の併用注意薬剤としてフェニトイン、ワルファリンが挙げられ、これらの作用を増強させることが報告されているため、内服薬の確認を行い、必要に応じて薬剤の投与量の調節を行う。

❻S-1についての確認
- S-1の休薬や飲み忘れがあった場合でも、day14で投与を終了する。

B 副作用をみつけるコツ

❶悪心・嘔吐 ➡P.194

❷骨髄抑制 ➡P.244, 249, 301

- 骨髄抑制のピークが通常のレジメンより遅く、day21〜28ごろに生じることが多い。したがってday10〜14に下がってなくてもday21には必ず血球を確認する。
- 発熱性好中球減少症の発症率は4〜9%と低く、G-CSF製剤の予防投与は行わない。また、胸部放射線照射時にはG-CSF製剤を使用しない。

❸食道炎 ➡P.201・口内炎 ➡P.187・下痢 ➡P.206

- 本レジメンは食道炎のリスクが高い（G3以上3〜10%）。重症化するとQOLの著明な低下が起こるため早期に支持療法の介入を行う。
- 口内炎もQOLの低下をきたしやすいため、口腔内の違和感などの兆候がみられれば早期に支持療法の介入を行う。
- 排便回数や便の性状を患者自身で観察し、早期に下痢を認識できるように指導しておく。

❹肺臓炎

- 38℃以上の発熱が出現した場合は、肺臓炎や感染症の有無を確認する。特に縦隔にbulkyな病変がある場合は、CTを撮影し縦隔炎・食道瘻などの精査を行う。必要に応じ、上部消化管検査を施行する。
- CDDP＋S-1で維持療法を行った場合、G3以上の放射線肺臓炎の合併率が5〜9%と高い。放射線肺臓炎のリスクについて患者さんに説明し、咳・息切れ・発熱などの出現もしくは増悪がある場合は、受診するよう伝えておく。
- 放射線肺臓炎は早くて治療中から発症することがあり、また治療後半年以内はその発症リスクがあるため、治療終了後も定期的に胸部X線検査を実施する。

❺S-1の晩期毒性

- 鼻涙管閉塞による流涙、皮膚の色素沈着などがあることを知っておく。

C 減量・休薬・再開のコツ

- 適切な副作用マネジメントを早期から行うことで、**不要な減量を回避する**よう努める。
- 放射線治療についても、休止基準を満たさない限りは安易に休止を行わず、**できる限りスケジュール通りに完遂**できるようにする。
- 治療開始後、PSの低下などで化学療法と放射線治療の同時併用が困難と判断された場合は、**化学療法の施行を中止し、放射線治療のみ完遂**する。

(立原素子)

文献

1) Ohyanagi F, et al. Br J Cancer 2009;101:225-31. PMID:19603031
2) Ichinose Y, et al. J Thorac Oncol 2011;6:2069-75. PMID:22052226
3) Sasaki T, et al. Br J Cancer 2018;119:675-82. PMID:30206369

第Ⅱ章 レジメン別プロのコツ／2 非小細胞肺がん（Ⅲ期）

CDDP+VNR+TRT

強い骨髄抑制による発熱性好中球減少症に注意

標準的なレジメン（投与量/スケジュール）[1]

シスプラチン（CDDP）＋ビノレルビン（VNR）＋胸部放射線照射（TRT）

	Day 1	8	15	22	29	36	43
CDDP	80mg/m² ↓				↓		
VNR	20mg/m² ↓	↓			↓	↓	
TRT	2Gy×30回						

・同時併用終了後は、可能な限りデュルマルバブ維持療法 ➡P.137 を行う。
・デュルバルマブ維持療法を行わない場合は、day57以降にCDDP 80mg/m²（day1）＋VNR 20mg/m²（day1, 8）の維持療法3〜4週ごとに2サイクルを追加する.

A 治療開始前

前投与、前処方すべき支持療法薬　ステロイド、制吐薬、緩下薬

B 副作用発現時期

Week	1	2	3	4	5	6
悪心・嘔吐 食欲不振		➡P.194				
便秘		➡P.212				
発熱性好中球減少症				➡P.301		
放射線食道炎				➡P.201		

C 減量、休薬、再開

[投与基準]

	サイクル開始基準	VNRサイクル内開始基準
WBC (/mm^3)	≥3,000	≥2,000
ANC (/mm^3)	≥1,500	≥1,000
PLT (/mm^3)	≥100,000	≥75,000
体温 (℃)	<38	<38
AST/ALT (IU/L)	≤100	
Cr (mg/dL)	1.2	
T-Bil (mg/dL)	1.5	

[減量方法] (mg/m^2)

	開始用量	1段階減量
CDDP	80	60
VNR	20	15

毒性により減量する薬剤を検討する。
例：骨髄抑制であればVNRのみ、腎障害であればCDDPのみ。

[放射線療法の休止および再開基準]

有害事象	休止	再開
WBC (/mm^3)	<1,000	≥2,000
ANC (/mm^3)	<500	≥1,000
PLT (/mm^3)	<25,000	≥50,000
食道炎	≥G3	≤G2
皮膚炎		
体温 (℃)	≥38*	<37

*ただし、感染症および肺臓炎が否定されれば続行。

食道炎	G3	摂食/嚥下の高度の変化；経管栄養/TPN/入院を要する
	G2	症状がある；摂食/嚥下の変化；経口栄養補給を要する
皮膚炎	G3	皺や襞以外の部位の湿性落屑；軽度の外傷や擦過により出血する
	G2	中等度から高度の紅斑；まだらな湿性落屑。ただしほとんどが皺や襞に限局している；中等度の浮腫

A 治療開始前のコツ

❶CDDP投与の適応患者か見極める

- 腎機能が十分に維持されていること（例：SCr ULN以下かつCCr 60mL/分以上）、心機能が保持されていること（例：心エコーにてEF 60%以上など．1時間あたり500mLの補液に耐えうると期待される場合）、全身状態が良好であること（PS0/1）などを確認する。
- ショートハイドレーション法を行う場合は、飲水指示に対して十分な理解力を有することも重要である。
- CDDP投与に適さない患者の場合には、CBDCA＋PTXへの変更も検討する。

❷血管痛・静脈炎が起こりやすいことを説明しておく

- VNR投与中に血管痛が出現しやすいため、太い血管から投与する。また、投与中はホットパックなどで穿刺部位の血管を温め、投与終了後には生理食塩水などで血管内の薬剤を洗い流すほうが望ましい。
- VNRは起壊死性抗がん剤であり、血管外漏出を起こさないように注意する。

❸制吐薬の投与

- 高度催吐性リスクに応じた制吐療法を行う ➡P.149。

❹緩下薬の処方 ➡P.212

- 浸透圧性緩下薬（酸化Mgなど）や、大腸刺激性下剤（センノシドなど）を処方しておき、排便の性状などを確認しながら投与量を調節。

B 副作用をみつけるコツ

❶悪心・嘔吐、食欲不振 ➡P.194

- 投与から数日持続することがあるため、追加の制吐薬やステロイド、オランザピンで対処。

❷便秘 ➡P.212

- かなり強い便秘になる可能性があるため、治療開始早期から緩下薬を併用することで対処。

❸骨髄抑制 ➡P.301

- 白血球・好中球減少のnadirがday7～14ごろだが、放射線治療併用しているため好中球減少が遷延しやすい。化学放射線療法中の2サイクル目は特に発熱性好中球減少症の合併に注意が必要である。

❹放射線食道炎 ➡P.201

- 照射野にもよるが、初期には「食べ物が引っかかる」といった訴えから始まり、徐々に嚥下時痛が出現・増強する。早めの治療介入で経口摂取を維持することが重要である。

C 減量・休薬・再開のコツ

- 本治療が適応されるⅢ期の非小細胞肺がんは化学放射線治療で根治が狙える病期であり、基本的には安易に減量すべきではない。
- 骨髄抑制が強い症例ではday8のVNRはサイクル内投与基準に従い投与スキップし、発熱性好中球減少症や致死的合併症を避け

るように努める。
- 放射線の途中休止は治療効果にも影響するため、支持療法をしっかり行い、**休止が極力入らないように努める**。
- 放射線食道炎症状が強くなる前に**粘膜保護薬**の使用を開始し、嚥下時痛で経口摂取に影響が出た場合は速やかに鎮痛薬を使用開始する。

(田中　薫)

文献
1) Sasaki T, et al. Br J Cancer 2018；119：675-82. PMID：30206369
2) Horinouchi H, et al. Cancer Sci 2013；104：93-7. PMID：23004347
3) Naito Y, et al. J Thorac Oncol 2008；3：617-22. PMID：18520801
4) Sekine I, et al. J Thorac Oncol 2006；1：810-5. PMID：17409964
5) 日本肺癌学会．シスプラチン投与におけるショートハイドレーション法の手引き．
   https://www.haigan.gr.jp

Durvalumab（維持療法）

肺臓炎に注意

標準的なレジメン（投与量/スケジュール）

	Day 1	15	…	（最大12カ月間まで）
デュルバルマブ 10mg/kg	↓	↓		

60分以上かけて点滴静注。

A 治療開始前

前投与、前処方すべき支持療法薬	デュルバルマブはヒト抗体であり、infusion reactionは起こりにくい。予防のための前投薬は必須ではない。

B 副作用発現時期

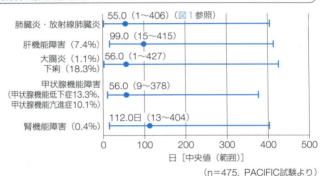

- 肺臓炎・放射線肺臓炎：55.0（1～406）（図1参照）
- 肝機能障害（7.4%）：99.0（15～415）
- 大腸炎（1.1%）／下痢（18.3%）：56.0（1～427）
- 甲状腺機能障害（甲状腺機能低下症13.3%、甲状腺機能亢進症10.1%）：56.0（9～378）
- 腎機能障害（0.4%）：112.0日（13～404）

日［中央値（範囲）］
（n=475，PACIFIC試験より）

C 減量、休薬、再開

[休薬・中止・再開基準]

間質性肺炎	G2	休薬。プレドニゾロン換算1～2mg/kg/日を直ちに開始。≤G1かつステロイド投与量≤10mg/日で再開。
	G3/G4	中止。プレドニゾロン換算1～4mg/kg/日を直ちに開始。

肝機能障害	・AST/ALT≦3.0〜5.0×ULN または T-Bil≦1.5〜3.0×ULN ・AST/ALT≦8.0×ULN または T-Bil≦5.0×ULN	≦G1まで休薬
	・AST/ALT≧8.0×ULN または T-Bil≧5.0×ULN ・AST/ALT≧3.0×ULN かつ T-Bil≧2.0×ULN かつ本剤以外に原因が考えられない場合	中止
大腸炎・下痢	G2	≦G1まで休薬
	G3/4	中止
甲状腺機能障害、副腎機能障害、下垂体機能障害、1型糖尿病	G2〜4	症状が安定するまで休薬
腎機能障害	SCr≦3.0〜5.0×ULN	≦G1まで休薬
	SCr≧3.0×ULN	中止
皮膚障害	G2(1週間以上継続)/3	≦G1まで休薬
	G4	中止
infusion reation	G1/2	投与中断もしくは50%減速
	G3/4	中止
上記以外	G2/3	≦G1まで休薬
	G4	中止

(添付文書より作成)

- 本治療は根的化学放射線療法後の維持療法であるために、放射線肺臓炎のマネジメントおよび免疫関連肺臓炎との鑑別が治療成功の鍵となる。本稿では肺臓炎のマネジメントを中心に治療のコツを説明する。

A 治療開始前のコツ

❶治療開始のタイミング

- 切除不能な局所進行の非小細胞肺がん(Ⅲ期、国際対がん連合第7版)における根治的化学放射線療法後の維持療法として投与する。
- デュルバルマブ維持療法の有用性を検証したPACIFIC試験では放射線化学療法終了後42日以内の開始が規定されており、これに準じて治療を開始する。なお、放射線治療終了後14日以内の早期治療開始にて毒性を増すことなくさらに治療成績が改善する可能性が示唆されている。

❷放射線肺臓炎について発現リスクの確認

- 根治的化学放射線療法後は、放射線肺臓炎が高率に発現するため、デュルバルマブ開始前（根治的化学放射線療法後の効果判定）の胸部CTにて腫瘍周囲の放射線肺臓炎の有無、また背景肺の間質性肺炎の合併の有無について再確認を行う。
- デュルバルマブ治療中の肺臓炎の発症に備えて、放射線の照射範囲や照射方法（近年はIMRTなどの単門照射が用いられることもある）を確認しておくことも重要である。もしデュルバルマブ投与開始前に放射線肺臓炎を認めた場合には投与開始を延期し、数週間の経過観察後に放射線肺臓炎がG1で安定していることを胸部CTで確認できない場合は治療を行わない。なお、G2以上の間質性肺炎（放射線肺臓炎を含む）の合併や全身状態不良の場合は治療適応外である。

❸免疫関連有害事象（irAE）について発現リスクの確認

- デュルバルマブは抗PD-L1抗体であるため、治療前に甲状腺機能検査（TSH、FT_3、FT_4など）を行い、irAEの発現に備える。

B 副作用をみつけるコツ

- 下記が代表的な免疫関連の副作用であるが、そのほかにも多岐にわたる副作用が発現する可能性がある。重篤なものは多くないが、投与初期から投与終了後数カ月して発現する場合もあり、**治療期間中および投与終了後数カ月は十分に注意が必要**である。
- 重篤な副作用がみられた場合には、各専門家との連携を速やかに行う。また外来での治療が中心となるために患者教育も重要であり、いつもと違う症状が出現した場合の連絡先などを伝えておくことが望ましい。

❶肺臓炎・放射線肺臓炎 ➡P.183

- PACIFIC試験では**デュルバルマブ開始後4～8週**で最も多く肺臓炎が発症し、その後漸減しているが長期に渡って発現している（図1）。4～8週を中心に治療期間中は十分に注意をしたい。
- 放射線肺臓炎診断のコツ：以下に示す放射線肺臓炎に特徴的なポイントを念頭に、そのほかの間質性肺炎（特に免疫関連肺臓炎）との鑑別を行う。
  ①間質性陰影が最初に放射線の照射野内に発現する。
  ②多くの場合、**化学放射線療法終了後1カ月～6カ月**の間に発現する。

治験薬の初回投与から肺臓炎／放射線肺臓炎関連事象の初発までの期間中央値は、いずれも55.0日［範囲：デュルバルマブ群1～406日、プラセボ群1～255日］であった。

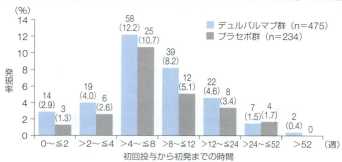

図1　肺臓炎／放射線肺臓炎関連事象の発現時期（文献3より引用）

　③肺の解剖学的境界は無関係に照射野に一致した間質性陰影を認める。
・放射線肺臓炎重症化のリスク因子：以下に示すポイントに留意し、重症化がみられた場合には速やかにステロイド治療を開始する。
　①放射線治療後、早期に発現
　②照射野内から照射野外へ拡大
　③高齢者
　④背景肺の間質性変化
　⑤広範囲の照射（肺V_{20}が高値）

❷肝機能障害 ➡P.217

・定期的に肝機能検査（AST/ALT、Bilなど）を実施する。倦怠感や眼球結膜の黄染などを認めた場合には要注意である。

❸大腸炎・下痢 ➡P.206

・遷延する下痢、頻回に繰り返す下痢、血便、粘液便の有無などに注意する。そのほかに腹痛、発熱、体重減少などが挙げられる。
・大腸炎が疑われる場合は、腸管粘膜の肥厚、腸管膜血管のうっ血、腸液貯留などをCT検査で確認し、便培養などで感染性大腸炎を除外する。必要に応じて消化器内科医と連携し内視鏡検査も検討する。

❹甲状腺機能障害 ➡P.276、副腎機能障害 ➡P.263、下垂体機能障害 ➡P.271

・甲状腺機能障害：定期的に甲状腺機能検査（TSH、FT_4など）を行う。機能障害には亢進症と低下症があるが、発現初期に甲状腺

機能亢進症状（動悸、体重減少など）を示し、その後、甲状腺機能低下症状（冷感、倦怠感、体重増加など）を示す場合があり、状態に応じて治療を適切に変更する。

- **副腎機能障害**：定期的に電解質（Na、K、Cl）検査を行う。電解質の異常や、易疲労感、倦怠感、微熱、食欲不振、体重減少、悪心・嘔吐などの症状がみられた場合にはコルチゾールやACTHを測定し、異常がみられた場合には内分泌内科医と連携する。なお、副腎機能障害と甲状腺機能障害を併発している場合には、甲状腺ホルモンの補充だけを行うと副腎クリーゼを引き起こすことがあり注意する。
- **下垂体機能障害**：定期的に電解質（Na、K、Cl）検査を行う。下垂体ホルモンの分泌不全によりさまざまな症状を呈する。倦怠感、易疲労感、気力低下、脱毛、月経異常、口渇、多飲、多尿など多彩であり、分泌不全に陥ったホルモンにより症状は異なる。電解質異常や疑わしい症状がみられた場合には、コルチゾール、ACTHなどを測定し、内分泌内科医と連携する。

❺1型糖尿病 ➡P.268

- 定期的に血糖測定や尿検査（尿糖、尿ケトン体）を行う。口渇、多飲、多尿、脱水、倦怠感、易疲労感などがみられる場合には注意する。

❻腎機能障害 ➡P.221

- 定期的に腎機能検査（BUN、Cr）や尿検査を行う。血尿、尿量低下、足首の浮腫、食欲低下などを認める。
- 急激な腎障害の進行を認める場合もあり、腎臓専門医と連携し適切な処置を行う。

❼皮膚障害

- 皮膚粘膜眼症候群（Stevens-Johnson症候群）、多形紅斑、類天疱瘡など重篤な皮膚障害が現れる可能性がある。結膜炎や口内炎を伴う皮膚障害の場合には、皮膚粘膜眼症候群の可能性を念頭に置く。

❽Infusion reaction ➡P.165

- 投与時に悪寒、発疹、潮紅、息切れ、浮動性めまい、発熱、血圧低下、意識障害の発現が見られた場合はinfusion reaction（場合によってはアナフィラキシー）の可能性を考え、迅速に対応する。

C 減量・休薬・再開のコツ

- **原則としては減量しない**。副作用発現時は、その内容と重症度に応じて適正使用ガイド[3]を参考に適切に休薬・再開を行う。
- 副作用が適切な治療により≦G1で安定した場合には、**プレドニゾロン換算で≦10mgに減量**できた時点でデュルバルマブの**再開を検討**してもよい。内分泌機能障害や1型糖尿病の場合はホルモン補充やインスリン治療をそれぞれ継続しながら再開する。
- 治療再開後に当該副作用の再燃だけでなく、**新しくほかのirAEを発症する危険性がある**ことも念頭において厳重な経過観察を行う。また、**重篤な薬剤性肺臓炎や大腸炎**などを発症した場合は、適切な治療により状態が安定した場合でも**原則再開は行わない**。

(吉岡弘鎮)

文献

1) Antonia SJ, et al. N Engl J Med 2018；379：2342-50. PMID：30280658
2) Antonia SJ, et al. N Engl J Med 2017；377：1919-29. PMID：28885881
3) アストラゼネカ. イミフィンジ®適正使用ガイド非小細胞肺癌. http://med2.astrazeneca.co.jp/safety/download/IMF03.pdf

第Ⅱ章 レジメン別プロのコツ／3 小細胞肺がん

CDDP＋VP-16±TRT

悪心・嘔吐、腎機能障害に注意

標準的なレジメン（投与量/スケジュール）

シスプラチン（CDDP）＋エトポシド（VP-16）±胸部放射線療法（TRT）

	Day	1	2	3	4	5	…	22	23	24	25	26	…
CDDP	80mg/m²	↓						↓					
VP-16	100mg/m²	↓	↓	↓				↓	↓	↓			
TRT	45Gy（1.5Gy×2回/日）		↓↓	↓↓	↓↓	↓↓	…						

3週1サイクル、4サイクル施行（TRT併用時は4週1サイクル）。

A 治療開始前

前投与、前処方すべき支持療法薬	ステロイド、制吐薬

B 副作用発現時期

Day	1	2	3	4	5	6	7	8	9	10	11	12	…	15	…	22	…	29
悪心・嘔吐	⇒P.194																	
食欲不振	⇒P.194																	
倦怠感																		
便秘					⇒P.212													
腎機能障害	⇒P.221																	
骨髄抑制										⇒P.244,301								
食道炎（TRT併用時）																⇒P.201		

C 減量、休薬、再開

[投与基準]

ANC（/mm³）	≧1,500
PLT（/mm³）	≧100,000
AST/ALT	≦100
Cr（mg/dL）	≦1.5

[減量方法] (mg/m²)

	開始用量	1段階減量	2段階減量
CDDP	80	60	40
VP-16	100	80	60

[放射線療法の休止・再開基準]

	休止	再開
体温	≧38℃	<38℃
PS	≧3	0〜2
食道炎	≧G3	≦G2
肺臓炎	≧G2	中止を検討

A 治療開始前のコツ

❶年齢とPSをチェック

- PS0〜3の小細胞肺がんにはプラチナ製剤を含む化学療法が考慮される。
- 進展型小細胞肺がん（ED-SCLC）に対しては、わが国で行われた70歳以下、PS0〜2の患者を対象とした試験の結果からCDDP＋CPT-11が標準治療とされている[1]。一方、北米を中心とした試験ではCDDP＋CPT-11とCDDP＋VP-16療法で生存期間に有意差はみられず、CDDP＋VP-16が標準治療と考えられている。
- 71歳以上75歳未満、PS0〜2のED-SCLCではCDDPの投与が可能な場合はCDDP＋VP-16が推奨されている[2]。CDDP＋CPT-11のエビデンスは限られるが実臨床では使用されることはある。
- CDDPの一括投与ができない症例、PS不良例（PS3）や75歳以上の高齢者に対してはCBDCA＋VP-16や分割CDDP＋VP-16が考慮される[3]。

❷臓器機能のチェック

- 腎機能低下を認める場合（Cr（mg/dL）1.5以下を満たさない、もしくはCCr（mL/分）60未満）は、CDDP減量もしくはCBDCAの使用を検討する。
- 補液量が多くなるので、心疾患リスクの高い患者や既往がある場合は、CDDP投与が問題ないか心電図、心エコーなどを施行し心機能を評価しておく。

❸B型肝炎ウイルス（HBs抗原・抗体、HBc抗体）の確認 ➡P.217

- 再活性化に注意する。

❹間質性肺炎合併例

- CPT-11の使用は禁忌であるため、CDDP＋VP-16を考慮する。

❺放射線療法の併用が可能かチェック

- PS0〜2、75歳未満の限局型小細胞肺がん（LD-SCLC）に対しては、複数のメタアナリシスの結果から化学療法と放射線療法の併用が推奨される。したがって早期から放射線治療科との連携が必要である。わが国で行われた試験の結果から、同時早期化学放射線療法が標準とされ[4]、可能な限りCDDP＋VP-16を併用することが推奨されている[5]。また、照射法は加速過分割照射が一般的である[6]。
- 同時併用が困難な症例では、化学療法を優先し逐次的放射線療法を検討する。

❻悪心・嘔吐の予防的治療

- 高度催吐性リスク対応の制吐療法を行う ➡P.194。

❼腎機能障害の予防

- CDDPによる腎機能障害の予防のため、補液・強制利尿（D-マンニトール（マンニトール®）、フロセミド（ラシックス®））、およびMgの補充を行う。
- ショートハイドレーションを行う患者では、CDDP投与当日には1日1.0〜1.5Lの水分摂取を促す。

B　副作用をみつけるコツ

❶食事摂取量の確認

- 悪心・嘔吐が投与から数日持続することがあるので、追加の制吐薬で対処する。

❷尿量、ベースラインの体重を確認

- day1〜3ごろは体液貯留傾向➡P.178となるため、ベースラインの体重と比較する。十分な尿量が確保されているか確認する。適宜利尿薬を使用する。

❸定期的な血液検査

- 投与開始24時間以内の採血を行っておく。
- 腎機能障害➡P.221や肝機能障害➡P.217、骨髄抑制➡P.244,301などを適宜確認する。
- 骨髄抑制のnadirがday10〜14の期間に想定されるため、その間の発熱や感染リスクについて説明しておく。

❹聴力障害や末梢神経障害の有無を確認

- CDDPの蓄積により聴力障害や末梢神経障害➡P.258などの不可逆的な神経障害が発現する。蓄積毒性であり投与回数が増すとそ

の発現頻度が高くなる。
- 高音域の聴力低下が特徴的である。高齢者では聴力低下が存在している場合も多く、事前に説明しておく。

❺食道炎・嚥下時痛の確認
- 放射線照射により食道炎➡P.201が生じてくるため、粘膜保護薬、消炎鎮痛薬などで対症療法を行う。

C 減量・休薬・再開のコツ

❶腎機能低下を認めた場合
- サイクル中に1.5＜Cr≦2.0となれば、次サイクルからCDDP投与量を1段階減量する。Cr＞2.0となるようならCDDPの投与は中止する。

❷骨髄抑制を認めた場合
- G4の骨髄抑制を認めた場合は次サイクルから投与量を1段階減量する。ただし、G4の白血球減少・好中球減少の場合は、減量せず予防的にG-CSFの使用を考慮してよい。

❸G3以上の非血液毒性を認めた場合
- 前サイクルの投与量から1段階減量する。G1以下に回復したことを確認してから次治療を開始する。

❹放射線療法の併用時
- 放射線療法を併用することで血液毒性が強く、それらが遷延することがある。
- 好中球減少時にも明らかな発熱性好中球減少症や感染がない限り放射線療法の継続を考慮する。38℃以上の発熱があった場合は、放射線療法はいったん中止し、発熱が1日以上なければ再開する。G-CSFを投与した24時間以内の放射線照射は避ける。

（吉田博徳）

文献

1) Noda K, et al. N Engl J Med 2002 ; 346 : 85-91. PMID : 11784874
2) Fukuoka M, et al. J Natl Cancer Inst 1991 ; 83 : 855-61. PMID : 1648142
3) Okamoto H, et al. Br J Cancer 2007 ; 97 : 162-9. PMID : 17579629
4) Takada M, et al. J Clin Oncol 2002 ; 20 : 3054-60. PMID : 12118018
5) Kubota K, et al. Lancet Oncol 2014 ; 15 : 106-13. PMID : 24309370
6) Turrisi AT 3rd, et al. N Engl J Med 1999 ; 340 : 265-71. PMID : 9920950

第Ⅱ章　レジメン別プロのコツ／3 小細胞肺がん

CDDP+CPT-11

下痢に注意

標準的なレジメン（投与量/スケジュール）

シスプラチン（CDDP）＋イリノテカン（CPT-11）

	Day 1	8	15	22	29
CDDP 60mg/m²	↓				↓
CPT-11 60mg/m²	↓	↓	↓		↓

4週1サイクル、4サイクル（主に進展型小細胞肺がんの1次治療）。

A 治療開始前

前投与、前処方すべき支持療法薬	制吐薬、G-CSF（リスク応じて予防投与）

B 副作用発現時期

	Week	1							2	3	4	5	...
	Day	1	2	3	4	5	6	7					
悪心・嘔吐		➡P.194											
全身倦怠感													
下痢		早発性			遅発性				➡P.206				
腎機能障害		➡P.221											
発熱性好中球減少症									➡P.301				
血小板減少症									➡P.244				
薬剤性肺障害		➡P.183											

C 減量、休薬、再開

[投与基準]

WBC（/mm³）	≧3,000
PLT（/mm³）	≧100,000
下痢	<G1
Cr（mg）	<1.2〜1.5
CCr（mL/分）	≧60

[減量方法] (mg/m²)

	開始用量	1段階減量	2段階減量
CDDP	60	45	30
CPT-11	60	45	30

A 治療開始前のコツ

❶年齢・PSの確認

- わが国で70歳以下のPS0～2の進展型小細胞肺がんを対象とした、CDDP+VP-16（PE）とCDDP+CTP-11（PI）との比較試験（JCOG9511）が行われ、PIが有意に生存期間を延長することが示された（生存期間中央値 9.4カ月 vs. 12.8カ月、p=0.002）[1]。その後、北米を中心にPEとPIとの比較第Ⅲ相試験による追試が行われたが、有意差を認めらなかった[2-4]ものの、メタアナリシスではPI群が有意に生存期間を延長し、無増悪生存期間および奏効率も良好である傾向にあった[5,6]。以上より、PIは70歳以下のPS0～2の進展型小細胞肺がんの1次治療として推奨されている。

❷CYP3A4を阻害/誘導する薬剤・食品を服用していないか

- CPT-11は、主に肝臓においてカルボキシルエステラーゼにより活性代謝物SN-38に変換されるほか、一部はCYP3A4によって無毒化される。抗がん剤作用は主としてSN-38によって生じるので、CYP3A4を阻害または誘導する薬剤などとの併用によって、本剤の代謝が影響受けることがある。

- グレープフルーツジュースなどのCYP3A4を阻害するものは、SN-38増加させ、副作用が強くなる可能性がある。反対に、CYP3A4を誘導するセント・ジョーンズ・ワート含有食品、アゾール系抗真菌薬、マクロライド系抗菌薬はSN-38を減少させ、効果が減弱する可能性がある。投与時点では、CYP3A4を阻害や誘導する薬剤や食品の服用を把握する必要がある。

❸*UGT1A1*遺伝子多型の確認

- CPT-11の活性代謝物SN-38は、肝臓UDP-グルクロン酸転移酵素（UGT）の1分子種であるUGT1A1によりグルクロン酸抱合を受けて不活性化され、SN-38Gとなり胆汁中に排泄される。UGT1A1には遺伝子多型（*UGT1A1*6*、*UGT1A1*28*など）が存在し、SN-38の生成速度に関連する[7]。

- *UGT1A1*6*もしくは*UGT1A1*28*においては、これらの遺伝子多型をもたない患者に比べて、ヘテロ接合体、ホモ接合体としてもつ患者の順にSN-38Gの生成能力が低下する。この遺伝子多型は、副作用と関連が報告されており、保険診療において測定可能である。高用量のCPT-11を使用する場合は遺伝子多型の測定が推奨されており、ホモ接合体の場合は減量が推奨されている。

- 本レジメンのような中用量以下でも副作用が増強する可能性があり[8]、慎重に投与する。UGTを阻害するアタザナビル硫酸塩を投与中の患者は禁忌である

❹腎機能の評価
- CDDP投与に関しては、投与前の腎機能評価（Cr、GFRなど）の評価を行う。CCr（mL/分）の低下がある場合は、減量（46〜60：75%、31〜60：50%）か、CBDCA併用療法に切り替えることを考慮する[9]。
- CDDP投与には大量の輸液を必要としたが、腎機能が保たれていること（SCrが正常範囲）、飲水指示が十分理解できること、心機能や全身状態が良好であることなどの条件が満たせば、ショートハイドレーションでの投与が可能である（ガイドライン[9]参照）。

❺効果判定
- 投与前にCTなどの画像検査を施行する。評価病変を決めて、2サイクルごとに行い、効果があれば原則4サイクルまで実施する。

❻B型肝炎ウイルスの確認 ➡P.217

❼CDDPに対する忍容性の評価
- 年齢や合併症（心機能、腎機能など）を評価して、CDDPの忍容性を評価する。忍容性が乏しいときは、CBDCA併用療法への切り替えを検討する。

❽下痢の予防的治療 ➡P.206
- 下痢が重篤な状態になりうる副作用であることを患者に十分に説明する必要がある。また、十分な問診や自己管理ノートなどを使用して、モニターすることが必要である
- 下痢の予防に関しては、エビデンスは高くないが以下のことが報告されている。
- 早発性下痢に対しては抗コリン薬（ブチルスコポラミン臭化物20mg注やアトロピン硫酸塩0.5mg注など）の併用を考慮する。
- 遅発性下痢に対してはロペラミド（1〜2mg）などの止瀉薬を投与する。症状に合わせて増減する。重篤な場合は、水分・電解質の補正、腸管感染症の併発などの可能性も検討する。また、原因となる腸管内の活性代謝物を停滞させないことが予防となる。投与日および翌日にセンノシドを投与する。このほか、半夏瀉心湯の投与も下痢の予防に有用であることが報告されている。
- アルカリ飲料水を飲水（pH7以上の飲用水を1,000〜1,500mL/日）することも、下痢をある程度抑えることが報告されている。

❾悪心・嘔吐の予防的治療

- **高度催吐性リスク**対応の制吐療法を行う➡P.194。

B 副作用をみつけるコツ

- 血液毒性が軽度な一方、嘔吐、下痢の頻度が高いと示されている。

❶下痢➡P.206

- G1以上ではCPT-11は投与できない。
- G2以上ならば早期の受診を勧める。薬剤性の下痢と、腸内感染との鑑別を行い、また、併発にも注意する。

❷腎機能障害➡P.221

- 尿量もしくは回数を自己記録するように指導して、抗がん剤投与後に減少するようならば受診するように指導する。

❸肺障害➡P.183

- 初期症状の咳嗽、発熱などは、患者は風邪やがんそのものによる症状と考えてしまう。薬剤性肺障害について十分に教育し、認識してもらう必要がある。診断が遅れると重症化する懸念があるので、通常の感染症に伴う肺炎とは異なり、場合によっては不可逆的な経過をたどる可能性を含め、治療前に病態への理解できるように指導しておくことが重要である。

C 減量・休薬・再開のコツ

- 下痢に関しては、ほかの抗がん剤より注意が必要であり、CPT-11投与前には便の性状を聞くようにする。下痢が回復してからCPT-11の投与を再開する。
- 重篤な骨髄抑制や発熱性好中球減少などが生じた場合は、*UGT1A1*の遺伝子多型が測定されているかを確認して、減量やほかの薬剤の変更を考慮する。

(近藤征史)

文献

1) Noda K et al. N Engl J Med. 2002；346：85-91. PMID：11784874
2) Hanna N et al. J Clin Oncol. 2006；24：2038-43. PMID：16648503
3) Lara PN Jr et al. J Clin Oncol 2009；27：2530-5. PMID：19349543
4) Zatloukal P, et al. Ann Oncol 2010；21：1810-6. PMID：20231298
5) Jiang J et al J Thorac Oncol 2010：5：867-73. PMID：20521354
6) Lima JP, et al. J Thorac Oncol 2010：5：1986-93. PMID：20978445
7) Ando Y, et al. Cancer Res 2000；60：6921-6. PMID：11156391
8) Han JY, et al. J Clin Oncol 2006；24：2237-44. PMID：16636344
9) 日本腎臓学会．ほか．がん薬物療法時の腎障害診療ガイドライン2013．東京：ライフサイエンス出版；2016．

第Ⅱ章 レジメン別プロのコツ／3 小細胞肺がん

CBDCA+VP-16

好中球減少に注意して用量、スケジュールを調節

標準的なレジメン（投与量/スケジュール）

CBDCA（カルボプラチン）+VP-16（エトポシド）

	Day 1	2	3
CBDCA	AUC5 ↓		
VP-16	80〜100mg/m² *	↓	↓	↓

・3〜4週1サイクル、4〜6サイクル施行。
・高齢者・PS3ではVP-16 80mg/m²、若年・PS良好では100mg/m²。
・CBDCA投与量はCalvertの式にて計算。GFRはCockcroft-Gaultの計算式で代用する。Calvertの式はCCr<30mL/分では使用できないことに注意。
　Calvertの式：CBDCA投与量(mg)＝AUC×(GFR+25)
　Cockcroft-Gaultの式：GFR＝[(140−年齢)×体重(kg)]÷[72×SCr(mg/dL)]
　　　　　　　　　　　（女性は×0.85）

A 治療開始前

前投与、前処方すべき支持療法薬	ステロイド、制吐薬、（必要に応じて）G-CSF

B 副作用発現時期

有害事象	G3/4の頻度	Day
白血球減少	54%	
好中球減少	95%	➡P.301
貧血	29%	3〜4サイクル目から ➡P.249
血小板減少	56%	➡P.244
悪心・嘔吐	2%	➡P.194
便秘	報告なし	➡P.212
感染	7%	➡P.301
脱毛 (G1/2)	(89%)	➡P.297

C 減量、休薬、再開

[投与基準]

ANC (/mm³)	≥1,500
PLT (/mm³)	≥100,000
AST/ALT	≤G1
T-Bil (mg/dL)	≤2.0
SCr (mg/dL)	≤1.5

[減量基準]

G4の好中球減少*¹
G4の血小板減少
発熱性好中球減少
G3の非血液毒性*²

*1 7日以内に再評価し≤G3に回復している場合には減量を要さない。
*2 悪心・嘔吐、低Na血症、食欲不振、Cr増加は除く。

[減量方法]

	開始用量	1段階減量
CBDCA (AUC)	5	4
VP-16 (mg/m^2)	80もしくは100	60もしくは75

A 治療開始前のコツ

❶VP-16投与量の決定

- 年齢、全身状態、臓器機能よりVP-16の投与量を決定する。
- わが国では主に71歳以上の高齢者進展型小細胞肺がんに対して80mg/m^{2}が用いられる。70歳以下でもPS3の症例では80mg/m^{2}を基本とする[1]。
- 海外においては年齢にかかわらず標準治療の一つとされ、アテゾリズマブ併用の試験結果が報告されている[2]。
- 若年者に投与する場合には100mg/m^{2}を基本とするが、骨髄毒性には十分に注意する必要がある。
- CCr（mL/分）50以上では用量調節は不要で、10〜50では3/4に、10未満では1/2に減量する。透析患者でも使用可能とされる。

❷CBDCA投与量の決定

- 腎機能に応じる。

❸B型肝炎ウイルス（HBs抗原・抗体、HBc抗体） ➡P.217

❹間質性肺炎の合併はないか ➡P.183

- 小細胞肺がんでは間質性肺炎の合併が少なくない。プラチナ製剤＋VP-16を間質性肺炎合併例に投与した場合、間質性肺炎の増悪は1.9〜27.3%と報告されており、注意が必要である。

❺放射線併用する場合は骨髄毒性に注意する

- 限局型小細胞肺がんに対して放射線併用で実施することも可能である。骨髄毒性に対してより慎重に観察を行う必要がある。

❻制吐薬の前投与

- 中等度催吐性リスク（CBDCA使用時）対応の制吐療法を行う ➡P.194。

❼緩下薬などの処方 ➡P.212

- 便秘が高頻度にみられるため、緩下薬などを速やかに開始できるようにする。

B 副作用をみつけるコツ

❶血管外漏出
- CBDCA、VP-16いずれも炎症性抗がん剤（イリタント薬剤）に分類される。VP-16投与においては軽度の静脈炎がみられることがある。静脈に沿った紅斑のみであれば、保温することにより投与継続なことが多い。疼痛や、滴下速度の減少や、血液逆流の消失などがみられる場合は、血管外漏出と考えて対処する。

❷骨髄抑制 ➡P.244,249,301
- 骨髄抑制のnadirはday14ごろである。1サイクル目にはday7,10（必要に応じday14）に採血を行い、白血球数、好中球数、血小板数を確認する。3サイクル目以降では貧血が問題となることがあり、輸血を考慮する。
- 最短で3週サイクルで次の投与が可能であるが、骨髄抑制の遷延により延期を要することが少なくない。
- G-CSFは保険適用の範囲で使用する。一般に発熱性好中球減少症の頻度は高くなく、全例に対して1次予防として使用することは推奨されないが、高齢者、状態の悪い患者においては個別にリスクを評価し、適応を考慮する。2次予防投与では推奨。ペグフィルグラスチムの適応も検討する。

❸悪心・嘔吐 ➡P.194
- 一般的に強くはないが、day3〜5に出現することがあり、速やかに追加の制吐薬を用いる。
- 小細胞肺がんではSIADH ➡P.281に伴う低Na血症を合併することがあり、投与早期に悪化することがある。消化器症状、倦怠感が強い場合は電解質のチェックを行う。
- 悪心が遷延する場合には胃十二指腸の粘膜障害が考えられ、制酸薬の追加投与や上部消化管内視鏡の適応を検討する。

❸便秘 ➡P.212
- 便秘対策は重要である。便秘であっても数日は苦痛を訴えることが少ないが、放置しないこと。外来治療に移行する場合は、特に自己管理ができるような指導が必要である。

❺アナフィラキシー ➡P.165
- CBDCAは投与サイクルが増えた場合にアナフィラキシーを起こすことがあるため、再投与などの際には注意が必要である。

C 減量・休薬・再開のコツ

- 骨髄毒性により、減量、次サイクルの延期を行う。好中球、血小板が回復していることを確認してから開始する。好中球減少に関しては、G-CSFを使用して減量を行わないことも可能である。
- 血小板減少については、$2.0 \times 10^4/mm^3$以下を目安に輸血を考慮する。次サイクルではCBDCA、VP-16の両薬剤を1段階減量する。
- 3〜4サイクル目以降では貧血が出現する。Hb 8.0g/dL以下を目安に輸血を行う。延期、減量は要さないが、治療終了後もしばらく遷延することが多いため注意が必要である。高齢者では特に貧血による失神、転倒や心不全、ADLの低下などに注意する。

(清水淳市)

参考文献
1) Okamoto H, et al. BJC 2007；97：162-9. PMID：17579629
2) Horn L, et al. NEJM 2018；379：2220-9. PMID：30280641

第Ⅱ章 レジメン別プロのコツ／③ 小細胞肺がん

AMR

骨髄抑制に注意

標準的なレジメン（投与量/スケジュール）

アムルビシン（AMR）

		Day 1	2	3	…	22	23	24
AMR	40mg/m²	↓	↓	↓		↓	↓	↓

3週1サイクル、PDまで。
保険承認用量は45mg/m²だが、毒性への配慮から臨床実用量は40mg/m²より開始する。

A 治療開始前

前投与、前処方すべき支持療法薬	ステロイド、制吐薬、G-CSF製剤（リスクに応じて投与後4日目）

B 副作用発現時期

Day	1	2	3	4	5	6	7	8	9	10	11	…
アナフィラキシー		➡P.165										
Infusion reaction		➡P.165										
血管外漏出												
食欲不振	➡P.194											
悪心・嘔吐	➡P.194											
好中球減少							➡P.301					
発熱性好中球減少症							➡P.301					
貧血							➡P.249					
血小板減少							➡P.244					
肝機能障害							➡P.217					
脱毛										➡P.297		

C 減量、休薬、再開

[初回投与開始基準]

WBC（/mm³）	≧4,000
Hd（g/dL）	≧10.0
PLT（/mm³）	≧100,000

全身状態が良好で投与可能と判断した場合はWBC≧3,000かつPLT≧100,000で継続する。

[減量方法] (mg/m²)

	開始用量	1段階減量	2段階減量
AMR	45	35	30

A 治療開始前のコツ

❶血管外漏出に注意
- AMRは起壊死性抗がん剤であり、血管外漏出時には皮膚障害が遷延する可能性があること、ときに外科手術が必要になることを事前に説明する。
- 血管外漏出を認めたときは速やかに投与を中止し、各施設のガイドラインに準拠した対応を行う。
- 遅発性の組織障害が血管外漏出から1週間前後して発症する可能性についても説明を行う。

❷間質性肺炎はないか ➡P.183
- 本剤との因果関係が否定できない間質性肺炎が報告されており、治療開始前の画像検査で明らかな間質性肺炎または肺線維症を認める場合は投与禁忌である[1]。
- 特に薬剤投与直後および治療開始から3週間前後は間質性肺炎の発症に留意する。

❸年齢
- 有害事象が強く出る可能性があるため、慎重に適応を判断する。

❹骨髄抑制
- 最も高頻度かつ重篤となりうる有害事象であり、三系統のいずれも影響を受ける。本剤は2次治療以降に用いられることが多く、前治療の影響に留意する。
- 治療開始前6カ月の体重減少(5%以上)を認める患者、および女性では、G4の好中球減少症発症のリスクが増大することが報告されている[2]。

❺心毒性
- AMRにより発症した報告はまれだが、ほかのアントラサイクリン系薬剤では心機能障害が報告されており、心毒性を有する薬剤の前治療歴がある患者では十分に注意する。

❻肝臓機能
- AMRは肝代謝、胆汁排泄であり、肝転移を有する患者および高齢者では肝機能障害に留意する。

❼制吐薬
- 中等度(催吐性)リスク対応の制吐療法を行う ➡P.194。

B 副作用をみつけるコツ

❶Infusion reaction, アナフィラキシー ➡P.165
- 投与中の症状ならびに、投与終了24時間以内に発症する二相性反応に注意する。

❷血管外漏出
- 薬剤投与部の疼痛、発赤、水泡形成などの症状に留意する。

❸骨髄抑制 ➡P.244,301
- 白血球数、好中球数、血小板数はいずれも day12〜15ごろに最低値となり、day18〜20には回復が見込まれる[2]。
- 化学放射線治療後の再発症例など、骨髄造血能への影響が憂慮される症例では治療中の採血検査頻度は十分に検討する。

❹間質性肺炎 ➡P.183
- 各サイクルの投与開始前には胸部単純X線写真を撮像し、慎重な経過観察を行う。胸部CTの撮像と同日に実施することで経過観察の一助となりうる。

❺心毒性
- わが国における市販後臨床試験および各臨床試験において、アムルビシンに関連した心毒性の報告はまれである。アムルビシンを積算750mg/m^2以上投与された22症例でも治療関連の心収縮能低下および心毒性死は報告されていない[3]。定期的な心機能検査を推奨する根拠は乏しいが、類薬では心毒性の報告があるため心機能障害には留意する。

C 減量・休薬・再開のコツ

- 各サイクル開始時に開始基準を満たさない症例では休薬とする。
- 投与後にWBC 1,000/mm^3未満となりそれが4日以上持続した場合、または血小板数の最低値が50,000/mm^3未満の場合には、次サイクルの投与量を前サイクルより5mg/m^2減量を検討する。
- 発熱性好中球減少症またはCTCAE G3相当の非血液毒性を認めた場合にも、次サイクル投与量の減量を検討する。

(佐藤 潤/山本 昇)

文献
1) von Pawel J, et al. J Clin Oncol 2014;32:4012-9. PMID:25385727
2) Makihara RA, et al. Jpn J Clin Oncol 2012;42:1187-91. PMID:23081985
3) Jotte R, et al. J Clin Oncol 2011;29:287-93. PMID:21135284

第Ⅱ章 レジメン別プロのコツ／❸ 小細胞肺がん

NGT

腎機能での用量調節が必要

標準的なレジメン（投与量/スケジュール）

ノギテカン（NGT）

	Day 1	2	3	4	5	…	21
NGT 1.0mg/m²	↓	↓	↓	↓	↓		

30分で投与。3週1サイクル、PDまで。

A 治療開始前

前投与、前処方すべき支持療法薬	ステロイド

B 副作用発現時期

Day	1	2	3	4	5	6	7	…	21	…
白血球減少							■	■		
好中球減少							➡P.301			
血小板減少							➡P.244			
食欲不振	➡P.194									
悪心・嘔吐	➡P.194									
脱毛症									➡P.297	
発熱性好中球減少症							➡P.301			

C 減量、休薬、再開

[投与基準]

PS	0～2
ANC (/mm³)	≧1,500
Hb (g/dL)	≧9
PLT (/mm³)	≧100,000
T-Bil (mg/dL)	≦2
AST/ALT (U/L)	≦100
Cr (mg/dL)	≦1.5

[減量方法]　　　　　　　　　　(mg/m²)

	開始用量	1段階減量	2段階減量
NGT	1.0	0.8	0.6

初回治療時に副作用を認めなかった場合、1.2mg/m²への増量が可能

A 治療開始前のコツ

❶腎機能評価
- 本剤は腎排泄が主であるため、腎障害（CCr 20〜39mL/分）がある場合、本剤のクリアランスの低下および血中半減期の延長がみられる可能性がある。そのため初回投与量は通常用量の半量とする。CCr 20mL/分未満の症例における安全性は確立していない。

❷B型肝炎ウイルス（HBs抗原・抗体、HBc抗体）➡P.217

❸年齢
- 一般的に高齢者では腎機能が低下していることが多く、副作用が強く出現する可能性があるため、投与は慎重に行う。

❹制吐薬の前投与
- 軽度催吐性リスク対応の制吐療法を行う➡P.194。ステロイドが連日投与となるため、高齢者や糖尿病などの合併症がある場合は投与に注意が必要である。
- 必要に応じて、メトクロプラミドや5-HT_3受容体拮抗薬などの別の制吐薬の使用や、ステロイドの減量投与を検討する。

B 副作用をみつけるコツ

❶骨髄抑制 ➡P.244,301
- 本レジメンではday10〜14ごろに好中球数、血小板数が最低値となることが多く、こまめな血液検査（1〜2回/週）が望ましい。
- 好中球減少・発熱性好中球減少症：治療中に37.5℃（腋窩温）以上の発熱を認めた場合は、医療機関を受診するよう説明しておく。迅速な受診が困難な症例では、シプロフロキサシンおよびアモキシシリン・クラブラン酸を事前に処方しておく。
- 血小板減少：治療中に鼻出血や皮下出血を認めた場合、医療機関を受診するよう説明しておく。

❷悪心・嘔吐 ➡P.194
- 十分な制吐療法を行ったにもかかわらず出現した場合は、メトクロプラミドなどの制吐薬を追加する。
- 化学療法以外の原因（オピオイドなどの薬剤、頭蓋内圧亢進、電解質異常、消化管閉塞など）についても評価することが重要である。

❸脱毛症 ➡P.297
- 治療開始前に脱毛の可能性があること、および発現時期（治療開

始2〜3週間後が多い）を説明しておく。

C 減量・休薬・再開のコツ

- 本剤は高率に骨髄抑制を生じるため、1次治療で骨髄抑制が高度であった場合は初回からの減量を考慮してもよい。
- 腎障害を認める場合は副作用が増強するおそれがあるため、CCr値による減量または他剤への変更を検討する。

（澤　兼士／金田裕靖）

参考文献

1) Inoue A, et al. J Clin Oncol 2008；26：5401-6. PMID：18854562

第Ⅱ章　レジメン別プロのコツ／3 小細胞肺がん

CDDP+VP-16+CTP-11（PEI）

骨髄抑制に注意

標準的なレジメン（投与量/スケジュール）
シスプラチン（CDDP）＋エトポシド（VP-16）＋イリノテカン（CTP-11）

		Day 1	2	3	…	8	…	14
CDDP	25mg/m²	↓				↓		
VP-16	60mg/m²	↓	↓	↓				
CTP-11	90mg/m²					↓		

2週1サイクル、5サイクル施行。

A 治療開始前

前投与、前処方すべき支持療法薬	制吐薬

B 副作用発現時期

	Day	1	2	3	4	5	6	7	8	9	10	11	12	13	14
悪心・嘔吐		➡P.194													
下痢									➡P.206						
好中球数減少*									➡P.301						
発熱性好中球減少症*									➡P.301						
血小板数減少*									➡P.244						

＊1サイクル目のday8以降、常に発現の可能性がある。貧血は2サイクル目以降で出現する。

C 減量、休薬、再開

[投与基準]

	投与開始	2サイクル目以降、day8
PS	0～2	0～2
WBC（/mm³）	≧3,000	≧2,000
好中球数	≧1,500	―
Hb（g/dL）	≧9.0	―
PLT（/mm³）	≧100,000	≧50,000
T-Bil（mg/dL）	≦2.0	≦2.0
AST/ALT（IU/L）	≦100	≦100
SCr（mg/dL）	≦1.5	≦2.0

[減量基準]

WBC（/mm³）	<1,000
PLT（/mm³）	<10,000
38.5℃以上の発熱かつG3/4の好中球減少を伴う感染	
G3の非血液毒性*	
G2/3の下痢	

＊悪心、低Na血症、体重減少、食欲不振、脱毛、Cr、嘔吐、便秘、高血糖、咳は除く。

[減量方法]   (mg/m²)

	開始用量	1段階減量	2段階減量
CDDP	25（減量しない）		
VP-16	60（減量しない）		
CTP-11	90	70	50

本レジメンではCTP-11のみ減量する。
3段階目の減量を行う際には、本レジメンは中止する。

A 治療開始前のコツ

❶骨髄抑制による発熱や輸血などの可能性があることを説明しておく

- 本レジメンとNGTを比較した第Ⅲ相試験であるJCOG0605試験では、G3以上の血液毒性が高頻度で認められている（表1）。
- 好中球数減少、発熱性好中球減少症を予防するため、1サイクル目のday9以降、抗がん剤の投与日を除きG-CSF製剤を連日投与する。WBC 10,000/mm³以上となったときは、G-CSF製剤の投与を中断し、3日以内ごとに白血球数を確認する。WBC 10,000/mm³未満となったときは、G-CSF製剤の投与を再開する。
- ペグフィルグラスチムは、化学療法開始14日前から終了後24時間以内に投与した際の安全性が確立しておらず、本レジメンでは使用しない。

❷治療前CT、MRIで拡がりやサイズの把握

- 本レジメンの投与中は、3サイクル終了時点を目安に治療効果の判定を行う。効果がある場合には、5サイクルを目標に治療継続する。また、可能であれば5サイクル終了時点で再度、治療効果の判定を行う。

	PEI	NGT
白血球減少	80.0	51.1
好中球数減少	83.3	85.6
貧血	84.4	27.8
血小板減少	41.1	27.8
発熱性好中球減少症	31.1	6.7

表1 PEIによるG3以上の有害事象の発生頻度（%）

- 経過観察中に、腫瘍マーカーの上昇や症状の悪化、臨床検査値の異常などにより増悪が疑われる場合は、画像検査を行う。明らかな増悪を疑う所見がない場合には、3カ月程度の間隔で画像検査を行うことも考慮する。

❸B型肝炎ウイルス ➡P.217
❹無治療期間
- 本レジメンは、初回治療が奏効し、無治療期間が90日以上であるsensitive relapse症例に対する2次治療として有効性が示されている。refractory relapse症例に対しては、ほかのレジメンを検討する。
- 無治療期間は、化学療法や放射線治療の最終日から画像で増悪が確認された日までの期間と定義される。

❺PS、年齢
- 本レジメンはPS0〜2、年齢が75歳以下を対象として有効性が検証されている。PS3以上の症例や75歳を超える高齢者に対する投与は避ける。

❻制吐薬の前投与
- 中等度催吐性リスクに準じた制吐療法を行う ➡P.194。

❼VP-16投与方法の確認
- VP-16は、フタル酸ジ-(2-エチルヘキシル)［di-(2-ethylhexyl) phthalate:DEHP］を溶出するため、可塑剤としてDEHPを含む点滴セットの使用を避ける。
- VP-16を希釈せずに1.0mg/mL以上の濃度で投与すると、①ポリウレタン製のカテーテルに亀裂を生じる、②セルロース系のフィルターを溶解する、③アクリル、ABS樹脂のプラスチック器具にひび割れが発生する、との報告があるので注意する。

B 副作用をみつけるコツ

❶骨髄抑制 ➡P.244,301
- 本レジメンでは毎週抗がん剤が投与されるので、血液毒性の頻度が高い。day8、および各サイクル開始日には必ず血液検査を行い、投与基準を満たしていることを確認する。投与基準を満たさない場合には、1週間単位で化学療法の開始を延期するが、3週間を超えて化学療法が延期となった場合には本レジメンを中止することも考慮する。

❷悪心・嘔吐 ➡P.194

- 毎週化学療法が行われるため遷延する可能性があり、適宜追加の制吐薬を使用することを検討する。

❸下痢 ➡P.206

- UGT1A1には、*UGT1A1*6*、*UGT1A1*28*といった遺伝子多型がある。多型を有する症例ではCTP-11の活性代謝物であるSN-38の代謝が遅延し、G3以上の下痢が高頻度で発現することが報告されている。
- 下痢出現時には、適宜ロペラミドを使用し、重篤化することを予防する必要がある。ロペラミドの予防投与は腸管麻痺を起すことがあるため行わない。

C 減量・休薬・再開のコツ

- 小細胞肺がんではdose intensityを高めることで治療効果が高くなることが報告されており、フローチャートの減量基準に従い適切なスケジュールで投与を行うことができるように心がける。

(和久田一茂／釼持広知)

第Ⅲ章　副作用症状別プロのコツ／❶ 全身

Infusion reaction、抗がん剤による過敏性反応

予防、早期発見、早期治療を目指そう

A Infusion reactionと過敏性反応について理解する

- 薬剤投与中または投与開始後24時間以内に現れる。
  （特に初回投与開始後30分〜2時間以内に多い）
- 投与速度上昇後は何らかの反応が起こりやすい。

B 起こしやすい薬剤を把握する

モノクローナル抗体：抗PD-1/PD-L1抗体、血管新生阻害薬における発症頻度は低い
タキサン系抗がん剤：前投薬が有効
プラチナ系抗がん剤：過敏性反応で出現

C 発症時の対応体制の構築

- 医療スタッフ間での知識の共有
- 救急カートやモニターなど、緊急時の準備

D 予防

- 推奨投与速度の厳守
- 前投薬
    パクリタキセル（PTX）投与時：H_1受容体拮抗薬、ステロイド
    ドセタキセル（DTX）投与時：ステロイド

E 治療

- バイタルサインの確認、重症度の評価（CTCAE）
- アナフィラキシー：
    アドレナリンの筋肉注射（ショックや喘鳴がある場合）など。
    酸素投与。静脈ルートの確保。必要に応じて心肺蘇生。
    入院による経過観察。
- Infusion Reaction
    G1：投与速度を減じる。
    G2：投与中断。解熱薬などによる対応。
    G3以上：速やかな投与中止とアナフィラキシーに準じた対応。

A Infusion reactionと過敏性反応について理解する

- Infusion reactionと過敏性反応は、いずれも抗がん剤投与時に起こる急性期の有害事象である。発症機序は異なるが、臨床症状が類似しているために区別が難しい場合がある。

❶Infusion reactionとは？

- 薬剤投与中または投与開始後24時間以内に現れる過敏性反応などの症状の総称であり、一般の抗がん剤に伴う過敏症やショックなどとは別の事象である。
- 発生機序については明確にわかっていることはないが、サイトカイン放出に伴う一過性の炎症と推測されている。

❷抗がん剤による過敏性反応とは？

- Ⅰ型アレルギー反応を介したものが考えられており、抗がん剤投与を誘因として末梢血中のマスト細胞、好塩基球が活性化され、ヒスタミン、ロイコトリエン、プロスタグランジンが放出されることにより生じる生体反応である。

❸症状と発症時期

- Infusion reactionと過敏性反応に関連する各有害事象の重症度評価に関してはJCOG運営委員会からCTCAE v5.0 日本語訳JCOG版が公表されており、アレルギー反応、アナフィラキシー、サイトカイン放出症候群、注入に伴う反応に分類される（表1）。
- 軽症〜中等症では、発熱、悪寒、悪心、頭痛、疼痛、皮膚掻痒感、発疹、咳嗽、めまいなどがみられる。重症では、アナフィラキシー様症状、気管支痙攣、重度の血圧低下、呼吸困難、低酸素血症、血管浮腫などみられ、生命に危険を及ぼす場合もあり、死に至ることもある。
- 重篤なinfusion reactionは初回に多いことが知られており、初回にinfusion reactionを経験しても2回目は発症しないこともある。

B Infusion reaction、過敏反応を起こしやすい薬剤

❶モノクローナル抗体

- モノクローナル抗体の種類には、マウス抗体、キメラ抗体、ヒト化抗体、完全ヒト抗体がある。マウス抗体からより安全性の高いヒト抗体に近づくように開発が進められ、医薬品となっている。血液領域で使用されるCD20抗体であるリツキシマブは90％（添付文書）、頭頸部、大腸領域で使用されるセツキシマブは20％（添

表1 CTCAE v5.0 (文献1より引用)

	G1	G2	G3	G4	CTCAE v5.0 AE Term Definition 日本語【定義】
アレルギー反応 Allergic reaction	全身的治療を要さない	内服治療を要する	気管支痙攣；続発症により入院を要する；静脈内投与による治療を要する	生命を脅かす；緊急処置を要する	抗原物質への曝露により生じる局所あるいは全身の有害反応
アナフィラキシー Anaphylaxis	―	―	蕁麻疹の有無によらず症状のある気管支痙攣；非経口的治療を要する；アレルギーによる浮腫/血管性浮腫；血圧低下	生命を脅かす；緊急処置を要する	肥満細胞からのヒスタミンやヒスタミン様物質の放出により引き起こされる急性炎症反応を特徴とする過剰な免疫反応。臨床的には、呼吸困難、めまい、血圧低下、チアノーゼ、意識消失を呈し、死に至ることもある
サイトカイン放出症候群 Cytokine release syndrome	全身症状の有無は問わない発熱	輸液に反応する低血圧；＜40％の酸素投与に反応する低酸素症	昇圧剤単剤で管理できる低血圧；≧40％の酸素投与を要する低酸素症	生命を脅かす；緊急処置を要する	サイトカインの放出により引き起こされる、発熱、頻呼吸、頭痛、頻脈、低血圧、皮疹、低酸素症
注入に伴う反応 Infusion related reaction	軽度で一過性の反応；点滴の中断を要さない；治療を要さない	治療または点滴の中断が必要。ただし症状に対する治療(例：抗ヒスタミン薬、NSAIDs、麻薬性薬剤、静脈内輸液)には速やかに反応する；≦24時間の予防的投薬を要する	遷延（例：症状に対する治療および/または短時間の点滴中止に対して速やかに反応しない）；一度改善しても再発する；続発症により入院を要する	生命を脅かす；緊急処置を要する	薬物または生物製剤の輸注に対する有害反応

付文書）など、キメラ抗体ごとにヒト抗体の度合いが異なっているため、抗体間でinfusion reactionの発症頻度も異なっている。
- 近年、臨床導入された、抗PD-1/PD-L1抗体、血管新生阻害薬については、ヒト化、完全ヒト型がほとんどであり発症頻度は比較的少ない（0.4〜2.7% 添付文書より）。

❷タキサン系抗がん剤
- PTX、DTX、いずれも初回から過敏反応が多いことで知られている薬剤である。PTXに関しては、H_1受容体拮抗薬（ポララミン®）とデキサメタゾン（デカドロン®）で発症頻度を減らすことができるが、投与を行っても重篤な過敏反応は2〜4%あり、DTXに関してもデキサメタゾンの投与なしでは過敏反応が起こることがわかっている。

❸プラチナ系抗がん剤
- CBDCA、CDDPの過敏反応の頻度は、繰り返し投与することにより増加することが知られている。過敏症を呈した患者への再投与は、再度、過敏反応を呈する可能性があり、再投与は控えるべきである。

C Infusion reactionと過敏性反応への対応体制

- Infusion reactionと過敏反応のいずれに対しても、化学療法室スタッフと連携して注意深くバイタルサインおよび自他覚症状をモニターすることが必要となる。そのために、化学療法を行う医師、医療スタッフ間での知識の共有が、症状の予防・早期発見、および患者の対処に重要である。特に、投与開始直後や投与速度上昇後は何らかの反応が起こりやすいので注意するべきである。
- リスクの高い薬剤の種類、初回投与患者、緊急時のマニュアルなどの情報を医療スタッフ間で共有することが重要である。医療スタッフはこれらの情報を共有したうえで、救急カート（アドレナリン注射やH1受容体拮抗薬、ステロイドなどの緊急処置薬、酸素投与、気管挿管セット、血管確保セット）、モニターなど緊急時の処置に必要な設備を準備しておかなければならない。

D Infusion reactionと過敏反応への予防・早期発見

- Infusion reactionや過敏反応の発生を予測することは不可能だが、一部の薬剤では予防として前投薬の投与法が確立されている。Infusion reactionと投与速度・濃度の間には相関があることが

知られており、投与速度が定められている薬剤については、添付文書に記載されている推奨投与速度を厳守することで、症状の予防・早期発見につながる。

❶前投薬
- モノクローナル抗体薬のうちリツキシマブやセツキシマブでは前投薬が推奨されているが、肺がん領域で使われる抗PD-1/PD-L1抗体（ニボルマブ、ペムブロリズマブ、アテゾリズマブ、デュルバルマブ）や血管新生阻害薬（ベバシズマブ）などに関しては、前投薬の有用性は示されていない（ラムシルマブについては、添付文書において抗ヒスタミン薬の前投与を考慮するとの記載がある）。
- 過敏性反応がでやすいPTXの投与時には、H_1受容体括抗薬とステロイドの前投薬を行う。
- DTX投与に関しては、ステロイドの前投薬を行うと発症率が低下する。

❷投与速度を遅くする
- 投与速度を遅くすることで発生が抑えられることが知られている。モノクローナル抗体薬の初回投与時には1時間30分程度かけてゆっくり投与し、問題なければ2回目以降は30分程度で投与を行う。

E Infusion reactionと過敏反応の治療

- バイタルサインの確認と重症度の評価を行い、重症度に応じて加療を行う。重篤な過敏性反応であるアナフィラキシーであるか否かの判断が重要である。

❶アナフィラキシー
- バイタルサインの確認。
- アドレナリンの筋肉注射（ショックや喘鳴がある場合）

| ボスミン® | 0.3mL＝0.3mg | 大腿四頭筋に注射 |

- 患者を仰臥位にする。酸素投与。静脈ルートの確保。必要に応じて心肺蘇生。
- アドレナリン以外の選択薬には下記があるが、症状改善効果のみで救命効果はないことに留意する：H_1・H_2受容体拮抗薬（ポララミン®・ガスター®）静注内服、β_2アドレナリン受容体刺激（ベネトリン®）、ステロイド（サクシゾン®）投与。
- 初期症状改善後に再度症状を呈すること（二相性反応）があるため、入院による経過観察が推奨される。

- 再投与に関しては基本的には勧められないが、治療上の理由などで再投与が必要な場合にはアレルギーの専門家との連携を行い前投薬の検討を行う。

❷Infusion reaction

- **G1**：患者の様子を観察しながら、**投与速度を減じて慎重に投与**することでほとんどが改善し、投与継続が可能である。改善しない場合にはG2に準じて対処する。
- **G2**：**投与中断**。発熱にはアセトアミノフェン（**カロナール®**）やNSAIDs（**ロキソプロフェン®**）などの解熱薬を、症状に応じてH_1受容体拮抗薬（**ポララミン®**）やステロイド（**サクシゾン®**）投与を行う。症状軽快後は、患者の様子を慎重に観察し、投与再開の可否を検討する。再開する場合は、**投与速度を減じて慎重に投与**する。有用性については明らかでないが、投与速度を遅くするほかに、解熱薬（**カロナール®**）やH_1受容体拮抗薬（**ポララミン®**）を使うことがある。
- **G3以上**：速やかな**投与中止**と、**ルート内薬剤の吸引**を行う。アナフィラキシーショックに準じた対応が必要であり、症状に応じてアドレナリン（**ボスミン®**）、H_1受容体拮抗薬（**ポララミン®**）やステロイド（**サクシゾン®**）投与などを行う。基本的には再投与は行わない。

（東　公一）

文献

1) 有害事象共通用語規準 v5.0 日本語訳 JCOG版. http://www.jcog.jp
2) 日本臨床腫瘍学会, 編. 新臨床腫瘍学改訂第4版. 東京：南江堂；2015.
3) 森瀬昌宏, ほか. 抗がん剤による過敏反応、インフュージョンリアクション. 呼吸器内科 2013；23：261-7.
4) 日本アレルギー学会, 編. アナフィラキシーガイドライン. 東京：日本アレルギー学会；2014.

第Ⅲ章 副作用症状別プロのコツ／❶ 全身

筋肉痛・関節痛

タキサン系抗がん剤で高頻度に出現。
免疫関連有害事象でも発生の可能性

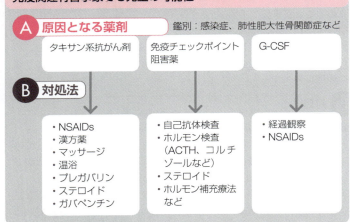

A 原因となる薬剤を知っておく

❶タキサン系抗がん剤（PTX、nab-PTX、DTX）

- Day2～3に筋肉痛、関節痛が起こることがあり、タキサン急性疼痛症候群（taxane acute pain syndrome；TAPS）として知られている。
- 非小細胞肺がんを対象にCBDCA＋PTXとCBDCA＋nab-PTXを比較した国際第Ⅲ相試験（CA031試験）の日本人サブグループでは、CBDCA＋PTX群の68%に関節痛、61%に筋肉痛が発生し、CBDCA＋nab-PTX群の42%に関節痛、32%に筋肉痛が発生したと報告されている[1]。
- 投与前からTAPSの起こる可能性を十分説明し、対処方法や経過（多くは一過性であること）について理解していただいておく必要がある。

❷免疫チェックポイント阻害薬

- 免疫関連有害事象（irAE）の発生に注意が必要である。irAEとして、筋肉痛、関節痛が発生することがあり、ニボルマブの国内第Ⅱ相試験では9%、国際第Ⅲ相試験（CheckMate057試験）で

は12.7%に筋肉痛・関節痛を含む筋骨格系の障害が発生している[3]。
- irAEとして発生する副腎不全➡P.263の非特異的な症状の一つとして、筋肉痛や関節痛が知られており、鑑別に注意が必要である。いずれの場合もまずirAEの可能性を疑って鑑別検査や対応を進めることが重要である。

❸G-CSF
- 骨痛・腰背部痛を1～3%に認めるが多くは一過性で改善する。ペグフィルグラスチムでは背部痛19.1%、関節痛14.2%と、より高頻度に発生する。

B 対処法

❶タキサン系抗がん剤（PTX、nab-PTX、DTX）
- 最近TAPSは筋、関節障害というより、神経障害性疼痛としての機序を示唆する報告がある。多くは数日で回復するが、症状が強い場合はNSAIDs投与、マッサージ、温浴などで対応する。
- 少数例の報告では漢方薬（芍薬甘草湯）やステロイド、プレガバリン、ガバペンチン（ガバペン®）などの有効性が示されているが、大規模試験で有効性が証明された薬剤はない[2]。

| 芍薬甘草湯 | 7.5g/日 | 分3、食前または食間 |

| プレガバリン（リリカ®） | 25～75mg/日　分1から開始
眠気ふらつきに注意しながら、回数・量を漸増。最大600mg/日まで。
（腎機能低下例では減量必要） |

❷免疫チェックポイント阻害薬
- 症状が強くirAEの可能性を強く疑う場合にはステロイド治療が考慮されるが、ホルモン不足に伴う症状の場合には、ホルモン補充療法が優先される。

❸G-CSF
- 症状が強いときはNSAIDsで対応する[4]。

（佐伯　祥）

文献
1) 大鵬薬品工業. アブラキサン®非小細胞肺癌, 臨床成績. https://www.taiho.co.jp
2) Fernandes R. Support Care Cancr 2016；24：1583-94. PMID：26386706
3) 小野薬品工業, ブリストル・マイヤーズ・スクイブ. オプジーボ®適正使用ガイド. https://www.opdivo.jp
4) 日本癌治療学会. G-CSF適正使用ガイドライン2013年版 Ver.5. 東京：金原出版；2013.

MEMO

第Ⅲ章　副作用症状別プロのコツ／❶ 全身

創傷治癒遅延

手術予定の患者では抗VEGF/VEGFR抗体の中止期間が必要。
放射線治療の既往、高血糖、喫煙も原因となる

A 創傷治癒遅延が問題になる状況か

- 大手術か小手術か
- 創傷治癒遅延をきたす薬剤、基礎疾患の有無

B 休薬を要する薬剤はないか

- 抗VEGF抗体のベバシズマブ（BEV）
- 抗VEGFR抗体のラムシルマブ（RAM）
- PDGFR/FGFR/VEGFRチロシンキナーゼ阻害薬のニンテダニブ

C そのほかのリスク因子の評価と管理

- 低栄養
- 高血糖、糖尿病
- 喫煙
- 骨髄抑制
- 放射線治療の既往

D 休薬期間の設定

- 大手術に対する抗VEGF系抗体の休薬期間は術前6週間、術後4〜6週間程度が目安となるが、手術の緊急度や休薬に伴う腫瘍進展のリスクなども考慮して最終判断する。

A 創傷治癒遅延が問題になる状況とは

- 創傷治癒遅延リスクとなる病態として高血糖、低栄養、低蛋白血症、ビタミン・微量元素欠乏、黄疸、尿毒症などが知られている。
- 肺がんの治療を行っている患者では胸腔穿刺、中心静脈リザーバー造設、抜歯などの小手術から、外科的肺切除や併存疾患の手術などの外科的処置を行う可能性がある。外科的処置の予定がある場合には創傷治癒遅延を起こす薬剤の休薬を検討する。

B 休薬を要する薬剤はないか

❶肺がんの抗VEGF抗体

- VEGFは正常組織における血管新生の主要な調節因子であり、創傷治癒過程にも重要な役割を担っている[1]。抗VEGF抗体のベバシズマブ（BEV）と抗VEGFR抗体のラムシルマブ（RAM）は創傷治癒遅延をきたしうるため、手術予定のある患者では事前に休薬する必要がある。

❷そのほかの薬剤

- 特発性肺線維症で使用されるPDGFR/FGFR/VEGFRチロシンキナーゼ阻害薬ニンテダニブも術前の休薬が推奨されている。
- そのほか、呼吸器領域以外も含めた休薬を考慮する薬剤の一覧を表1に示す。
- 細胞障害性抗がん剤による骨髄抑制状態では創傷治癒が遅延する可能性がある[2]。
- 放射線治療、免疫抑制薬、ステロイド長期投与による創傷治癒遅延に注意が必要である。

C そのほかのリスク因子の評価と管理

- 喫煙は周術期合併症、創傷治癒遅延のリスク因子であり待機手術患者において禁煙指導は必須である。
- 高血糖は創傷治癒遅延、術後感染のリスク因子である。周術期は血糖コントロールが悪化しやすく、インスリン療法への切り替えが必要な場合も多いため、内分泌代謝内科に相談することを考慮する。

表1 大手術前の休薬が添付文書に記載されている薬剤

一般名	適応疾患
ベバシズマブ	肺がん、大腸がんなど
ラムシルマブ	肺がん、大腸がんなど
ニンテダニブ	特発性肺線維症
アフリベルセプトベータ	大腸がん
スニチニブ	腎がん、GIST、膵臓腫瘍
レゴラフェニブ	大腸がん、GIST、肝がん
テムシロリムス	腎がん
ソラフェニブ	腎がん、肝がん、甲状腺がん

D 休薬期間の設定

❶術前の抗VEGF/VEGRF抗体の休薬期間は6週間程度

- 大腸がん患者に化学療法を行った研究[3]では、創部合併症はBEV投与群で非投与群よりも頻度が高かった（13% vs. 3.4%）。また、この研究ではBEVの最終投与から60日以上経過すれば、手術による創部合併症が認められなかったことが示されている。
- 大腸がん患者を対象にした別の研究[4]では、BEVの最終投与から手術までの期間が8週間以上であれば、創部合併症の頻度が低下することが示されている。この研究では、創部合併症の発現頻度は、8週未満では5.6%であったのに対して、8週間以上では2.2%であった。
- 大腸がんと卵巣がんのNCCNガイドライン[5,6]では大手術前にBEVを6週以上休薬することを推奨している。
- BEVの血中での半減期は20日であるのに対して、RAMの半減期は8日と短い。しかし、RAMにおいて術前の休薬期間と創傷治癒遅延発症の関連のデータは十分ではなく、BEVと同様の休薬期間を設けることが妥当と考えられる。
- ニンテダニブについても大規模臨床試験では手術予定患者は除外されており、創傷治癒不良を示唆する重篤な有害事象（創離解）が1例ではあるが報告があり[7]、同様の休薬期間を設けるのが妥当である。
- 小手術を施行する前の抗VEGF/VEGFR抗体の休薬期間と創傷治癒遅延の関係を検討した研究は存在しないが、1、2週前からの休薬を考慮する。

❷再開時期の目安

- 上述の研究[4]では、大手術後4週間以上経過してBEVを投与された群は、BEV非投与群と比較して創部合併症の頻度に差はなかった（0.5% vs. 1.2%）。大腸がんのNCCNのガイドラインでは、術後BEV投与までは6週以上の休薬期間を設けることが推奨されている。
- CVポート挿入術後の創部合併症の発現率とBEVの投与の関係を検討した研究[8,9]では、CVポート挿入後14日以上経過すれば、BEVを再投与しても創傷治癒に影響しないことが示されている。このことから、小手術後のBEV再投与までの期間は2週間程度が目安となる。

- 抗VEGF/VEGRF抗体以外の分子標的治療薬において行われた多くの臨床試験[10,11]では、試験登録前の4週間以内の大手術、2週間以内の小手術が行われた症例は除外されており、このような術後極早期の安全性は十分に確立していない点に留意する。

❸ 休薬によるリスクとベネフィットを考慮する

- 十分な休薬期間は創傷治癒遅延のリスク低減につながるが、手術の緊急性が高い場合や休薬により腫瘍進展リスクが高い場合などでは休薬期間の確保に伴うデメリットもあるため、術前、術後の休薬期間について症例ごとに最終判断する。

(益田　武／岩本博志／服部　登)

文献

1) Keck PJ, et al. Science 1989；246：1309-12. PMID：2479987
2) Ross R, et al. J Cell Biol 1970；44：645-54. PMID：5415241
3) Scappaticci FA, et al. J Surgi Oncol 2005；91：173-80. PMID：16118771
4) Kozloff M, et al. Oncologist 2009；14：862-70. PMID：19726453
5) NCCN. NCCN Clinical Practice Guidelines in Oncology -Colon Cancer. https://www.nccn.org
6) NCCN. NCCN Clinical Practice Guidelines in Oncology -Ovarian Cancer. https://www.nccn.org
7) Richeldi L, et al. N Engl J Med 2014；370：2071-82. PMID：24836310
8) Erinjeri JP, et al. Cancer 2011;117:1296-301. PMID：21381016
9) Zawacki WJ, et al. J Vasc Interv Radiol 2009；20：624-7. PMID：19328717
10) Kazandjian D, et al. Oncologist. 2014；19：e5-11. PMID：25170012
11) Yang JC, et al. J Clin Oncol 2013；31：3342-50. PMID：23816967

第Ⅲ章 副作用症状別プロのコツ／**1** 全身

浮腫

薬剤の関与のほか、上大静脈症候群などの肺がんの悪化や血栓の出現に注意する

A 問診・診察での評価、合併症や上大静脈症候群の除外

- 問診・診察による浮腫の評価
- 合併症：うっ血性心不全、肝不全、腎不全の除外
- 上大静脈症候群：顔面や上肢の浮腫、頸静脈や胸壁静脈の怒張がないか

B 浮腫を生じる抗がん剤の使用は？

DTX、CDDP、クリゾチニブ
血管新生阻害薬（BEV、RAM）、PEM

C そのほかの原因

- 薬剤性：ステロイド、NSAIDs、降圧薬、甘草を含む漢方薬
- がん関連血栓症
- 栄養状態の悪化・運動低下
- 肥満（BMI≧30）

D 原因薬剤に応じた対応

- DTXに伴う浮腫：ステロイドの予防投与、利尿薬の検討
- CDDPによる浮腫：補液や利尿薬の検討
- 対症療法、休薬または同効薬への変更

E そのほかのマネジメント

- セルフケア（スキンケアなど）
- 炎症時は抗菌薬の検討
- 終末期の経静脈栄養は補助的手段

- 浮腫は異常な体液貯留であり、体液が血管外に漏れ出るなどして血管外皮下組織に貯留した状態である。

A 問診・診察での評価、合併症や上大静脈症候群の除外

❶診察・血液検査・画像評価のコツ

- 病歴聴取：病歴、がんの治療歴、浮腫につながるような既往歴、

長期臥床の有無。薬剤歴として、抗がん剤（**タキサン系**、**クリゾチニブ**、**CDDP**、**血管新生阻害薬**、**PEM**など）、そのほか薬剤（ステロイド、降圧薬、漢方薬など）を確認。

- **理学所見**：浮腫の分布、左右差、色調変化、皮膚の状態などを確認する。体重測定で体液貯留の有無・程度を評価する。呼吸不全がないかSpO_2チェックを行う。
- **うっ血性心不全**：息切れの有無、胸部X線で心拡大やうっ血像の有無を確認する。採血のBNPやNT-proBNPは参考になる。
- **肝不全**：薬剤性肝障害や肝転移の進行で起こることがある。腹水貯留や両下肢の浮腫を伴うことが多い。腹部エコーやCTを確認する。
- **腎不全**：薬剤性腎障害や脱水、腫瘍による尿路閉塞などで起きる。腎機能に留意する。

❷上大静脈症候群

- 上大静脈が何らかの原因により狭窄・閉塞することで起こる病態である[1]。静脈圧の上昇で顔面や上肢の浮腫、頸静脈や胸壁静脈の怒張、呼吸困難や咳、頭痛などをきたす。肺がんの縦隔浸潤や縦隔リンパ節転移を認めている症例では特に注意すべきである。
- 胸水貯留は約2/3で認めるとされる。症状の程度は上大静脈の狭窄の程度と進行速度に関連し、側副血行路が数週間で発達するため進行が緩徐であれば症状は自然軽快していくことが多い。
- しかし進行が早いと上気道狭窄や脳浮腫といった重症に陥ること（**oncologic emergency**）や、腫瘍そのものによって気道狭窄などをきたすことがあるため注意が必要である。疑った場合には病変と血管の位置関係や血栓の有無の評価のため、**造影CT**が望ましい。
- 治療としては、通常の化学療法の見直しや、放射線照射、重症例には血管内ステントが考慮される。対症療法では**利尿薬**や**ステロイド**がしばしば用いられる。

B 浮腫を生じる抗がん剤の使用は？

- **タキサン系抗がん剤**：DTXはfluid retention syndromeとよばれる浮腫をきたし、機序としては毛細血管透過性の亢進が考えられている。**総投与量が350〜400mg/m^2を超える**と発現頻度が上昇するとされる。PTXでは頻度5%未満とされる。
- **クリゾチニブ**：ALKもしくはROS1融合遺伝子肺がんに用いられ

るが、約3〜4割に浮腫をきたすとされる。アレクチニブやセリチニブでの頻度は低く、ALK以外の分子に対する阻害作用の違いが影響していると考えられる。

- **CDDP**：ショートハイドレーション法での投与が広がっているが、腎毒性・多量補液による浮腫のリスクがあり、体重測定を行うなどして水分バランスに留意する。
- **BEV、RAM**：血管新生阻害薬は血栓症➡P.231のリスクを上昇させ、深部静脈血栓症からの浮腫が起こりうる。D-ダイマーの確認や、造影CTでの血栓の有無の確認、下肢静脈エコーでの下肢静脈血栓の有無の確認などを行う。
- **PEM**：維持療法で長期に投与されることがあるが、長期投与例において眼周囲や四肢の浮腫を認めることがある。

C そのほかの原因をチェック

❶薬剤性

- ステロイド、NSAIDs、降圧薬、甘草を含む漢方薬の内服がある際には薬剤性を考慮する。
- ステロイドは制吐薬やアレルギー予防のほか、脳転移の抗浮腫、間質性肺炎や免疫関連有害事象の治療などに頻用されるが、投与量・期間により浮腫、肥満が起こる。
- NSAIDsはプロスタグランジン産生抑制により腎血流低下や尿細管の水再吸収亢進をきたし、体液貯留を来たしうる。
- Ca拮抗薬は動脈優位の血管拡張により毛細血管静水圧が上昇し浮腫が起こる。
- ACE阻害薬ではクインケ浮腫とよばれる限局性浮腫が知られ、喉頭浮腫からの気道閉塞がありうるということで注意する。
- 漢方に多く含まれる甘草の主成分にグリチルリチンがあり、ときに偽性アルドステロン症として低K血症や浮腫を来たしうる。甘草を含む漢方薬で肺がん化学療法中に用いられる薬剤として、芍薬甘草湯、補中益気湯、小青竜湯、抑肝散がある。また、これらの漢方薬の併用や利尿薬の併用でリスクが増すとされる。

❷がん関連血栓症

- 担がん状態での凝固異常や、化学療法での影響で血栓症のリスクがあり、浮腫の原因となることがある。深部静脈血栓症は下肢に多いが、担がん状態ではどの部位にも起こりうる。腫瘍の浸潤・転移により血管狭窄・閉塞をきたして血栓が生じる例もある。

疑った際には造影CTやエコーを確認する。

❸栄養状態の悪化、運動低下
- 担がん状態や化学療法による食欲不振での栄養状態悪化から低Alb血症をきたし浮腫が起きることがある。全身状態の悪化が起こり悪液質をきたすと、全身浮腫となりうる。また骨転移や腫瘍浸潤による疼痛、加齢や筋力低下からの運動低下をきたし、下肢筋肉によるポンプ作用の低下から浮腫をきたしうる。

❹肥満
- 肥満はリンパ浮腫と相関があるとされる。体重過多の患者にはBMI 25未満とするよう勧め、BMI 30以上である患者には食事療法や運動を提案する。

D 原因薬剤に応じた対応

❶DTXに伴う浮腫
- ステロイドの使用は浮腫の発現時期を遅らせるとされ、欧米では予防的にステロイド（デキサメタゾン8mg 1日2回を投与前日から3日間投与）が推奨されているが、わが国では下記も考慮される。

デキサメタゾン（デカドロン®） 4mg/回 1日2回、投与前日から3日間程度

- 体液貯留があれば利尿薬（フロセミド（ラシックス®）やスピロノラクトン（アルダクトン®））を検討する。また減量や投与間隔の延長などで対応することもある。

❷CDDPによる浮腫
- 体重での水分バランスや腎機能を確認のうえ、補液や利尿薬の適応を検討する。

❸対症療法、休薬または薬剤の変更
- 対症療法としては一般的に下肢挙上やストッキング、塩分制限、利尿薬などが考慮される。
- それでも改善に乏しい場合は、休薬や減量、投与スケジュールの見直しで改善するかを検討する。
- 同効薬で浮腫をきたしにくい薬剤があれば変更を検討する。

E そのほかのマネジメント

❶セルフケア
- ①スキンケア、②下肢浮腫の場合は下肢挙上、長時間の立位を避ける、③弾性ストッキング、圧迫療法、④バランスのよい食事、減塩がある。

❷感染合併に注意
- 浮腫で腫脹があると感染をきたしやすくなり、蜂窩織炎のリスクが上がる。発赤・疼痛・腫脹・熱感といった炎症の有無を確認して抗菌薬の適応について判断する。予防には洗浄や保湿剤使用といったスキンケアが勧められる。

❸病状進行による浮腫
- がんの進行に伴い、終末期には悪液質などの病態から全身浮腫をきたすことがある。程度の評価を行うとともに、栄養管理の原則に基づき、「できるだけ経口・経腸栄養を推奨し、経静脈栄養は補助的手段」とする。

(横山俊秀)

文献

1) Wilson LD, et al. N Engl J Med 2007；356：1862-9. PMID：17476012

第Ⅲ章　副作用症状別プロのコツ／**2** 呼吸器

間質性肺障害（薬剤性肺障害）

すべての薬剤で起こりうる。
速やかな被疑薬の中止と酸素・ステロイド投与を

A 投与薬剤のチェック

- 細胞障害性抗がん剤、分子標的治療薬、免疫チェックポイント阻害薬すべてにおいて起こりうる。
- 発症率：
  EGFR-TKI 3〜5％（ゲフィチニブ5.8％）
  抗PD-1/PD-L1抗体 3〜5％（ニボルマブ5.3％）
  EGFR-TKI・抗PD-1/PD-L1抗体併用時はさらに高頻度

B 診断

- 画像検査が重要
- 鑑別診断（細菌性肺炎や心不全など）のための検査を積極的に行う。

投与前

身体所見	胸部X線画像	臨床検査
・胸部聴診（ラ音の聴取） ・SpO₂・呼吸回数	胸部CT（HRCT）画像	KL-6、SP-D

投与中

症状・身体所見	胸部X線画像	臨床検査
・咳（特に乾性） ・息切れ・呼吸困難 ・ラ音の聴取 ・SpO₂・呼吸回数	胸部CT（HRCT）画像	KL-6、SP-D

疑い時

症状・身体所見	胸部X線画像	臨床検査	鑑別診断
・咳（特に乾性） ・息切れ・呼吸困難 ・ラ音の聴取 ・SpO₂・呼吸回数	胸部CT（HRCT）画像	血算、血液像、CRP、肝機能、KL-6、SP-A、SP-D、DLST	・β-Dグルカン ・サイトメガロウイルス抗原 ・喀痰 ・無菌塗抹・培養・DNA検査 ・抗酸菌塗抹・培養・DNA検査 ・ニューモシスチスDNA検査

肺病理組織所見　　BAL

→ 薬剤性肺障害　　原疾患の悪化　　感染症の併発

（日本呼吸器学会薬剤性肺障害の診断・治療の手引き作成委員会, 編. 薬剤性肺障害の診断・治療の手引き. 東京：メディカルレビュー社；2012.より改変引用）

C 対応と治療

- 被疑薬を休止もしくは中止。原則として再開しない。
- 十分な酸素投与と速やかなステロイド投与

A 投与薬剤のチェック

- 細胞障害性抗がん剤、分子標的治療薬、免疫チェックポイント阻害薬すべてにおいて薬剤性の間質性肺障害が起こりうる。

❶EGFR-TKIにおける肺障害

- 3〜5%に発症するとされ、発症時の死亡率は約20%程度とされている。ARDS様の陰影を伴ったいわゆるDAD（びまん性肺胞傷害）パターンの陰影を伴うことが特徴的であり、急激な進行をきたしてその予後は不良である。発症が疑われた時点で被疑薬の中止と積極的な診断およびステロイド投与が望ましい。
- ゲフィチニブを対象としたケースコントロールスタディ（イレッサ®適正使用ガイド）では、急性肺障害、間質性肺障害の発症リスクは5.8%で、発症リスク因子としてPS不良（2〜4）、喫煙歴あり、投与開始時の間質性肺障害の合併、化学療法歴ありが挙げられ、予後不良因子としてはPS不良（2〜4）、男性であった。

❷免疫チェックポイント阻害薬による肺障害

- 肺がんでは抗PD-1/PD-L1抗体において3〜5%において発症することが知られている。抗PD-1抗体であるニボルマブでは5.3%と報告されている。
- 死亡率はEGFR-TKIによるものより概して低い。画像上は、COP（持発性器質化肺炎）パターンを示すものが約6割とされるが、HP（過敏性肺炎）パターン、NSIP（非特異性間質性肺炎）パターン、DADパターンなどさまざまなパターンをとりうる[1]。また、腫瘍周囲にすりガラス影（GGO）を伴う特徴的なパターン（peritumoral GGO/infiltration）の報告も散見される[2]。
- EGFR-TKIと抗PD-1/PD-L1抗体の併用において高頻度に肺障害をきたすことが知られている。特に抗PD-1/PD-L1抗体は投与終了後も数カ月その作用が遷延することが知られており、抗PD-1/PD-L1抗体使用後に引き続きEGFR-TKIを投与することで併用と同様の作用をきたす可能性がある。実際にニボルマブを

投与後にEGFR-TKIを使用して肺障害をきたした症例も報告されており注意が必要である[3]。

B 診断

- 症状としては、息切れ、呼吸困難、咳嗽、発熱などが挙げられる。特に実質性肺障害と異なり、間質性肺障害は肺拡散能の低下が特徴的であるため、安静時は息切れやSpO$_2$低下が認められないか軽度であるが、軽労作（診察時の会話など）でも息切れ、SpO$_2$の低下が認められうることが特徴的である（表1[4]）。
- 呼吸音の特徴として、捻髪音/fine cracklesがありバリバリといった音が聴取できる。特に背部からの聴診が重要である。
- 鑑別診断すべき疾患として、呼吸器感染症やうっ血性心不全、薬剤関連以外の既存疾患（間質性肺障害、COPD、腫瘍性病変など）の悪化などが挙げられる。その鑑別はしばしば難しく、特に細菌性肺炎や心不全の鑑別のために、各種培養検査や心電図、画像検査、必要に応じて気管支鏡検査や心エコーなどの施行を積極的に検討する。
- 診断はまずは画像診断が重要であり、CTにおける広範なすりガラス影、浸潤影、牽引性気管支拡張所見など特徴的な画像所見を把握する必要がある。
- KL-6やSP-D、SP-Aの測定もよく用いられる。KL-6は、特発性もしくは膠原病関連間質性肺障害の診断において最も感度（94％）、特異度（96％）が高いことが報告されているが[5]、一方で薬剤性肺障害における診断意義は不明瞭であることや、肺がん（特に腺がん）などの悪性腫瘍そのものでも高値を示すことが知られており、KL-6の上昇のみで診断を行うことは困難である。
- そのほか心不全の鑑別のためのBNP、肺血栓塞栓症の除外のためのD-ダイマー、ニューモシスチス肺炎（PCP）の鑑別のためのβ-D-グルカンなども必要に応じて測定する。
- 気管支鏡検査としては、気管支肺胞洗浄（BAL）および経気管

表1 CTCAE v5.0における肺臓炎 (文献4より引用)

G1	G2	G3	G4
症状がない；臨床所見または検査所見のみ；治療を要さない	症状がある；内科的治療を要する；身の回り以外の日常生活動作の制限	高度の症状；身の回りの日常生活動作の制限；酸素投与を要する	生命を脅かす；緊急処置を要する（例：気管切開や気管内挿管）

支肺生検（TBLB）が行われる。BAL中の細胞分画や培養検査などを行うことにより、感染症の除外や薬剤性肺障害の際のステロイド治療反応性のある程度の予測に有用と考えられるが、確定的なものではない。TBLBでは採取できる組織量が限られているために一般的には間質性肺障害の病理学的診断は困難だが、がん性リンパ管症の鑑別には有用な場合もある。

C 対応と治療

- まずは肺障害が疑われた時点で、被疑薬を休止もしくは中止することである。肺障害の原因薬剤を確信することは多くの場合困難であるが、薬剤ごとの過去の肺障害情報を検討しながら判断し、被疑薬は原則として再開しない。
- 治療の基本は十分な酸素投与と速やかなステロイド投与である。患者は自宅で低酸素の状況で一定期間我慢した結果受診することが多いが、その際は換気血流不均等（低換気により肺胞換気量と血流がアンバランスになること）を是正するため肺血管の収縮が引き起こされる。結果として肺高血圧からの右心負荷がかかるため、これを是正するためにも十分な酸素投与が必要である[6]。
- ステロイドは多くの場合、重症例に対するステロイドパルス療法とその後の維持療法、中等症に対して用いられ、改善が認められれば1〜2カ月以上かけて緩やかに漸減する。

（重症例：ステロイドパルス療法）

メチルプレドニゾロン	500〜1,000mg/日	3日間

（維持療法および中等症例）

プレドニゾロン	0.5〜1.0mg/kg/日

- ステロイドの長期投与による有害事象により予後を縮めることもしばしばであり、PCP予防のST合剤（バクタ®1g 1日1回内服など）や骨粗鬆症予防のビスホスホネート製剤、潰瘍予防のためのPPIおよび食後高血糖のチェックが必要になる。 　　　　（林　秀敏）

文献

1) Nishino M, et al. Clin Cancer Res 2016；22：6051-6C. PMID：27535979
2) Kato R, et al. ESMO Open 2017；2：e000145. PMID：28761729
3) Mamesaya N, et al. Invest New Drugs 2017；35：105-7. PMID：27599705
4) 有害事象共通用語規準 v5.0日本語訳JCOG版. http://www.jcog.jp/
5) Ohnishi H, et al. Am J Respir Crit Care Med 2002；165：378-81. PMID：11818324
6) West JB, et al, eds. West's Pulmonary Pathophysiology：The Essentials, 9th ed.

第Ⅲ章　副作用症状別プロのコツ／3 消化器

口内炎

化学療法前から積極的なスクリーニングと患者教育、予防を行い、発症後はチームで積極的に治療介入することで重症化を防ぐ

A 抗がん剤による口内炎について知っておく

- 抗がん剤投与後数日〜10日で発生
- 起こしやすい薬剤：代謝拮抗薬、タキサン系抗がん剤、プラチナ系系抗がん剤、EGFR-TKI、抗VEGF/VEGFR抗体。特にDTX±RAM

B 予防方法

- 患者教育：口内炎の知識教育、口腔内保清の方法の指導
- 口腔内保清：含嗽、口腔ケア、保湿（乾燥予防）、禁煙

C 早期発見

- 初期の自覚症状：口腔内の違和感、冷温水痛、口腔粘膜の乾燥・発赤・腫脹、味覚障害など。
- ハイリスク患者：
  - 口腔衛生状態不良　・高齢者　・ステロイドの使用
  - 糖尿病など免疫能の低下　・栄養状態不良
  - 放射線治療の併用　・喫煙歴

D 鑑別疾患

- 義歯性口内炎などの外傷性潰瘍
- ウイルス性口内炎としてのヘルペスや口腔カンジダ（真菌）症
- 薬剤性口内炎

E 治療

- G3以上では化学療法の減量・中止・レジメン変更
- 含嗽および口腔ケアの継続（含嗽薬にリドカインを追加）
- 消炎・鎮痛薬：アセトアミノフェン、NSAIDs、オピオイド
- 粘膜保護：人工唾液、エピシル®口腔用液
- 栄養状態の改善、食事の工夫

A 抗がん剤による口内炎について知っておく

- 抗がん剤投与後数日〜10日で発生し、2〜3週間で徐々に改善するとされている[1]。しかし、多剤併用化学療法や、長期投与により発生頻度と重篤化するリスクが高まり治療の継続を困難にすることもある。
- 発生頻度は抗がん剤の種類によりさまざまであるが、約30〜40%と比較的高い副作用である[2]。
- 口内炎は粘膜バリアが破綻する結果、特に化学療法による好中球減少時には菌の侵入を許し発熱性好中球減少症 ➡P.301 から致命的になりうるため、発熱時には適切な抗菌薬投与を直ちに行う必要がある。
- 口内炎の発生機序としては、抗がん剤が直接DNA合成を阻害する、もしくは、細胞の生化学的代謝経路を阻害することによりフリーラジカルが発生し、口腔粘膜組織が損傷されるのに加え、口腔内の細菌感染、低栄養、骨髄抑制などの免疫力低下による二次的感染を合併することにより発生する。
- 一般にフッ化ピリミジン系、メトトレキサート、アントラサイクリン系の抗がん剤で発生頻度が高いとされる。肺がんの化学療法で頻用される薬剤において口内炎の頻度の高いものを表1に示す。
- DTX、DTX+RAMは発熱性好中球減少症の頻度がそれぞれ31.6%、54.3%と比較的高く注意が必要である。

B 予防方法

- 口内炎の予防には患者教育と口腔内保清の2点が重要である。

❶患者教育

- 患者の協力なしでは口内炎の予防や治療は困難であり、そのためにも患者教育は重要である。

表1 肺がん化学療法において口内炎の頻度の高い薬剤

代謝拮抗薬	S-1、ペメトレキセド、ゲムシタビン
トポイソメラーゼ阻害薬	イリノテカン、エトポシド
タキサン系抗がん剤	パクリタキセル、ドセタキセル
プラチナ系抗がん剤	シスプラチン、カルボプラチン、ネダプラチン
EGFR-TKI	エルロチニブ、アファチニブ
抗VEGF/VEGFR抗体	ベバシズマブ、ラムシルマブ

- 口内炎の知識や口腔内保清の方法を指導する。また患者自身に口腔内の観察（1日1回は口腔粘膜の色、出血・腫脹・発赤の有無、口内炎の有無をチェックする）を指示し、症状出現時に早期に報告するように指導する。

❷口腔内保清
- 口腔内保清は口内炎の二次感染の予防や重症化を避けることにつながる[3]。下記に具体的内容を記す。

①含嗽
- 含嗽による口内炎の予防は、主に口腔内の保清、保湿を目的とする。リスクの高い患者には含嗽水として、水または生理食塩水（水500mLに小さじ1杯の食塩4.5gで患者自身に作製してもらうことも可能）もしくは抗炎症作用・活性中和作用のある含嗽剤を下記の処方例を参考に使用する。
- 含嗽のタイミングは起床時、毎食前後、就寝時など約2時間ごとに1日8回と比較的頻回に行うことなどを指導する。

四国がんセンターセット処方

アズレンスルホン酸ナトリウム水和物、重曹（ハチアズレ）	14g（7包）
グリセリン	60mL
精製水	全量500mLになるように加水

1回20mLを口に含み、2分程度グチュグチュうがい後に吐き出す。

スクラルファート水和物　1回10mL　2分間以上口腔内に含ませる。
（承認適用外）

アルギン酸ナトリウム（アルクレイン内容液5%）　毎食前含嗽
（承認適用外）

②口腔ケア
- 口内炎の予防のため、治療開始前から歯科と連携し口腔ケアを行うことが望ましい。口腔細菌を可及的に減少させるため歯石除去を行うことも検討される。
- 歯垢や舌苔中に含まれる細菌は含嗽などでは除去しにくいため、歯ブラシや舌ブラシなどで保清に努める。回数は毎食後、寝る前の1日4回行い、食事が困難な場合でも歯垢は歯面に付着するので1日1回はブラッシングをする。その場合は可能であれば就寝前が推奨される。

- ブラッシングは、軟毛または超軟毛で動かしやすい小さい歯ブラシを用いて、毛先を歯に垂直に押し当てて、横に細かく振動させるように動かす。歯ブラシの届きにくい歯と歯の間などの歯垢はデンタルフロスや歯間ブラシなどの使用が有用である。歯磨剤は使用するならばアルコールが含まれない低刺激性のものがよい。
- 義歯については、食後に義歯専用の歯ブラシで磨く。使用しないときは乾燥による変形を防ぐため清潔な水につけ、夜間は義歯洗浄剤につけておくなどして、細菌や真菌の付着を予防することが勧められる。

③保湿（乾燥予防）
- 口腔内の乾燥は口内炎の発生や増悪因子と関連がある。頻回に少量ずつの水分をとることを勧め、乾燥が強いときは保湿剤や市販の口腔内保湿ジェルなどを使用する。
- 口唇乾燥の予防も重要で、リップクリームなどで乾燥を予防する。ポビドンヨードはアルコールを含有しているため乾燥を助長し、粘膜障害が誘発されるため推奨されない。

④禁煙
- 喫煙によって口内炎が増悪する可能性があるので禁煙を厳守する。

C 早期発見と早期対応のポイント

- 早期に認められる自覚症状として、口腔内の疼痛・違和感・出血・冷温水痛、口腔乾燥、口腔粘膜の発赤・腫脹、開口障害、咀嚼障害、嚥下障害、味覚障害などが挙げられる。また、口腔粘膜の紅斑、びらん、アフタなどの症状もみられる[4]。
- ①口腔衛生状態不良である、②高齢者、ステロイドの使用、糖尿病など免疫能の低下がある、③栄養状態が不良である、④放射線治療の併用、⑤喫煙歴がある[5]、といった患者因子があると口内炎の危険性が高い。

D 判別が必要な主な疾患と鑑別方法

❶義歯性口内炎などの外傷性潰瘍
- 義歯の適合性、歯の鋭縁や歯の不適合修復物が粘膜にあたってないかを確認する。

❷ウイルス性口内炎としてのヘルペスや口腔カンジダ（真菌）症

- 抗がん剤による口内炎と併発することも多いので注意が必要である。
- 前者の判別方法は水疱内容や口腔咽頭のぬぐい液を対象として行うウイルスの分離培養同定法や直接抗原検出法がある。
- 後者は口腔粘膜に白苔を生じるが、剥離・脱落すると潰瘍性病変となり疼痛を伴い、判別方法は真菌培養にて病原性がある仮性菌糸を確認することで行う。

❸薬剤性口内炎

- 原因薬剤摂取後の数時間以内に口唇、口腔粘膜に紅斑、びらんまたは水疱が生じる。
- 原因薬剤は多岐にわたる。化学療法によって発症する場合もあり注意が必要であるが、発症時期が一般的に通常の口内炎に比して早い点が鑑別になる。

E 治療方法

- 口内炎が発症した場合、確立された治療はなく対症療法が中心となる。また一般に、CTCAE v5.0でG3以上の口内炎が発症した場合には化学療法の減量・中止・レジメン変更を適切に判断する必要がある（表1）。
- 口内炎の治療には、症状に応じた食事内容の変更、各口腔ケアや薬剤使用の方法などを患者の理解度や生活習慣に応じて丁寧に指導し、経時的な治療効果の評価が必要となるため、医師、歯科医師、看護師、薬剤師、栄養士も含めたチームでの管理が重要となる。

❶含嗽および口腔ケア

- 治療においても予防と同様に口腔ケアと含嗽は継続する。
- 含嗽薬は口腔内の保清、保湿に加えて、消炎鎮痛、組織修復の効果も期待できる。ただ、口内炎が発生すると疼痛により口腔ケアが困難になるため、その場合は局所麻酔薬（リドカインなど）を配合した含嗽薬の処方に切り替える。

表1 CTCAE v5.0における口内炎 (文献6より引用)

G1	G2	G3	G4
症状がない、または軽度の症状がある；治療を要さない	経口摂取に支障がない中等度の疼痛または潰瘍；食事の変更を要する	高度の疼痛；経口摂取に支障がある	生命を脅かす；緊急処置を要する

四国がんセンターセット処方

4%リドカイン塩酸塩	10mL
アズレンスルホン酸ナトリウム水和物、重曹（ハチアズレ）	14g（7包）
グリセリン	60mL
精製水	全量500mLになるように加水

1回20mLを口に含み、2分程度グチュグチュうがい後に吐き出す。

❷消炎・鎮痛薬

- 軽度～中等度の痛みには、局所麻酔薬による含嗽に加え、アセトアミノフェンかNSAIDsを使用し、激しい疼痛の場合はオピオイドを併用して口腔ケアを継続するように努める[7]。ただし、NSAIDsはCDDPなどの腎毒性のある薬剤との併用で腎機能障害が増悪する可能性があり注意が必要である。
- ステロイド外用薬は免疫抑制作用があるため、骨髄抑制が治るまで勧められない。

❸粘膜保護

- 口腔乾燥からの粘膜保護は、前述の保湿剤に加え、人工唾液などの補助的使用を考慮してもよい。
- 口腔内病変の被覆および保護を目的とする非吸収性の液状機器である局所管理ハイドロゲル創傷被覆・保護材（エピシル®口腔用液）も使用可能である。
- エピシル®は口内炎局所でゲル状になり物理的バリアを形成することで食物などの外部刺激による疼痛を8時間程度緩和させる効果があるとされている。ただし、一定の要件下（がん等に係る放射線治療又は化学療法を実施している患者であって、周術期口腔機能管理計画に基づき、口腔機能の管理を行っている患者）で保険適用される医療機器であり、歯科医師が必要と認めた場合に医療給付される製品である点に注意が必要である。歯科医師がいないなど院内での連携が難しい場合は、近隣の歯科との連携を考慮する。厚生労働省・日本歯科医師会によるがん患者の口腔ケア研修を受けた歯科医（がん診療連携登録歯科医）の名簿が国立がん研究センターがん情報サービスHPに掲載されている。（https://ganjoho.jp/med_pro/med_info/dental/dentist_search.html）［アクセス日：2019年6月20日］

❹栄養状態の改善、食事の工夫

- 食事の工夫で痛みを和らげることが可能である。
- 薄味、室温程度で冷ましたもの、ミキサー食、軟食、とろみのある食事、流動食、経管栄養剤。酸味（果物など）・香辛料などは控える。
- 栄養を十分摂取することが、口内炎の改善に寄与するため、経口摂取が困難な場合は経管栄養、経静脈栄養にて補う。

（原田大二郎）

文献

1) Pico JL, et al. Oncologist 1998；3：446-51. PMID：10388137
2) Naidu MU, et al. Neoplasia 2004；6：423-31. PMID：15548350
3) Keefe DM, et al. Cancer 2007；109：820-31. PMID：17236223
4) 厚生労働省. 重篤副作用疾患別対応マニュアル 抗がん剤による口内炎. 2009. http://www.info.pmda.go.jp
5) Winn DM. Dent Educ 2001；65：306-12. PMID：11336115
6) 有害事象共通用語規準 v5.0 日本語訳 JCOG版. http://www.jcog.jp
7) Scully C, et al. Head Neck 2004；26：77-84. PMID：14724910

食欲不振、悪心・嘔吐

リスクに応じて、最も強力な制吐療法を選択する

A 発現時期の確認

急性：抗がん剤投与後数分〜24時間以内
遅発性：抗がん剤投与後24時間以降
予期性：抗がん剤治療を受ける前日や当日の朝

B リスク因子の確認

患者因子の確認

- 50歳未満
- 女性
- アルコール摂取量が少ない
- 腫瘍量多い
- つわりの既往
- 乗り物酔い

薬剤の催吐リスクの確認

高度リスク	中等度リスク	軽度リスク
シスプラチン	カルボプラチン ネダプラチン イリノテカン クリゾチニブ セリチニブ アムルビシン	エトポシド ゲムシタビン ドセタキセル ノギテカン パクリタキセル ナブパクリタキセル ペメトレキセド UFT S-1

C 予防投与

NK_1受容体拮抗薬 5-HT_3受容体拮抗薬 デキサメタゾン オランザピン	（カルボプラチン ≧AUC4使用時） NK_1受容体拮抗薬 5-HT_3受容体拮抗薬 デキサメタゾン （上記以外の投与時） 5-HT_3受容体拮抗薬 デキサメタゾン	単回5-HT_3受容体拮抗薬 もしくは 単回デキサメタゾン

D 適切な予防制吐療法にもかかわらず悪心・嘔吐をきたした場合

- 催吐性リスクの再検討
- （オランザピンを投与していない場合）追加を検討
- （オランザピンを投与していた場合）別クラスの制吐薬の追加を検討

E 食事の工夫

A メカニズムと分類を理解しよう

❶ メカニズム

- 化学療法に関連する悪心・嘔吐（chemotherapy induced nausea and vomiting：CINV）は、消化管に存在する5-hydroxytryptamine(5-HT$_3$)受容体と第4脳室のchemo-receptor trigger zone（CTZ）に存在するneurokinin 1（NK$_1$）受容体が複合的に刺激され、延髄の嘔吐中枢が興奮することで起こると考えられている。
- 神経伝達物質としては、セロトニン、サブスタンスP、ドパミンなどがあり、これらの拮抗薬が制吐薬として用いられている。

❷ 発現時期

急性：

- **抗がん剤投与後数分〜24時間以内**に発現する。
- 急性嘔吐は抗がん剤の治療アドヒアランスを妨げる最も大きな要因の一つである。その予防制吐効果の成否は遅発性嘔吐の治療効果にも影響を及ぼすとされる。

遅発性：

- **抗がん剤投与後24時間以降**に発現するものと定義されている。
- 患者のQOL維持、さらに精神的安定や治療に対する意欲の向上のためにも、コントロールが必要不可欠である。
- 急性嘔吐より程度は弱いが予防効果は十分ではないことが多く、後述する薬剤以外の対応も重要となる場合が多い。

予期性：

- 化学療法や放射線療法を受けたときに悪心・嘔吐を経験した患者では、次回のがん薬物療法や放射線療法を受ける前から悪心や嘔吐が生じることがあり、これを「予期性悪心・嘔吐」という。

- 抗がん剤治療を受ける前日や当日の朝などに発現する。
- 急性もしくは遅発性悪心・嘔吐の予防が十分でなかった時代にはより頻度が高く報告されていたが、近年では予期性悪心が10％未満、予期性嘔吐は2％未満と頻度が低く報告されている。

B リスクを理解する

❶患者、腫瘍因子
- 50歳未満、女性、アルコール摂取量が少ない、腫瘍量が多い、つわりの既往、乗り物酔いがあるという因子がある患者に発現頻度がより高いとされている

❷薬剤因子
- 高度（催吐性）リスク（high emetic risk）：90％を超える患者に発現する。
- 中等度（催吐性）リスク（moderate emetic risk）：30〜90％の患者に発現する。
- 軽度（催吐性）リスク（low emetic risk）：10〜30％の患者に発現する。
- 最小度（催吐性）リスク（minimal emetic risk）：発現しても10％未満である。

表1 肺がん治療において使用される薬剤の催吐性リスク分類

高度	中等度	軽度	最小度
シスプラチン	カルボプラチン ネダプラチン イリノテカン クリゾチニブ セリチニブ アムルビシン	エトポシド ゲムシタビン ドセタキセル ノギテカン パクリタキセル ナブパクリタキセル ペメトレキセド UFT S-1	イピリムマブ 抗PD-1/PD-L1抗体 ラムシルマブ EGFR-TKI ビノレルビン

C リスクに応じた予防投与

- 催吐性リスクに応じた予防薬投与が推奨されており、抗がん剤を併用投与されている患者では、最も催吐性リスクの高い薬剤に適した制吐薬を投与すべきである
- 2017年に催吐性リスクに応じた制吐療法のガイドラインがASCOで改訂となった[1]。これに応じて、わが国のガイドラインも改訂

予定（本項の執筆時）であるため、ASCO制吐療法ガイドラインに準じて以下記載する。

❶高度催吐性リスク薬剤
- NK_1受容体拮抗薬、5-HT_3受容体拮抗薬、デキサメタゾン、オランザピンの4剤を併用投与すべきとされる。
- NK_1受容体拮抗薬は抗がん剤投与の1〜1.5時間前に投与する。血中濃度を十分に高めてから抗がん剤を投与する必要がある。
- アプレピタントの投与期間は通常3日間であるが、効果不十分の場合には5日間の追加投与が可能であるが、追加投与によって改善するエビデンスは乏しい。

NK_1受容体拮抗薬
アプレピタント（イメンド®）125mg（day1）、80mg（day2、3）
もしくは
ホスアプレピタント（プロイメンド®） 150mg（day1）

5-HT_3受容体拮抗薬
パロノセトロン（アロキシ®）0.75mg（day1）（海外では0.25mg）

ステロイド
デキサメタゾン（デカドロン®）9.9mg（day1）、8mg（day2〜4）

オランザピン（オランザピン）5mg（day1〜4）（海外では10mg）

- パロノセトロンもしくはグラニセトロンにデキサメタゾン、アプレピタント併用したランダム化比較試験がわが国で行われ、遅発性悪心はパロノセトロン群で有意に抑制された[2]。
- 5-HT_3受容体拮抗薬、デキサメタゾン、NK_1受容体拮抗薬に対するオランザピン（10mg day1〜4）の併用を検討したプラセボ比較二重盲検下ランダム化比較試験にて、急性および遅発性どちらの制吐効果においてもオランザピン併用群が優れており、4剤併用が推奨されるに至った[3]。また、オランザピンの用量は5mgであっても10mgであっても遅発性悪心の出現率には差がないことがわが国で示されている。むしろ、5mgのほうが遅発性悪心も副作用も少ないことから推奨される[4]。

❷ 中等度催吐性リスク薬剤

- カルボプラチン（≧AUC4）を投与される患者では、NK₁受容体拮抗薬、5-HT₃受容体拮抗薬、デキサメタゾンの3剤を併用投与すべきとされる。
- これを除く中等度催吐性リスク薬剤を投与される患者では、5-HT₃受容体拮抗薬（day1）、デキサメタゾン（day1）の2剤を併用投与すべきとされる。
- シクロホスファミド、ドキソルビシン、オキサリプラチン、そのほかの中等度催吐性リスク薬剤を投与される患者では、遅発性悪心嘔吐に対してデキサメタゾン（day2、3）を投与することが許容される。

NK₁受容体拮抗薬（CBDCA≧AUC4使用時のみ）
アプレピタント（イメンド®）125mg（day1）、80mg（day2、3）
もしくは
ホスアプレピタント（プロイメンド®）150mg（day1）

5-HT₃受容体拮抗薬
パロノセトロン（アロキシ®）0.75mg（day1）（海外では0.25mg）

ステロイド
（CBDCA AUC≧4使用時）
デキサメタゾン（デカドロン®）4.95mg（day1）、(4mg（day2～4））
（その他のレジメン）
デキサメタゾン（デカドロン®）9.9mg（day1）、8mg（day2、3、(4)）

❸ 軽度催吐性リスク薬剤

- 単回5-HT₃受容体拮抗薬（抗がん剤投与前）、あるいは単回デキサメタゾン8mgが投与されるべきとされる。

5-HT₃受容体拮抗薬
パロノセトロン（アロキシ®）0.75mg（day1）（海外では0.25mg）
もしくは
ステロイド
デキサメタゾン（デカドロン®） 8mg（day1）

❹最小度催吐性リスク薬剤
- ルーチンの制吐薬予防投与は行うべきではない。

❺予期性悪心嘔吐
- すべての患者は抗がん剤の催吐性リスクに応じて、抗がん剤初回投与時から最も強力な制吐療法を選択すべきである。患者の悪心・嘔吐状況を評価してからの投与ではない。
- 予期性悪心・嘔吐をきたした患者では、系統的脱感作法による行動療法も選択肢となる

D 適切な予防制吐療法にもかかわらず悪心・嘔吐をきたした場合

- 適切な予防制吐療法にもかかわらず悪心・嘔吐をきたした場合、主治医は催吐性リスク、病勢、併存疾患、その他の投薬内容を再評価し、催吐性リスクに応じたレジメンを確認すべきである。
- オランザピンが投与されずに悪心嘔吐をきたした患者の場合、標準的制吐療法にオランザピンを追加することを考慮する。
- オランザピンを含む適切な予防制吐療法にもかかわらず悪心・嘔吐をきたした患者の場合、別クラスの制吐薬（例．NK_1受容体拮抗薬、ドパミン受容体拮抗薬、ベンゾジアゼピン系抗不安薬（ロラゼパムやアルプラゾラム）など）を標準的制吐療法に追加することを考慮する。
- ロラゼパムは制吐薬の補助薬として有用であるが、制吐目的でのロラゼパム単剤投与は推奨されないとされる。

ドパミン受容体拮抗薬

メトクロプラミド（プリンペラン®）	5mg/回
もしくは	
プロクロルペラジン（ノバミン®）	5mg/回

ベンゾジアゼピン系抗不安薬

ロラゼパム（ワイパックス®）	0.5mg/回
もしくは	
アルプラゾラム（コンスタン®、ソラナックス®）	0.4mg/回

E そのほかの対応

❶食事の工夫
- においの強いものを避ける。
- 消化の良いものを食べる。
- 栄養補助食品を使用する。
- スポーツドリンクなどで水分摂取を心がける。

（藤本大智）

文献
1) Hesketh PJ, et al. J Clin Oncol 2017；35：3240-3261. PMID：28759346
2) Suzuki K, et al. Ann Oncol 2016；27：1601-6. PMID：27358385
3) Navari RM, et al. N Engl J Med 2016；375：134-42. PMID：27410922
4) Yanai T, et al. Int J Clin Oncol 2018；23：382-8. PMID：29039073

第Ⅲ章 副作用症別プロのコツ／3 消化器

食道炎

予防と工夫で患者状態の悪化を抑える

A 放射線食道炎の予防

- アルギン酸ナトリウム、または、ポラプレジンク内服
- グルタミン粉末内服

B 鑑別診断　嚥下痛・嚥下困難

感染性食道炎
- 内視鏡による所見
- 病理検査、培養検査

薬剤関連食道炎
- クリゾチニブ、抗菌薬、NSAIDsなど服用後数日以内
- kissing ulcers（半数弱）

放射線食道炎
- 照射開始後2〜3週間

C リスクの評価

- ステロイドや免疫抑制薬の使用
- （カンジダ食道炎）プロトンポンプ阻害薬吸入ステロイド薬の使用

- 食道の物理的狭窄、食道通過速度の低下
- 普段から活動度が低い
- 内服後の臥位

- 根治的同時化学放射線治療
- 28Gy以上の照射
- 多分割照射
- 限局期小細胞肺がんに対する加速過分割照射
- 高齢、女性、PS不良、BMI低値、逆流性食道炎の既往

D 対応

- 病原体に合わせた治療

- 内服体位の工夫

- アルギン酸ナトリウム内服
- 疼痛管理（NSAIDs、オピオイド）

E 食事の工夫

- スポーツドリンク、栄養補助食品の利用
- タバコ、アルコール、コーヒー、香辛料や冷たいものや熱いものは避ける。

A 放射線食道炎の予防

- 放射線食道炎に対する薬剤療法のランダム化比較試験はなく、エビデンスに乏しい。ここではいくつかの有用とされる報告をまとめる。
- **アルギン酸ナトリウム**の内服の有効性をみた報告が散見される。治療開始時あるいは症状発現時(口腔粘膜上皮の炎症)にアルギン酸ナトリウム1日量120mLを食前と放射線療法後に内服し、良好な結果が得られている[1]。本報告を参考として、筆者の施設でもアルギン酸ナトリウムを用いている(アルロイドGはアルギン酸ナトリウムの5%水溶液である)。

アルギン酸ナトリウム(アルロイドG) 20mL	毎食前、眠前

- 放射線食道炎予防を目的として、治療開始日より**ポラプレジンク**を内服した報告では、G2以上の食道炎の発現を抑制することが示唆された[2,3]。ポラプレジンクが治療に伴う活性酸素を介した粘膜細胞障害に対して抗酸化作用、粘膜保護作用を示し、放射線による粘膜障害の発生を予防したと考えられる。

ポラプレジンク(プロマック®) 75mg	1日2回、朝食後および就寝前

- 頭頸部がんや胸部のがんに放射線照射を受ける患者で、**グルタミン**の内服が口内炎や食道炎の発症を抑制することができたという後向き試験の報告がある。また、前向き単群パイロット試験として、グルタミン粉末を予防的に内服した患者でに既報告と比べ食道炎がかなり少ないことも報告されている[4,5]。

B 鑑別診断

- 肺がん治療によって生じる食道炎は、疼痛や栄養摂取障害により治療計画に影響を与え、患者のQOLを悪化させる場合も少なくない。日常の臨床ではより効果的な対策が求められている。
- カンジダ食道炎に代表される、治療に伴う免疫抑制に関連する①**感染性食道炎**と、治療に関連する②**薬剤関連食道炎**、③**放射線食道炎**が代表的である。すべてにおいて嚥下痛のような共通の症状があり、鑑別を想起することがまず重要である。

❶感染性食道炎

- 内視鏡による所見、培養によって診断される。
- しばしば放射線食道炎と間違えられることもあるため、鑑別として頭の中に入れておくことが重要である。

❷薬剤関連食道炎

- 抗がん剤関連として、クリゾチニブ内服後に代表される食道炎としていわゆる"pill esophagitis"が報告されている[6]。内服後に薬剤が食道に停滞することによって起こると考えられており、症状出現時に疑うことがまず重要である。
- 薬剤関連食道炎をまとめた報告によると、抗菌薬やNSAIDsで起こる場合が多い。内視鏡によって薬剤の一部が残っているといった所見があれば診断が可能となるが、それが認められる症例は少数である。
- Kissing ulcersが半数弱に認められるが、特徴的な所見は乏しいとされる。薬剤内服から症状出現まで数日以内の経過を取る場合が多いとされるため、まずは臨床的に疑い臨床的診断となる場合が多い[7]。

❸放射線食道炎

- 肺がん治療の日常臨床において頻繁に問題となる。縦隔照射に伴う副作用であり、特に根治的同時化学放射線治療において頻度が高く、重症度も高い有害事象の一つである。
- 非小細胞肺がんに対する根治的同時化学放射線治療における重症食道炎発生率は、WJTOG0105試験の報告によると、わが国で汎用されるレジメンであるCBDCA＋PTX群で8.2%（G3以上）であるとされている。
- 通常照射開始後2〜3週間で、嚥下痛・嚥下困難の症状で出現する。摂食困難のため脱水と低栄養状態をきたし、ときに治療を中断することになる。重症例では完全閉塞や穿孔・瘻孔形成をきたし、致死的になることもある。照射終了後1カ月程度で改善するといわれている

C リスクの評価

❶感染性食道炎

- ステロイドや免疫抑制薬といった免疫抑制を引き起こす薬剤がリスクとなる。
- カンジダ食道炎については、プロトンポンプ阻害薬（PPI）の使

用がリスクとなると考えられている。また、併存する呼吸器疾患のために吸入ステロイドを使用している患者においてはさらに注意が必要である。

❷薬剤関連食道炎
- 食道の物理的狭窄や食道通過速度の低下をきたしている場合に起こりやすい。
- 普段から活動度が低い患者や、内服後に臥位を取っている患者においてはリスクが高いと考えられており、注意が必要である。

❸放射線食道炎
- 根治的同時化学放射線治療を受けた患者において、食道線量が食道炎の発症におけるリスクであることが示されている。28Gy以上の照射によって有意にG2以上の食道炎が多いと報告されており、治療週数を経るごとにGradeの高い食道炎が出現する[8]。
- 多分割照射のほうがリスクが高く、限局期小細胞肺がんに対する加速過分割照射はさらにリスクが高いとされている。
- 放射線照射量以外のリスクファクターとして、高齢、女性、PS不良、BMI低値、逆流性食道炎の既往が示されている[9]。

D 対応

❶感染性食道炎
- まずは内視鏡検査とそれに伴う病理検査、培養検査によって病原体を判明させることが第一である。その後病原体に合わせての治療が中心となる。

❷薬剤関連食道炎
- 薬剤内服にあたり、食道での薬剤停滞を防ぐ体位を取るなどの対応が必要とされる。

❸放射線食道炎
- NSAIDs、オピオイドを中心とした疼痛管理にて対症療法を行い、栄養不良とならないような対応が必要とされる。
- 比較的高頻度に発症して重症化することもあり、現行の治療法では不十分と考えられるため、患者のQOLを改善し、効果的な放射線照射を行うために、治療法や予防法について今後検討していく必要がある。

E 食事への工夫

- 食道炎に対しては食事栄養管理が重要とされる。食事量の減量に対しては**スポーツドリンク**などで水分摂取を励行し脱水を避ける。**栄養補助食品**を使用し、カロリー摂取が落ちないように心がける。
- タバコ、アルコール、コーヒー、香辛料や冷たいものや熱いものは、食道粘膜への刺激となるため避けることが望ましいとされる[10]。

(藤本大智)

文献
1) 押谷高志, ほか. 日癌治 1990；25：1129-37.
2) 山東真寿美, ほか. 肺癌 2017；57：96-101.
3) Yanase K, et al. Int J Clin Exp Med 2015；8：16215-22. PMID：26629136
4) Vidal-Casariego A, et al. Nutr Cancer. 2013；65:424-9. PMID：23530642
5) Algara M, et al. Int J Radiat Oncol Biol Phys 2007；69：342-9. PMID：17531398
6) Jung P, et al. Case Rep Gastrointest Med 2016；2016：3562820. PMID：28053793
7) Kim SH, et al. World J Gastroenterol 2014；20：10994-9. PMID：25152603
8) Ozgen A, et al. J Radiat Res 2012；53：916-22. PMID：22915782
9) Baker S, et al. Lung Cancer (Auckl) 2016；7：119-27. PMID：28210168
10) Berkey FJ. Am Fam Physician 2010；82：381-8, 94. PMID：20704169

第Ⅲ章 副作用症状別プロのコツ／3 消化器

下痢

メカニズムを考慮した対策を行うことが重要

A 抗がん剤治療中に認められる下痢について知っておく

① 下痢を起こしやすい薬剤：CPT-11、S-1
　EGFR-TKI、免疫チェックポイント阻害薬
② ロペラミドの事前処方
③ 消化のよい食事の推奨

B 抗がん剤（主にCPT-11）による下痢

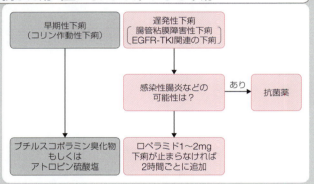

C EGFR-TKIによる下痢

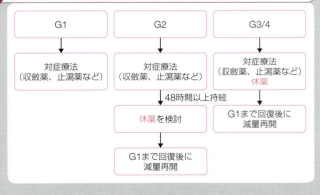

D 免疫チェックポイント阻害薬（ICI）による下痢

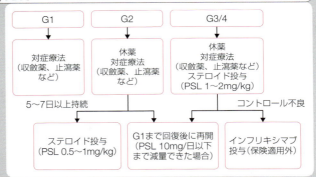

E そのほかの原因による下痢

- 感染性腸炎
- 抗菌薬による偽膜性腸炎

A 抗がん剤治療中に認められる下痢について知っておく

- 下痢とは、排便回数の増加と糞便中の水分含有量の増加を意味し、CTCAE v5.0では、「排便頻度の増加や軟便または水様便の排便」と定義されている[1]。
- 重症度分類（CTCAE v5.0）は排便回数の増加の程度などにより行われる。Gradingは表1に示す通りである。

表1 CTCAE v5.0における下痢（文献1より引用）

G1	G2	G3	G4
ベースラインと比べて<4回/日の排便回数増加；ベースラインと比べて人工肛門からの排泄量が軽度に増加	ベースラインと比べて4〜6回/日の排便回数増加；ベースラインと比べて人工肛門からの排泄量が中等度増加；身の回り以外の日常生活動作の制限	ベースラインと比べて7回以上/日の排便回数増加；ベースラインと比べて人工肛門からの排泄量が高度増加；身の回りの日常生活動作の制限	生命を脅かす；緊急処置を要する

- 肺がんに対して用いられる薬剤で下痢をきたしやすいものは、
  ①抗がん剤：CPT-11、S-1
  ②EGFR-TKI（ゲフィチニブ、エルロチニブ、アファチニブ、オシメルチニブ）
  ③ICI（ニボルマブ、ペムブロリズマブ、アテゾリズマブ、デュルバルマブ）
  である。
- 上記を使用する際には、あらかじめロペラミド（ロペミン®）を処方しておき、使用すべき状況、使用の方法などについて、説明しておくことも重要である。

> ロペラミド（ロペミン®）　1mg　2時間ごと　もしくは
> 　　　　　　　　　　　　2mg　4時間ごと
> 　　　　　　　　　　　　下痢が止まるまで

（承認用量・用法外）

- 下痢の際には、脱水や体内の電解質バランス、食事回数や1回の食事量に注意しながら、消化のよい食べ物で必要なエネルギーをとり、体力を保つことが重要であることもあらかじめ説明が必要である。
- 重篤な下痢に対しては入院のうえ、絶食による腸管安静や水分・電解質バランスの是正が必要である。

B 抗がん剤（主にCPT-11）による下痢

❶下痢をきたすメカニズム

- **早発性下痢（コリン作動性下痢）**：CPT-11投与後の投与当日、特に投与後30分程度で発症する。コリン作動性であり、仙痛や鼻汁、流涙、流涎などのコリン症状を伴うことが多い。
- **遅発性下痢（腸管粘膜障害性下痢）**：抗がん剤あるいはその代謝物が腸管粘膜を障害することで起こり、抗がん剤投与後数日〜2週間後に発症することが多い。CPT-11投与後にみられる遅発性下痢の多くは、活性代謝物SN-38による消化管粘膜の直接障害が原因とされる。

❷予防

- コリン作動性下痢に対する予防として、抗コリン薬（ブチルスコポラミン臭化物やアトロピン硫酸塩など）の併用を考慮してもよい。

ブチルスコポラミン臭化物(ブスコパン®)　20mg　静注または皮下注

アトロピン硫酸塩　0.3mg　5分で静注

- SN-38による消化管粘膜の直接障害に対する予防としては、炭酸水素Naによる経口アルカリ化や半夏瀉心湯が有効とする報告がある。

炭酸水素ナトリウム　2g/日

半夏瀉心湯　7.5mg/日　毎食前、CPT-11投与前3日間

- SN-38は、UGT1A1によりグルクロン酸抱合を受けて不活性化され、胆汁中に排泄される。遺伝子多型*UGT1A1*6*、*UGT1A1*28*をホモ接合体またはいずれもヘテロ接合体としてもつ患者では、SN-38の代謝が遅延し、重篤な副作用発現の可能性が高くなる[2]。日本人における*UGT1A1*6*、*UGT1A1*28*のアレル頻度は、それぞれ13.0〜17.7%、8.6〜13.0%である。UGT1A1遺伝子多型検査は保険適用であり、遺伝子多型をもつ患者、特にホモ接合体をもつ症例に対しては、CPT-11の投与量を減量することを検討してもよいのかもしれない。

❸治療
- コリン作動性下痢(早発性下痢)に対しては、抗コリン薬(ブチルスコポラミン臭化物やアトロピン硫酸塩)を投与する。
- 遅発性下痢に対しては、収斂薬のタンニン酸アルブミンや止瀉薬のロペラミドなどを投与する。

タンニン酸アルブミン(タンナルビン)　3〜4g/日　分3〜4

- CPT-11投与時には腸内を酸性化させる可能性のあるヨーグルトなどの乳酸菌食品や、整腸剤のビフィズス菌製剤(ラックビー®)や乳酸菌製剤(ビオフェルミン®、エンテロノン®-R)は控えることが望ましい。

C EGFR-TKIによる下痢

- その発生機序は明らかではないが、腸上皮細胞のEGFR抑制など複数報告されている。
- 日本人におけるEGFR-TKIによる下痢の発症頻度は全Grade（G3以上）で、ゲフィチニブ（WJOTG3405試験、NEJ002試験）により34～54%（0.9～1.1%）、エルロチニブ（O22903試験）で81%（1%）、アファチニブ（LUX-Lung3試験）で100%（22.2%）、オシメルチニブ（AURA3試験）で34.1%（2.4%）であった。
- 早期から適切に止瀉薬を用いることが重要で、G1以内にコントロールしながら、EGFR-TKI内服を継続する。また、G3以上または持続するG2の下痢が認められる場合にはEGFR-TKIを休薬し、G1以下に回復した後に減量して再開する。
- アファチニブを用いたグローバルの第Ⅲ相試験（LUX-Lung3試験、LUX-Lung6試験）の事後解析において、LUX-Lung3試験では45.8%、LUX-Lung6試験では29.9%が治療開始後6カ月以内に減量されており、減量ありと減量なしのサブグループのPFS中央値は11.3カ月と11.0カ月（LUX-Lung3試験）、12.3カ月と11.0カ月（LUX-Lung6試験）と両群間に差は認められなかった[5]。
- 対症療法と用量調節を適切に行うことで、下痢を含めた有害事象のコントロールを行いながら、EGFR-TKI治療は可能な限り長期に継続することが重要である。

D ICIによる下痢

- ICIによる免疫抑制の解除の結果、T細胞が全身の各臓器に浸潤して免疫反応を起こし、免疫反応が過剰になることで起こる免疫関連有害事象（irAE）をきたす。腸にもたらされた過剰な免疫反応により、下痢が発生する。腹痛、血便を伴うこともある。
- ニボルマブで8%（CheckMate017試験、CheckMate057試験）、ペムブロリズマブで6～14.3%（KEYNOTE-010試験、KEYNOTE-024試験）、アテゾリズマブで15.4%（OAK試験）、デュルバルマブ（PACIFIC試験）で18.3%に確認されている。
- 便検査や培養検査を行い、細菌性やウイルス性腸炎および他の炎症性腸疾患との鑑別を行う。下部内視鏡検査、CT検査も診断に有用とされる。
- CTCAEによる重症度分類を行い、各Gradeで推奨された対応、

治療を行う[3,4]。**十分量のステロイド治療を行うこと、感染の合併に注意しながら1〜2カ月以上をかけてゆっくりと減量**を行うことが重要である。

- ステロイド反応性不良の場合には、保険適用外となるが、**インフリキシマブ（レミケード®5mg/kg）**の使用も検討する。

E 感染性腸炎による下痢

- 細菌、ウイルス、寄生虫などによる感染により**感染性腸炎**をきたした場合にも下痢をきたしうる。抗がん剤治療により免疫抑制状態にある場合には、重症化しやすく注意が必要である。症状が改善しない場合や好中球減少を伴う場合は、抗菌薬の投与などを行う。
- 抗菌薬投与中に発症する**偽膜性腸炎**にも注意する。

（野崎　要）

文献
1) 有害事象共通用語規準 v5.0 日本語訳JCOG版. http://www.jcog.jp
2) Takano M, et al. Pharmgenomics Pers Med 2017；10：61-8. PMID：28280378
3) Haanen JBAG, et al. Ann Oncol 2017；28（suppl_4）：iv119-42. PMID：28881921
4) Brahmer JR, et al. J Clin Oncol 2018；36：1714-68. PMID：29442540
5) Yang JC, et al. Ann Oncol 2016；27：2103-10. PMID：27601237

第Ⅲ章 副作用症状別プロのコツ／3 消化器

便秘

適切な予防と薬物療法が推奨される

A 抗がん剤治療中に認められる便秘について知っておく

①機能性便秘
②器質的便秘

B 便秘を起こしやすい薬剤について知っておく

①抗がん剤：VNR、PTX、DTX
②制吐薬：グラニセトロン、パロノセトロン、ラモセトロン、
　　　　　デキサメタゾン
③オピオイド系鎮痛薬
④抗うつ薬、抗精神病薬

C 便秘予防

①食物繊維の多い野菜や果物を摂る。
②水分摂取量を増やす。
③定期的な運動を促す。
④あらかじめ緩下薬などを用いる。

D 便秘に対する治療

・排便状況の評価
・生活習慣の改善
・腹部のマッサージや保温
・薬物療法

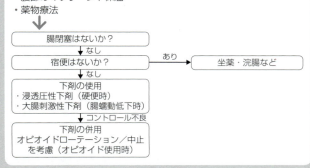

A 抗がん剤治療中に認められる便秘について知っておく

- 便秘とは排便が順調に行われない状態のことを指し、CTCAE v5.0では「腸管内容の排出が不定期で頻度が減少、または困難な状態」と定義されている[1]。排便回数の増加の程度などによりGradingされている（表1）。
- 抗がん剤治療中に認められる便秘には、便が作られる過程や排便の仕組みに障害がある機能性便秘と、腸そのものの病変によって起こる器質的便秘がある。また、治療中に用いる薬剤の副作用として便秘が起こっている可能性も鑑別すべきである。

❶機能性便秘

- 機能的便秘のうち、急性に起こる機能性便秘の原因として、①食物繊維が少ない食事（肉類など）、②体内の水分不足（多汗、水分摂取量不足など）による便中の水分不足、③環境の変化（旅行など）、④寝たきり状態などによる腸蠕動の低下が挙げられる。
- 慢性に起こる機能性低下には①弛緩性（高齢者など）、②痙攣性（下剤乱用、過敏性大腸炎など）、③直腸性（浣腸の乱用など）がある。

❷器質的便秘

- 抗がん剤治療中に認められる器質的便秘には、腫瘍や炎症、閉塞などが関与している可能性がある。

B 便秘を起こしやすい薬剤について知っておく

❶抗がん剤

- 肺がんに対して用いる抗がん剤のうち、便秘を起こしやすい薬剤にはVNR、PTX、DTXが挙げられる。

❷制吐薬

- 5-HT$_3$受容体拮抗薬のグラニセトロン、パロノセトロン、ラモセトロン、ステロイド（デキサメタゾン）により便秘が引き起こされる可能性がある。

表1 CTCAE v5.0における便秘 (文献1より引用)

G1	G2	G3	G4
不定期または間欠的な症状；便軟化薬/緩下薬/食事の工夫/浣腸を不定期に使用	緩下薬または浣腸の定期的使用を要する持続的症状；身の回り以外の日常生活動作の制限	摘便を要する頑固な便秘；身の回りの日常生活動作の制限	生命を脅かす；緊急処置を要する

❸麻薬

- オピオイド系鎮痛薬は腸管蠕動を低下させ、また、膵臓や肝臓からの消化酵素分泌を低下させ、消化不良により便が硬くなることで便秘が起こるとされる。

❹抗うつ薬、抗精神病薬

- 抗コリン作用により口渇、便秘を引き起こす可能性がある。

C 便秘予防

- 日常生活において下記について留意するように指導する。
  ①食物繊維の多い野菜や果物を摂る。
  ②水分摂取量を増やす。
  ③定期的な運動を促す。
  ④あらかじめ緩下薬などを用いる。

D 便秘に対する治療

❶排便状況や便秘の原因の評価

- 排便状況の評価として、便の回数、量、硬さ、排便時の不快感(排便困難感、痛み、残便感)を聴取する。
- 腸閉塞と宿便の有無の評価は非常に重要である。
- 生活習慣について聴取し、水分の十分な摂取や食物繊維の多い食事摂取、軽い運動や散歩を促す。また、腹部のマッサージや保温を勧め、排便習慣が保たれるようにし、定期的に排便状況を評価する。

❷オピオイドによる便秘

- 下剤を投与し、効果が不十分であれば増量、併用、**オピオイドローテーション**(オピオイドの副作用により鎮痛効果を得るだけのオピオイドを投与できない場合や、鎮痛効果が不十分な場合に、投与中のオピオイドからほかのオピオイドに変更すること)を検討する。さらに効果が不十分な場合、神経ブロックなどによりオピオイドを減量・中止できるか検討する。
- Mystakidouらによる単一施設前向き観察研究では、痛みに対しオピオイド投与が必要ながん患者321例を対象として、経口モルヒネから**フェンタニル貼付薬に変更**したところ、便秘の頻度がモルヒネ投与時の17%から、フェンタニル変更7日後で8.1%へと減少していた[2]。オキシコドンからフェンタニル貼付薬への変更が便秘の改善に有効であることを示すエビデンスはないが、オキシ

コドンはモルヒネと同程度の便秘を生じると考えられ、実臨床においてもオキシコドンからフェンタニル貼付薬への変更により便秘の改善が得られる症例をしばしば経験する。

❸薬物療法

- 腸閉塞を除外し、また、宿便を認める場合は経直腸的処置を行う。便が硬い場合は浸透圧性下剤を、腸蠕動が低下している場合は大腸刺激性下剤を投与し、十分な効果があるまで増量する。効果が不十分であれば両者を併用する。

①浸透圧性下剤：（例）酸化Mg（カマグ®）：

- 非刺激性下剤で微調整もしやすいため、第1選択薬となる。特に腎機能低下例や長期高用量服用例では、高Mg血症を合併する危険性があるため、長期服用時には3～6カ月間隔での血液検査による血清Mg濃度のモニターが望ましい。

②刺激性下剤：（例）センノシド（センノサイド®）、センナ（アローゼン®）、ピコスルファートナトリウム（ラキソベロン®）

- 腸管蠕動を促すことで、服用して8～12時間後に排便が起こる。ピコスルファートナトリウム水薬は数滴～数十滴を水に溶かして服用するため、微調節が可能である。

③上皮機能変容薬

（例）

> ルビプロストン（アミティーザ®）　24μg　朝食後、夕食後

- 小腸粘膜のタイプ2クロライドチャネル活性化による塩素イオンの腸管内への能動輸送に伴って、小腸で水分分泌を促進して軟便化や排便回数を増加する作用をもつ[3]。慢性便秘症患者242人を対象とした第Ⅲ相試験において、ルビプロストン内服治療によりプラセボと比較して、24時間以内における自発的な排便が36.9%から56.7%へと有意に（$p=0.0024$）増加し、硬便やいきみなどの症状も有意に改善することが示され[4]、2012年よりわが国で発売開始となった。主な副作用は嘔気と頭痛であった。オピオイド誘発性便秘患者431人を対象とした第Ⅲ相試験においても、プラセボと比較して自発的な排便が18.9%から27.1%へと有意に（$p=0.030$）増加し、オピオイド誘発性便秘に対する効果も確認された[5]。

④経口末梢性μオピオイド受容体拮抗薬
（例）

ナルデメジン（スインプロイク®）　0.2mg　1日1回

- 消化管の末梢μオピオイド受容体に結合してオピオイド鎮痛薬と拮抗することにより、オピオイド誘発性便秘症を改善する。オピオイド誘発性便秘症を有する患者を対象としたナルデメジンとプラセボの国内第Ⅲ相試験（COMPOSE-4）において、主要評価項目である「週に3回以上の自然排便あるいは週に1回以上の自然排便の増加」は34.4%から71.1%へとナルデメジン治療群で有意に（p＜0.0001）に高かった。主な副作用は、下痢（19.6%）、腹痛であった[6]。2017年よりオピオイド誘発性便秘症治療薬としてわが国でも使用可能となっている。

⑤坐薬：（例）炭酸水素Na・無水リン酸二水素Na（新レシカルボン®坐剤）、ビサコジル（テレミンソフト®坐薬）

- 前者は発生する炭酸ガスにより腸運動を亢進させることで排便を促し、後者は結腸・直腸の粘膜に選択的に作用し、蠕動運動を促進し、排便反射を刺激する。

⑥浣腸：（例）グリセリン（グリセリン浣腸液）

- 組織から水を吸引し、腸壁を刺激して蠕動を促進することにより排便を促す。

（野崎　要）

参考文献
1) 有害事象共通用語規準 v5.0 日本語訳JCOG版. http://www.jcog.jp
2) Mystakidou K, et al. Int J Cancer 2003；107：486-92. PMID 14506751
3) Cuppoletti J, et al. Am J Physiol Cell Physiol 2004；287：C1-73-83. PMID：15213059
4) Johanson JF, et al. Am J Gastroenterol 2008；103：170-7. PMID：17916109
5) Jamal MM, et al. Am J Gastroenterol 2015；110：725-32. PMID：25916220
6) Katakami N, et al. J Clin Oncol 2017；35：3859-66. PMID：28968171

第Ⅲ章　副作用症状別プロのコツ／3 消化器

B型肝炎ウイルスの再活性化・肝機能低下

肝機能障害はどの抗がん剤でも引き起こされる可能性がある

A 抗がん剤開始前にリスクを確認する

❶肝機能障害のリスクの確認
- 慢性肝障害や胆石症などの合併症はないか？
- リスクの高いゲフィチニブ、S-1、ステロイドを投与予定か？

❷B型肝炎ウイルスキャリアの有無を確認
- HBs抗原（＋）の場合は、肝臓専門医にコンサルト

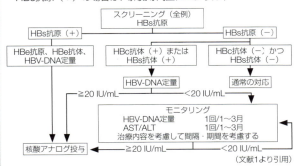

(文献1より引用)

B 肝機能障害をみつけるコツ

- 定期的な肝機能検査
- 症状出現時の積極的な画像検査

C 肝機能障害の精査

原因薬剤の精査	そのほかの原因精査
・抗がん剤 ・ほかの併用薬（降圧薬、脂質異常症治療薬など） ・漢方薬 ・サプリメント　など	・肝転移増悪 ・胆石症 ・自己免疫性肝炎 ・アルコール性肝障害 ・脂肪肝　など

D 薬剤性肝障害への対処のコツ

- 原因薬剤の休薬（減量再開）
- グリチルリチン、UDCAの投与

A 抗がん剤開始前にリスクを確認する

❶肝機能障害のリスク

- 化学療法実施前に、慢性肝障害や胆石症などの合併症の有無などを問診しておく。
- アレルギー性、脂肪変性、肝中心静脈閉塞症（veno-occlusive disease；VOD）のパターンがあり、VODはアルキル化薬や代謝拮抗薬が原因となることを理解しておく。
- ゲフィチニブ、肺がんに使用される薬剤ではないもののレゴラフェニブ、ソラフェニブでは投与中に急激な肝障害を認める場合がある。

❷HBV再活性化のリスク

- B型肝炎ウイルスのキャリアか否かについてフローに基づき事前にチェックしておく。
- 肝臓で代謝される抗がん剤による肝障害以外に、ステロイド、S-1、肺がんに使用される薬剤ではないもののリツキシマブ、オファツムマブ、フルダラビンによるB型肝炎ウイルス再活性化の報告がある。再活性化のリスクのある薬剤に関しては、日本肝臓学会のB型肝炎治療ガイドライン[1]でリストを公開しているので参照のこと。
- 化学療法中もしくは終了後にも起こりうる。
- HBs抗原陰性で安心してはいけない。HBc抗体、HBs抗体もチェックすること。
- 関節リウマチなどの自己免疫疾患に対する免疫抑制療法（ステロイドなど）においても、B型肝炎ウイルス再活性化のリスクを考慮すべきである。
- HBs抗原陽性症例は肝臓専門医にコンサルトのうえ、核酸アナログ（エンテカビル）を投与する。

> エンテカビル（バラクルード®） 0.5mg　1日1回、空腹時

B 肝機能障害をみつけるコツ

- 化学療法中は定期的に肝機能検査を施行する。
- 肝障害出現時には、胆石や、腫瘍などによる閉塞性黄疸、転移性肝腫瘍の増大の有無などについて、腹部エコーなどの画像検査を積極的に実施すること。

- 薬剤性肝障害の診断基準は、JDDW-JAPAN 2004ワークショップにて提案されたものが用いられているが[2]、治療指針ではない。

C 精査のコツ

- 抗がん剤以外にも、降圧薬、脂質異常症治療薬などの併用薬や、漢方薬、サプリメントも原因となるため、服薬歴を確認する。
- 肝転移の増悪ではないか、また胆石症、自己免疫肝炎、アルコール性肝障害、脂肪肝がないか、確認する。

D 薬剤性肝障害への対処のコツ

- 抗がん剤による肝障害が明らかな場合は、**休薬後再開（減量再開）**などで対応しうるが、アレルギー性の場合、薬剤再投与で再度肝障害が起こりうる。
- エビデンスはないが、**グリチルリチン（協力ネオシノファーゲンジー®）、ウルソデオキシコール酸（UDCA）（ウルソ®）**の使用を検討する。

（武田真幸）

文献

1) 日本肝臓学会肝炎診療ガイドライン作成委員会. B型肝炎治療ガイドライン 第3版. 東京：日本肝臓学会；2017.
2) 滝川 一, ほか. 肝臓 2005；46：85-90.

表1 DDW-J 2004薬物性肝障害ワークショップのスコアリング (文献2より引用)

	肝細胞障害型		胆汁うっ滞または混合型		スコア
1. 発症までの期間[1]	初回投与	再投与	初回投与	再投与	
a. 投与中の発症の場合 投与開始からの日数	5〜90日 <5日、>90日	1〜15日 >15日	5〜90日 <5日、>90日	1〜90日 >90日	+2 +1
b. 投与中止後の発症の場合 投与中止後の日数	15日以内 >15日	15日以内 >15日	30日以内 >30日	30日以内 >30日	+1 0
2. 経過	ALTのピーク値と正常上限との差		ALPのピーク値と正常上限との差		
投与中止後のデータ	8日以内に50%以上の減少 30日以内に50%以上の減少 (該当なし) 不明または30日以内に50%未満の減少 30日後も50%未満の減少か再上昇		(該当なし) 180日以内に50%以上の減少 180日以内に50%未満の減少 不変、上昇、不明 (該当なし)		+3 +2 +1 0 −2
投与続行および不明					0
3. 危険因子	肝細胞障害型		胆汁うっ滞または混合型		
	飲酒あり 飲酒なし		飲酒または妊娠あり 飲酒、妊娠なし		+1 0
4. 薬物以外の原因の有無[2]	カテゴリー1、2がすべて除外 カテゴリー1で6項目すべて除外 カテゴリー1で4つか5つが除外 カテゴリー1の除外が3つ以下 薬物以外の原因が濃厚				+2 +1 0 −2 −3
5. 過去の肝障害の報告	過去の報告あり、もしくは添付文書に記載あり なし				+1 0
6. 好酸球増多 (6%以上)	あり なし				+1 0
7. DLST	陽性 擬陽性 陰性および未施行				+2 +1 0
8. 偶然の再投与が行われたときの反応	肝細胞障害型		胆汁うっ滞または混合型		
単独再投与 初回肝障害時の併用薬とともに再投与	ALT倍増 ALT倍増		ALP (T-Bil) 倍増 ALP (T-Bil) 倍増		+3 +1
初回肝障害時と同じ条件で再投与	ALT増加するも正常域		ALP (T-Bil) 増加するも正常域		−2
偶然の再投与なし、または判断不能					0
				総スコア	

1) 薬物投与前に発症した場合は「関係なし」、発症までの経過が不明の場合は「記載不十分」と判断して、スコアリングの対象としない。
 投与中の発症か、投与中止後の発症化により、aまたはbどちらかのスコアを使用する。
2) カテゴリー1: HAV、HBV、HCV、胆道疾患 (US)、アルコール、ショック肝。
 カテゴリー2: CMV、EBV。
 ウイルスはIgM HA抗体、HBs抗原、HCV抗体、IgM CMV抗体、IgM EB VCA抗体で判断する。

判定基準: 総スコア2点以下: 可能性が低い。3、4点: 可能性あり、5点以上: 可能性が高い。

腎機能障害・腎炎

早期に発見診断し、薬剤が原因であれば被疑薬の中止が重要。また事前の危険因子の把握や補液が予防につながる

A 予防と予測

- CDDP投与時の補液による予防
- 血管新生阻害薬投与時に用量依存的に現れる蛋白尿に注意
- 抗がん剤の用量調節の検討

B 腎機能低下を見分ける　早期発見・診断

- 尿量減少、体重増加。進行すると症状が現れる。
- 危険因子：心疾患、慢性腎障害、糖尿病、重症感染症（敗血症）の合併、高齢者

C 原因の検索と治療

❶ 腎前性：脱水に起因

- 抗がん剤・NSAIDsの使用状況の確認
- 体重の変化の確認
- 低血圧・頻脈、皮膚のツルゴールの確認
- FENa<1%、FEUN<35%
- 敗血症の除外

↓

循環動態維持

❷ 腎後性：尿流障害に起因

- 尿管閉塞、尿路閉塞、神経因性膀胱の確認。

↓

- 尿管閉塞解除を検討→泌尿器科へのコンサルト
- 閉塞解除後は補液

❸ 薬剤起因性の腎性腎機能低下：原因薬剤はさまざま

- 尿沈渣におけるmuddy brown（泥茶色）の円柱
- FENa≧1%、FEUN≧35%
- 敗血症の除外

↓

原因物質の中止（抗がん剤、NSAIDsなど）→腎臓内科へのコンサルト

D 次サイクルの用量調節

リスクとベネフィットを考慮して、用量調節、肝代謝型薬剤への変更の検討

A 予防と予測

- CDDP投与時に3L/日以上の補液を行うことで腎機能障害が軽減できると報告されている。十分な経口補液や尿量確保ができ、PS、腎機能、年齢を考慮すれば、ショートハイドレーションも提案される。
- 血管新生阻害薬投与時の蛋白尿は用量依存的に起こると考えられており、Gradeと薬物治療継続のリスク・ベネフィットを加味したうえで休薬・減量が推奨される。
- 尿中アルブミン、尿蛋白、血清シスタチンC、β_2ミクログロブリン、NAGなどが早期診断のバイオマーカーとして用いられているものの、実臨床での有用性は確立していない。
- 腎機能の低下した患者に抗がん剤を投与する際の用量調節は患者因子である糸球体濾過速度（GFR）および、抗がん剤の薬理学的特性（排泄経路および腎毒性）の2つの因子を知ることで、抗がん

表1 急性腎障害（AKI）やほかの腎障害が報告されている薬剤（主に肺がん領域で使用する薬剤）

化学療法の薬剤	AKIの機序	臨床所見	予防法	文献
シスプラチン	尿細管への毒性	AKI、Mg喪失	体液量を増やす（補液）利尿薬投与は腎障害予防に対して明確な推奨ができない CCr<30mL/分は投与中止	1
ベバシズマブ	糸球体内皮細胞障害によるTMA 糸球体上皮細胞（足細胞）のスリット膜障害	蛋白尿、高血圧、TMA（貧血、血小板減少、AKI、LDHの上昇、破砕赤血球）およびAKI	未確立	2
ゲムシタビン	TMA	高血圧、TMA、蛋白尿、AKI	未確立	3
ペメトレキセド	ATNと腎性尿崩症	AKI	CCr<45mL/分は使用中止	4
ニボルマブ ペンブロリズマブ	間質性腎炎	AKI	未確立	5,6
ビスホスホネート（ゾレドロネート）	急性尿細管障害とFSGS	AKI	CCr<30mL/分は慎重投与（詳細は添付文書参照）	7

AKI：急性腎障害、ATN：急性尿細管壊死、FSGS：巣状分節性糸球体硬化症、
TMA：血栓性微小血管症

剤のクリアランスはある程度予測可能であり、抗がん剤作用を最大限に、かつ腎毒性を最小限に抑える用量調節をめざしたい（表1）。
- 栄養不良、極端なるい痩あるいは極端な肥満がなければeGFRを用いることを推奨する。

Cockcroft-Gault式：GFR＝[(140－年齢)×体重(Kg)]÷[72×SCr(mg/dL)]（女性は×0.85）

SCr値はJaffe法で測定された値を用いるが、酵素法で測定されたSCr値には0.2を加える。

B 腎機能低下を見分けるコツ

❶症状
- 腎機能低下が軽微であれば無症状。身体所見が現れる前に尿量減少、体重増加がある。
- 進行すると、①窒素や老廃物の貯留に伴う：倦怠感、食欲不振、悪心、嘔吐、意識障害、②体液過剰：浮腫、心不全兆候、③電解質・酸塩基平衡異常：意識障害、倦怠感、心電図異常、不整脈、けいれん、脱力感、頻呼吸、などの症状が現れる。

❷化学療法によるものか
- がん患者は衰弱しており、総体液量もしくは有効体液量の低下による循環不全を起こしやすい傾向がある。
- 化学療法による腎機能低下の頻度は高く、治療継続が困難となる症例も経験する。腎機能低下の予防と早期発見・診断（表2）・治療が重要である。
- 化学療法による腎毒性の患者側の危険因子は心疾患、慢性腎障害、糖尿病、重症感染症（敗血症）の合併、高齢者である。

❸原因の鑑別
- 腎機能の低下の原因として腎前性、腎性、腎後性を鑑別する（表3）。腎前性と腎性を明確に分けられないこともあり、どちらが優位であるかを総合的に判断する。

表2　急性腎障害 (Kidney Int Suppl 2012；2：19-36.より引用)

①SCr値の48時間以内の0.3mg/dL以上の上昇
②7日以内にSCr値が基礎値から1.5倍上昇
③0.5mL/kg/時以下の尿量低下が6時間以上持続

上記の1つを満たせばAKIと診断する

表3 尿検査での腎前性と腎性、腎後性の鑑別

	腎前性	腎性			腎後性
		急性尿細管壊死 ATN	急性間質性腎炎 AIN	糸球体腎炎 GN	
尿沈渣	(−)〜硝子円柱	顆粒円柱 幅広円柱 尿細管上皮	白血球(好酸球) 白血球円柱	赤血球円柱 顆粒円柱 細胞性円柱	(−)〜変形の乏しい赤血球
尿蛋白	(−)	(−)〜(+)	(+)	(+)〜(3+)	(−)
血清 UN/Cr比	>20	<15			
尿比重	>1.020	〜1.010			
尿浸透圧 (mOsm/kg)	>500	<350			
尿Na (mEq/L)	<20	>40			
尿Cl (mEq/L)	<50	>50			
FENa (%)	<1	>2			
FEUN (%)*	<35	>35			

*利尿薬投与下ではFENaではなく、FEUNを参考にする
FENa (%) = $(U_{Na} \times P_{Cr})/(U_{Cr} \times P_{Na}) \times 100$
FEUN (%) = $(U_{UN} \times P_{Cr})/(U_{Cr} \times P_{UN}) \times 100$

❸画像診断

- 胸部X線写真は肺うっ血の有無、胸水貯留の有無の確認に有用、12誘導心電図は高K血症による変化、不整脈、虚血性変化の有無の確認に有用である。
- エコーや単純CT画像検査は腎後性腎機能障害(水腎症など)、慢性腎臓病(両側萎縮腎など)の診断に有用である。造影CTは腎機能を悪化させることがあり基本的には使用しない。

C-1 腎前性腎機能低下をみつけるコツ

❶腎臓への血流量の減少が原因

- ①化学療法による有害事象(食欲低下、嘔吐、下痢など)、②うっ血性心不全、心囊水貯留、胸水貯留、高Ca血症、敗血症、③NSAIDsや過剰な利尿薬使用、などによるに体液量(細胞外液)の喪失(脱水)に起因する。

❷脱水の評価

- 体重に変化はないか。

- ❶に挙げた所見はないか、原因となる薬剤を使用していないか。
- 低血圧や頻脈、皮膚のツルゴール低下がないか。
- 尿中Na排泄分画（FENa）1%未満、尿素窒素分画排泄率（FEUN）35%未満か。
- エコーやCTによる下大静脈の虚脱、胸部X線写真の心胸比の縮小などはないか。
- 敗血症がないか。

❸十分な輸液
- 心不全がないことを確認し、十分な輸液を行う。ただし、腎性腎不全の要素が優位の場合は体液過剰が悪化する場合があり、注意が必要である。輸液に関しては細胞外液の投与を行う（Kを含む輸液は避ける）。
- 腎前性腎機能障害では血圧は低値であることが多い。内服中の降圧薬があれば、減量・中止により腎機能の改善につながることがある。

C-2 腎後性腎機能低下をみつけるコツ

❶尿流障害が原因
- 腹腔内リンパ節転移や腹膜播種などによる両側の尿管閉塞
- 尿管結石やオピオイドによる尿路閉塞
- 神経因性膀胱

❷閉塞箇所の確認
- エコーやCTなどの画像診断で水腎症を認める。閉塞機転を検索する。発熱、腰痛、腹痛を伴うことがある。

❸閉塞の解除
- 膀胱内に尿が多量に貯留している場合は、膀胱留置カテーテルにより排尿する。尿の貯留がない場合は、腎瘻造設・膀胱瘻造設や尿管ステント留置などによる閉塞解除を泌尿器科へ依頼する。
- 閉塞が解除された後は利尿がついて尿量が増加するため、補液を行う。

C-3 薬剤起因性の腎性腎機能低下をみつけるコツ

❶原因薬剤はさまざま
- プラチナ系抗がん剤（用量依存性に腎毒性が生じる）、ベバシズマブ、ゾレドロン酸、NSAIDs、抗菌薬、造影剤。
- 腫瘍崩壊症候群により腎機能障害が引き起こされることもある。

- **腎への腫瘍浸潤**（主にリンパ腫や多発性骨髄腫で報告あり）の可能性も検討。

❷診断
- 尿沈渣においては、急性尿細管壊死（ATN）により特徴的な **muddy brown（泥茶色）の円柱** がみられる。
- FENa 1%以上、FEUN 35%以上。
- 敗血症を除外する。

❷原因薬物の中止とほかの薬剤の検討、利尿薬の投与
- ATNに関しては発症させないことを目標とすべきであり、血圧を維持し腎血流量を増やすことが大事である。
- 体液過剰や尿量が少ない場合には利尿薬を投与する。ループ利尿剤を使用することが多いが、腎不全の場合には通常より多く投与する。反応なければ早急に腎臓内科専門医へ相談。

フロセミド（ラシックス®）20〜100mg 静脈注射、尿量増加まで60分ごと

D 次サイクルの用量調節

- 原因薬剤の中止を検討。肝代謝型の薬剤を使用することも検討する。
- 腎機能の低下した患者に対してビスホスホネート製剤を投与する際は添付文書に従って減量を推奨する。
- がん薬物療法時の腎障害診療ガイドライン2016では、「腎機能の低下した患者において薬物有害事象のリスクが高まる薬剤では、減量投与を行うことを推奨する」が、「治癒を目標とする場合にはリスク・ベネフィットのバランスを考慮して最終的に投与量を決定する必要がある」としている（各種の抗がん剤の減量基準は添付文書を参照）。

（濱口直彦）

文献
1) Townsend DM, et al. J Am Soc Nephrol 2003；14：1-10. PMID：12506132
2) Eremina V, et al. N Engl J Med 2008；358：1129-36. PMID：18337603
3) Cohen EP, et al. Am J Kidney Dis 2015；66：869-83. PMID：26060184
4) Perazella MA. Clin J Am Soc Nephrol 2012；7：1713-21. PMID：22879440
5) Cortazar FB, et al. Kidney Int 2016；90：638-47. PMID：27282937
6) Wanchoo R, et al. Am J Nephrol 2017；45：160-9. PMID：28076863
7) 日本腎臓学会, ほか編. がん薬物療法時の腎障害診療ガイドライン2016. 東京：ライフサイエンス出版；2016.

第Ⅲ章 副作用症状別プロのコツ／5 循環器

高血圧

抗VEGF/VEGFR抗体投与時は、
適切なモニタリングと降圧治療を心がけよう

A 抗VEGF/VEGFR抗体による高血圧について知っておく

B 血圧のモニタリング

❶抗VEGF/VEGFR抗体の開始前に血圧を測定
- ≧140/90mmHgであれば投与開始前に降圧治療を

❷投与開始後も定期的なモニタリングを
- 血圧手帳への記載、診察時の血圧測定・問診を欠かさない

C 高血圧への対処

❶治療介入の必要性の判断
- ≧140/90mmHgへの上昇や、随伴症状がある場合、降圧治療を開始

❷降圧薬の選択
- ARBから開始し、適宜増減
- コントロール不良なら、Ca拮抗薬を追加

❸抗VEGF/VEGFR抗体の投与可否の判断
- 降圧薬でコントロール不良なら抗VEGF/VEGFR抗体を休薬（その後、同一用量で再開は可）
- CTCAE G4なら抗VEGF/VEGFR抗体を直ちに中止、再投与しない

A 抗VEGF抗体による高血圧

- 肺がん薬物療法における副作用として高血圧が問題になるのは、主にベバシズマブ（BEV）、ラムシルマブ（RAM）といった抗VEGF/VEGFR抗体の投与時である。そのため、本稿では抗VEGF/VEGFR抗体による高血圧に絞って概説する。
- 発症頻度：過去の国際共同第Ⅲ相試験、および国内のランダム化第Ⅱ相試験における高血圧の頻度は、BEVでG1以上が48%（国内第Ⅱ相試験のデータ）[1]・G3以上が8～11%[1,2]でみられたのに対して、RAMではG1以上が8～11%・G3以上が5～6%[3,4]とやや低めであった（表1）。

表1 抗VEGF/VEGFR抗体のランダム化試験における高血圧の頻度
(文献1〜4より筆者作成)

	ベバシズマブ		ラムシルマブ	
試験名	E4599	JO19907	REVEL	JVCG
試験の相	Ⅲ	Ⅱ(国内)	Ⅲ	Ⅱ(国内)
対象症例数	427	125	627	76
併用薬	CBDCA+PTX	CBDCA+PTX	DTX	DTX
全Grade	−	48%	11%	8%
G3以上	8%	11%	6%	5%

- 発症メカニズム：抗VEGF/VEGFR抗体による高血圧のメカニズムとしては、①VEGFの阻害により内皮型一酸化窒素合成酵素（eNOS）の活性が弱まり血管拡張作用を有するNOの産生が抑制される、②末梢血管の最小血管床が減って末梢血管抵抗が上昇する、などが考えられる[5]。

B 血圧のモニタリング

❶ 抗VEGF/VEGFR抗体の開始前に必ず血圧を測定
- 治療前の血圧が140/90mmHg以上であれば降圧薬による治療を導入または強化する。
- 抗VEGF/VEGFR抗体の投与は、降圧が得られて安定してからが望ましい。

❷投与開始後も定期的なモニタリングを
- 血圧手帳への記載を依頼し、診察時に確認する。
- 高血圧関連症状（頭痛など）の有無の記載もお願いする
- 来院時の血圧測定と問診も忘れずに行う。

C 高血圧への対処

❶治療介入の必要性の判断
- 診察時および家庭での血圧が軒並み140/90mmHg以上に上昇した場合は、降圧薬による治療を開始する（表2）。
- 頭痛や悪心・嘔吐、などの高血圧緊急症を思わせる随伴症状を呈する場合には、血圧が上記の基準以下でも、降圧薬による治療介入や抗VEGF/VEGFR抗体の休薬を検討する。

❷降圧薬の選択
- 基本的に、一般的な高血圧症と同様の対応をとる。
- 蛋白尿の合併など、腎保護作用を期待して、アンジオテンシンⅡ

受容体拮抗薬（ARB）から開始することが多い。
- ガイドラインで推奨される少量ARBではコントロールが不十分な場合も多いので、降圧効果の強い下記から開始し、適宜増減するとよい。

| オルメサルタンメドキソミル（オルメテック®） | 20mg/日 |

| アジルサルタン（アジルバ®） | 20mg/日 |

- ARB単剤でコントロール不良の場合、Ca拮抗薬を追加する。

表2 高血圧のCTCAE grading（v5.0）と対応（筆者作成）

	G1	G2	G3	G4
症状（成人）	収縮期血圧120〜139mmHgまたは拡張期血圧80〜89mmHg	ベースラインが正常範囲の場合は収縮期血圧140〜159mmHgまたは拡張期血圧90〜99mmHg）；ベースラインで行っていた内科的治療の変更を要する；再発性または持続性（≧24時間）；症状を伴う＞20mmHg（拡張期血圧）の上昇または以前正常であった場合は＞140/90mmHgへの上昇；単剤の薬物治療を要する	収縮期血圧≧160mmHgまたは拡張期血圧≧100mmHg）；内科的治療を要する；2種類以上の薬物治療または以前よりも強い治療を要する	生命を脅かす（例：悪性高血圧、一過性または恒久的な神経障害、高血圧クリーゼ）；緊急処置を要する
降圧治療		単剤の薬物治療を要する	2種類以上の薬物治療または以前よりも強い治療を要する	中止
抗VEGF/VEGFR抗体の投与可否	継続可	降圧薬でコントロールできれば継続可	・降圧薬でコントロールできれば継続可 ・コントロール不良なら休薬 ・同一用量での再開は検討できる	

❸抗VEGF/VEGFR抗体の投与可否の判断
- 複数の降圧薬を投与してもコントロール不良の場合は、抗VEGF抗体の投与を休薬する。
- 抗VEGF/VEGFR抗体の減量は一般的ではなく、休薬しコントロール可能となった場合には、**同一用量で再開**することもできる。
- CTCAE G4（生命を脅かす、緊急処置を有する）の高血圧を呈した場合は、抗VEGF抗体の投与を直ちに中止し、**改善後の再投与は行わない**。

（池田 慧）

文献
1) Sandler A, et al. N Engl J Med 2006；355：2542-50．PMID：17167137
2) Niho S, et al. Lung Cancer 2012；76：362-7．PMID：22244743
3) Garon EB, et al. Lancet 2014；384：665-73．PMID：24933332
4) Yoh K, et al. Lung Cancer 2016；99：186-93．PMID：27565938
5) Izzedine H, et al. Ann Oncol 2009；20：807-15．PMID：19150949

第Ⅲ章 副作用症状別プロのコツ／5 循環器

血栓症

突然発症の低酸素、胸痛が起きたときには血栓症を鑑別に

A 症状・身体所見から血栓症を疑う

- 呼吸困難 胸痛 息切れ 低酸素 下肢の腫脹 疼痛 発赤 熱感 → 肺塞栓症 深部静脈血栓症
- 麻痺などの神経学的異常所見 失神 → 脳血管障害
- 胸痛 呼吸困難 冷汗 → 心血管障害
- 急性に発症し進行する、患肢の疼痛 知覚鈍麻 蒼白 脈拍消失 運動麻痺 → 末梢動脈塞栓症

B 診察と検査

- 造影CT、D-ダイマー
- 下肢静脈エコー、造影CT
- 心電図、心エコー、CK-MB、トロポニンⅠ
- 血中・尿中ミオグロビン、CK、血管造影、造影CT

C 血栓症を起こしやすい薬剤

- ベバシズマブ（BEV）

D 血栓症の危険因子を確認

高齢　静脈血栓塞栓症の既往
肥満　PSの低下
前回化学療法時の血小板や白血球数の増加
中心静脈カテーテル

E 血栓症の治療

- 虚血性疾患
- 脳血管障害
- 循環動態の不安定な肺塞栓症
- 末梢動脈塞栓症が疑われるとき

→ 循環器内科、心臓血管外科、神経内科、脳神経外科などの専門科へコンサルテーション

循環動態の安定している肺塞栓症または深部静脈血栓症のとき

→ ヘパリン→ワルファリンまたはDOACで抗凝固療法を施行

F 治療期間

初期治療期（7日まで）、維持治療期（初期治療後～3ヵ月）までは禁忌がなければ最低行い、延長治療期（3ヵ月以降）は必要性を考慮し施行する。

A 症状・身体所見から血栓症を疑う

❶肺血栓塞栓症（PTE）
- 呼吸困難、胸痛、低酸素、失神、頻呼吸、頻脈

❷深部静脈血栓症（DVT）
- 下肢の腫脹、疼痛、発赤、熱感

❸脳血管障害
- 麻痺などの神経学的異常所見、失神

❹心血管障害
- 胸痛、呼吸困難、冷汗

❺末梢動脈塞栓症
- 急性に発症し進行する患肢の疼痛（pain）、知覚鈍麻（paresthesia）、蒼白（pallor/paleness）、脈拍消失（pulselessness）、運動麻痺（paralysis/paresis）の"5P"が特徴。

B 診察と検査

❶PTEを疑う場合
- 血液検査（D-ダイマー、FDPの上昇）、血液ガス分析、胸部X線、心電図、心エコー、胸部造影CT、肺血流スキャン、肺動脈造影

❷DVTを疑う場合
- 下肢静脈エコー、造影CT、静脈造影、下肢静脈シンチグラフィ

❸脳血管障害を疑う場合
- 頭部CT、MRI

❹心血管障害を疑う場合
- 心電図、血液検査（CK、CK-MB、トロポニンI）、心エコー、胸部X線

❺末梢動脈塞栓症を疑う場合
- 血算、生化学、凝固、尿検査、血中・尿中ミオグロビン、CK、LDH、患側静脈血K値の測定、血液ガス分析。比較的緩徐な経過で末梢動脈のドプラ音が聴取可能な場合は、MDCTや血管造影で責任病変の同定と術式の検討。

C 血栓症を起こしやすい薬剤を探す

- ベバシズマブ（BEV）は動脈血栓塞栓症を起こしやすい薬剤であり[1,2]、血栓症を起こす可能性への考慮が必要である。

- 同様の作用機序をもつラムシルマブ（RAM）に関しては、添付文書、適正使用ガイド上は注意を要する有害事象としての記載があるが、現時点では明らかな血栓症の増加の報告はない。

D 血栓症の危険因子を確認

- がんは過凝固状態と関連しており、PTE、DVT、播種性血管内凝固症候群（DIC）、血栓性微小血管症（TMA）などさまざまな病態をとる。
- がん患者の静脈血栓症の発症リスクは高く、がんでない場合と比べて4～7倍とされている[3-5]。
- アメリカのがん患者約4,500名の死因の分析では、9%が血栓塞栓症での死亡であり、がんに次ぐ2番目の死因であった[6]。
- 悪性腫瘍は凝固活性を亢進させる病態であり、また腫瘍由来組織因子は凝固反応を活性化させることより、進行がんではTrousseau症候群も注意が必要である。悪性腫瘍に伴う血液凝固能亢進により、動脈血栓や静脈血栓塞栓症（VTE）が臨床的に問題になる[7]。
- VTEの危険因子としては、高齢、VTEの既往、肥満、PSの低下、前回化学療法時の血小板や白血球数の増加、中心静脈カテーテルの存在などが挙げられる[8]。

E 血栓症の治療

❶動脈血栓塞栓症
- 急性動脈閉塞は、迅速な診断と適切な治療を行わなければ、患部のみならず生命予後も不良となる疾患である。
- 原因が疑われる薬剤を中止。
- 急性下肢動脈閉塞と診断された患者には、速やかにヘパリンを投与し、治療法を決定する。
- 症状に応じて、脳神経外科、神経内科、循環器内科、心臓血管外科などの各専門科に早期の治療介入を依頼。

❷VTE
- 「肺血栓塞栓症および深部静脈血栓症の診断，治療，予防に関するガイドライン（2017年改訂版）」の急性PTEのリスクレベルと治療アプローチを参考に対応を検討[9]。
- 急性期を乗り切れば予後は良好。従って、早期診断治療が最も重要である。

- 循環動態安定例では再発に注意が必要であり、迅速に適切な抗凝固療法を開始する必要がある。
- 循環動態の安定したPTEならびにDVTに対する治療方針は以下に示す[9]。

❸循環動態の安定したPTE、DVT

- 抗凝固療法の投与期間は一般的に初期治療期（7日まで）、維持治療期（初期治療後～3カ月）、延長治療期（3カ月以降）に分けられる。
- 急性PTEの初期治療期、維持治療期に非経口抗凝固薬（未分化ヘパリンまたは**フォンダパリヌクス（アリクストラ®）**）とワルファリンを投与して、非経口抗凝固薬はワルファリンの効果が安定するまで継続する。
- 急性PTEの血行動態が安定している例に、初期治療期、維持治療期に非経口抗凝固薬あるいは直接経口抗凝固薬（DOAC）を投与する。**エドキサバン（リクシアナ®）** は非経口抗凝固薬による適切な初期治療後に投与する。**リバーロキサバン（イグザレルト®）** および **アピキサバン（エリキュース®）** は、高用量による初期治療後に常用量にて投与する。
- ヘパリンは、活性化部分トロンボプラスチン時間（APTT）が1.5～2.5倍に延長するように調整。初回は **80単位/kg**、あるいは **5,000単位** を単回静脈投与する。以後、時間あたり **18単位/kg** の持続静注を開始する。初回投与の6時間後にAPTTの測定を行い、変更があればさらに6時間後にAPTTを測定する。連続2回のAPTTが治療域となれば、1日1回のAPTT測定に変更する。
- 未分画ヘパリンは、1日2回のヘパリンカルシウム製剤の皮下注射で投与する方法もある。最初に上述の未分画ヘパリン単回静脈投与を行い、引き続き **250単位/kg** を **1日2回** から開始して、APTT 1.5～2.5倍のコントロールを目指し、APTT測定は次回注射時との中間時点で行う。
- DOACで **ワルファリン** を選択する場合は、最近は未分画ヘパリンとワルファリンを同時に開始して **5日以上** 投与した後、プロトロンビン時間の国際標準化比（PT-INR）が目標値に達してから **24時間以上** 経過した時点で未分画ヘパリンを中止する方法が推奨されている。DOACを選択する場合、未分画ヘパリン持続静注であれば中止後に投与を開始し、皮下注であれば次回予定される皮下投与のタイミングで開始する。

- DOACはVTE治療にはエドキサバン、リバーロキサバン、アピキサバンが使用可能であり。ヘパリン・ワルファリンの標準治療との比較で、VTE再発に関してはがん患者を含め非劣性であり、頭蓋内出血など出血性合併症が有意に少ない。
- DOACは未分画ヘパリンやフォンダパリヌクスを先行させることなく初期治療から経口抗凝固薬にて治療すること（シングルドラックアプローチ）も可能である。
- リバーロキサバンでは通常初期3週間は15mgを1日2回投与し、その後は15mgを1日1回投与する。アピキサバンでは、通常初期1週間は10mgを1日2回投与し、その後は5mgを1日2回投与する。

❹下大静脈フィルター

- 下大静脈フィルターの絶対的適応（ClassⅠ）は、出血などにより抗凝固療法を施行できない状態とされてきた。中枢型DVTを伴うVTEのうち、①抗凝固療法禁忌例、②抗凝固療法の合併症ないし副作用発現例、③十分な抗凝固療法にもかかわらずPTEが増悪・再発する例、④抗凝固療法を維持できない例で検討される。
- 合併症や副作用が発現していても、一定期間が過ぎれば抗凝固療法が可能となることも多い。数週間経過後にフィルターが不要になると考えられる場合は、一時留置型もしくは回収可能型フィルターを使用することが望ましい。

F 治療期間

- 初期、維持期の治療の目的はリスクの高い時期の急性期症状の改善、DVTからPTE発症の抑制であり、禁忌がなければ開始し、症状が重篤で再発が多い初期、維持治療期は継続する。一方、延長治療における長期抗凝固療法の目的は維持治療後の再発を予防することで、VTEの再発リスクが出血リスクを上回る患者が適応となる。
- 手術、外傷、ホルモン療法など一時性のリスクによる誘因があるPTE、DVTは、その一時的なリスクがなくなれば再発リスクは低いため，通常は延長治療を行わない。
- 活動性がん患者はVTE再発リスクが非がん患者に比し約3倍高く、出血リスクも約2〜6倍高い。がん患者は一般に延長治療の適応となるが、その際も出血リスク、全身状態、がんの活動性、生命予後を再評価しながら抗凝固療法を行う。また、がんは治癒して

- いるか、あるいは活動性でなければVTEリスクは低下するため、抗凝固療法の中止を検討する。
- 再発性VTEは初発例にくらべて再発リスクが1.5倍高い。再発例は延長治療の適応となる。しかし、出血リスク評価によっては画一的な延長治療の推奨にはならない。
- BEV投与中に血栓塞栓症が発現した場合、BEVの投与を中止し適切な処置を行う。動脈塞栓症が出現した場合はBEVの再投与は行わず、またG3以上のVTEが発現した場合もBEVの再投与は行わない[10]。

(宮﨑和人／下川恒生)

文献

1) Hurwitz HI, et al. J Clin Oncol 2011；29：1757-64. PMID：21422411
2) Chen HX, et al. Nat Rev Clin Oncol 2009：6：465-77. PMID：19581909
3) Biom JM, et al. JAMA, 2005；293：715-22. PMID：15701913
4) Walker AJ, et al. Eur J Cancer 2013；49：1404-13. PMID：23146958
5) Heit JA, et al. Arch Intern Med 2000；160：809-15. PMID：10737280
6) Khorana AA, et al. Thromb Res 2010；125：490-3. PMID：20097409
7) Varki A. Blood 2007；110：1723-9. PMID：17496204
8) Lyman GH, et al. J Clin Oncol 2013；31：2189-204. PMID：23669224
9) 日本循環器学会ほか，編．肺血栓塞栓症および深部静脈血栓症の診断，治療，予防に関するガイドライン（2017年改訂版）．http://www.j-circ.or.jp/guideline/pdf/JCS2017_ito_h.pdf
10) 中外製薬．アバスチン適正使用ガイド（2016年12月改訂版）．https://chugai-pharm.jp

第Ⅲ章　副作用症状別プロのコツ／**5** 循環器

不整脈

まれだが致死的な有害事象となりうる。
定期的なスクリーニングが必要

A 病歴聴取、診察、心機能チェック（化学療法開始前）

- 問診：病歴、既往歴／合併症：高血圧、糖尿病、不整脈を含む心疾患の既往の有無、甲状腺疾患の既往、催不整脈作用をもつ併用薬の有無、胸部放射線照射/肺がん手術歴の有無、心毒性のある薬剤の使用歴の有無、催不整脈性のある薬物の投与歴の確認
- 身体所見：高血圧の有無、心不全兆候、動悸・徐脈など脈の不整の有無
- 血液検査：電解質、心筋バイオマーカー（BNP、CKなど）
- 心機能検査：心電図（心房細動、QT延長の有無など）、心エコー（LVEFの測定）

B 不整脈を示唆する所見の有無（化学療法開始後）

①自覚症状：胸部症状（動悸、胸痛、失神）、めまい、全身倦怠感、労作時呼吸困難
②診察：血圧、心拍数、脈の不整、酸素飽和度、下肢浮腫、体重増加の有無を確認
③検査：血算（貧血の有無）、電解質異常（低K血症）の確認
④心機能検査：心電図（心房細動、QTc時間の延長）、ホルター心電図、胸部X線写真、心エコー、心筋バイオマーカー（BNP、CK、トロポニン）

C 不整脈の原因検索

①抗がん剤（過去に投与歴のある薬剤を含む）
②そのほかの催不整脈作用をもつ併用薬
③肺がんの病勢増悪（がん性心膜炎など）、
　肺がんの治療歴（胸部放射線照射歴・手術歴）

D がん治療関連不整脈

- QT延長
- QT延長以外の不整脈：上室頻拍、心室頻拍、心房細動、洞性徐脈、心突然死

E 診断と治療・休薬の必要性の判断

病歴聴取、診察、心機能チェック：がん治療の適応、薬剤選択に必要な治療前のデータ収集

❶問診
- 高齢者は潜在的な心機能低下を認める場合がある。
- 胸部放射線照射／肺がん手術歴があると心房細動などを起こすことがある。
- QT延長を含む不整脈の既往、うっ血性心不全、徐脈性不整脈など心合併症がある場合には抗がん剤による不整脈の危険性が高まる。
- 喫煙歴、高血圧、糖尿病、脂質異常症など虚血性心疾患のリスク因子の有無を聴取する。
- 催不整脈作用をもつ併用薬の投与の有無や、抗がん剤との相互作用の確認を行う。
- 甲状腺疾患も不整脈の原因となりうるため問診する。
- CredibleMeds websiteでは薬物ごとのQT延長のリスクを検索することが可能である（https://crediblemeds.org/）[1]。
- 心毒性を有するアントラサイクリン系抗がん剤などの投与歴がある際には注意を要する。

❷心機能チェック
- 心電図：QTc時間の延長の有無、胸部X線写真などを確認しておく。
- 心毒性のある抗がん剤投与前には心エコーでベースラインの左室駆出率（LVEF）を測定しておく。
- 電解質異常の有無：低Ca血症、低Mg血症、低K血症などの電解質異常もQT延長をきたすため補正が必要である。

❸肺がんの病勢評価
- 腫瘍の心臓への直接浸潤、がん性心膜炎などを合併する場合は不整脈を含む心合併症のリスクが高まる。

❹循環器内科専門医との連携
- 心合併症がある、あるいは疑われる患者は抗がん剤投与後の不整脈の発生頻度が高いと考えられる。そのような患者は治療前に循環器内科に紹介し、専門的精査のうえ抗がん剤導入を検討する。
- 特にCDDPの投与は大量の補液を伴うため、心合併症の患者に対しては投与前に心エコーでLVEFを必ず評価し、低心機能の場合はCBDCAへの変更を検討する。

B 不整脈を示唆する所見の有無

❶自覚症状と身体診察
自覚症状
- 動悸、頸部拍動感、胸痛などは頻脈性不整脈に伴う症状の場合がある。
- 眼前暗黒感、易疲労感、倦怠感、悪心は徐脈性不整脈に伴う症状の場合がある。
- 失神、胸部違和感は頻脈性・徐脈性いずれの不整脈でも発生しうる。
- 期外収縮で動悸、脈の欠滞感、胸部違和感を伴うことがある[2]。

身体診察
- 血圧、心拍数、脈の不整、酸素飽和度、下肢浮腫、体重増加(2kg/週以上)などに注意。

❷不整脈が疑われる場合の精査
- **心電図**:QTc時間、心房細動の新たな出現などを確認。
- **胸部X線写真**:心拡大、胸水貯留の有無の確認。
- **心エコー**:LVEFの評価。
- **ホルター心電図**:失神が主訴である場合、問診、心電図、心エコーなどから心原性失神が疑われる場合は考慮する。
- **検査**:電解質異常、心筋バイオマーカー(BNP、CK、トロポニン)を確認する。
- **造影CT**:がん性心膜炎や肺がんに伴う肺動脈血栓症が不整脈を生じる原因となることがあり、疑わしい場合は造影CTを考慮する。

C 不整脈の原因検索

- 抗がん剤による不整脈の正確な発生頻度は不明なことが多い。その理由として、臨床試験で心疾患を合併する症例が除外対象とされる場合があること、投与前より心疾患があっても精査されておらず、抗がん剤投与後に不整脈が発生しても因果関係が立証困難な症例があること、投与開始後も不整脈の精査を行っていないこと、などが挙げられる。

❶各種抗がん剤(過去に使用歴のある薬剤を含む)
殺細胞性抗がん剤
- アントラサイクリン系薬剤は心毒性があり累積投与量に比例して心不全発症率が上昇する。心筋障害などによりQT延長、洞性徐

脈、洞性頻脈、心房細動などの種々の不整脈を起こしうる。QTc時間の延長（＞450ms）が11.5％に発生したとする報告がある。
- 低K血症がアントラサイクリン系薬剤による不整脈を助長するとの報告があり、投与中は電解質を定期的に測定、補正することが重要である[3]。
- 晩期型の慢性心毒性があり、数年から30年経過しても心不全を発症する確率があることから、投与歴のある患者は治療終了後も慎重に経過をみる必要がある[4]。
- DTXでは総投与量が500mg/m^{2}を超えると心不全が増加することが知られている。
- AMR総投与量の上限は記載されていないが、ほかのアントラサイクリン系薬剤の総投与量が上限に達している場合は投与禁忌である。心室性期外収縮を発症した報告もあり注意が必要である。
- CDDPは心筋障害、伝導障害による心筋への直接作用、また低Mg血症を起こすことにより心房細動などの不整脈を引き起こす[3]。
- PTXは無症候性徐脈、心房細動を起こすことが報告されている。無症候性徐脈は通常2〜3時間で症状が出現する。心疾患合併患者においてはより高い頻度で起こりうるため、投与中はモニターを行う[3]。
- UFTの代謝産物である5-FUには心毒性があり、狭心症から心原性ショック、心突然死を起こしうる。投与中に肺うっ血、心電図変化、不整脈を起こした場合はただちに投与を中止し適切に対応する[3]。

分子標的治療薬

- クリゾチニブ、アレクチニブ、セリチニブは徐脈が報告されている。
- セリチニブ、クリゾチニブ、オシメルチニブはQT延長が報告されている[3]。
- オシメルチニブは、導入前に心電図でQT延長の有無を確認し、投与開始後も定期的に心電図をフォローする。
- 血管新生阻害薬（BEV）は2〜4％で心不全の報告がある。心筋虚血を介して不整脈を惹起する機序が想定される。血栓症を起こすこともあるので、投与中は採血項目に凝固検査を含め、D-ダイマー、FDPなどを定期的に確認することが必要である。

免疫チェックポイント阻害薬

- 致死的な心筋炎を起こすことがあり、それに伴い種々の不整脈を

起こす可能性がある。
- 新規の脈拍異常の訴えや心電図によるブロック所見の発生は心筋炎の初発症状の可能性がある。
- ニボルマブ単独投与時の心筋炎発症率は0.06%と報告されている[5]。

❷そのほかの催不整脈作用をもつ併用薬
- 支持療法として用いられる制吐薬やオピオイド、併用される抗菌薬、抗精神病薬、抗うつ薬もQT延長作用をもつものがあり注意が必要である。

❸肺がんの病勢増悪、肺がんの治療歴
- がん性心膜炎、肺がんの心筋転移による心機能障害・不整脈の報告があり、不整脈発症時の現病の評価は必要である。
- 胸部放射線照射歴は、冠動脈の動脈硬化、心筋炎、弁膜疾患、心外膜炎などを起こし不整脈の原因となり得る。
- 開胸手術歴は心房細動などの頻脈性不整脈のリスクとなりうる[6]。
- デノスマブ併用例では低Ca血症を起こすことがあり、Ca値に注意が必要である。

D がん治療関連不整脈（頻度については表を参照のこと）

❶QT延長
- QT延長は致死的となる多形性心室頻拍（torsades de pointes：TdP）を引き起こす。QT延長のみでは症状を呈さないことがあり注意すべきである。
- QT間隔の評価は、QT間隔を基本心拍数で補正したQTcを用いる。
- QT延長が報告されている抗がん剤には以下のようなものがある。
アントラサイクリン系薬剤、セリチニブ、クリゾチニブ、オシメルチニブ、バンデタニブ

❷QT延長以外の不整脈
- QT延長以外の不整脈を惹起しうる抗がん剤として以下のような薬剤がある。
洞性徐脈：アレクチニブ、セリチニブ、クリゾチニブ、PTX、UFT
心房細動：CDDP、UFT
発作性上室性頻拍：UFT
心室頻拍：CDDP、UFT
心突然死：アントラサイクリン系薬剤、UFT、免疫チェックポイント阻害薬

表1 殺細胞性抗がん剤、分子標的治療薬、免疫チェックポイント阻害薬に関連した不整脈の頻度（文献3より改変引用）

	洞性頻脈	洞性徐脈	完全房室ブロック	心房性期外収縮	上室頻拍	心房細動	心室性期外収縮	心室頻拍	QTc/TdP	心突然死
アントラサイクリン系薬剤	+++	++	c	+++	++	+++	+++	++	+++/c	+
5-FU	c	+++	c	c	c	++	+++	++	c	++
GEM	-	-	-	-	c	++	-	c	-	c
DTX	c	-	-	-	c	c	-	-	-	c
PTX	+++	+++	c	c	c	+	c	+	-	c
CDDP	-	c	c	c	c	c/+++¶	c	c/++¶	c/-	-
ニボルマブ	-	-	c	-	-	-	-	-	+	-
ペンブロリズマブ	c	-	-	-	-	c	c	c	-	c
アレクチニブ	-	++	-	-	-	-	-	-	c/-	-
セリチニブ	-	++	-	c	-	-	-	-	++/-	-
クリゾチニブ	-	+++	-	-	-	-	-	-	++/-	-
バンデタニブ	-	-	-	-	-	-	-	c	++*/c	-

-：データなし、+：<1%、++：1〜10%、+++：>10%、c：ケースリポート、
¶：腔内投与、*：FDAのブラックボックス警告を含む。

E 診断と治療・休薬の必要性の判断

- 心電図より不整脈の診断を行うとともに、バイタルサインの確認を行う。
- 心不全、虚血性心疾患、心筋炎などの不整脈の原因疾患の鑑別を行う。
- 必要に応じ循環器内科専門医と連絡し対応を協議する。
- QT延長からTdPが発生した場合は致死的となるため速やかな対応が必要である。
- 原因薬剤の再開については肺がんの予後と心血管イベントのリスクを患者ごとに考慮し決定する。

❶QT延長の場合

- 抗がん剤による二次性QT延長症候群と判断した場合、QTcが500msを超えた場合、あるいはベースラインのQTcより60msを超えて延長した場合（CTCAE v5.0でG3相当）は抗がん剤を中止する[6]。

- QTcが正常化したのちの責任薬剤の減量・再開については、肺がんの予後と心血管イベントのリスクを考慮し判断する。心電図でのQTc確認を頻繁に行う。
- オシメルチニブの適正使用ガイド[7]では、QTcが500msを超えた場合は481ms未満またはベースラインに回復するまで休薬、3週間未満で回復しない場合は投与中止としている。QTcが回復した場合は減量のうえ再開とあるが、再開については慎重に検討し、頻回の心電図フォローなどの対策を講じる。
- TdPが発生した場合や過度のQT延長があれば循環器内科専門医に相談し、硫酸Mgの静注を考慮する。低K血症や徐脈はQT延長を助長するので、補正や、ペーシングを考慮する。一度薬剤性QT延長を起こした患者では、別の薬剤でもQT延長を起こす可能性があり、頻回の心電図フォローを行う[2]。

❷QT延長以外の不整脈

- 心房細動を発症した場合は、肺がんではない患者と同様に評価を行うが、抗凝固療法などは肺がんの予後と心血管イベントのリスクを考慮したうえで患者ごとに判断する[6]。
- 免疫チェックポイント阻害薬投与中に不整脈を認めた場合は、心筋炎発症を疑い精査を行う必要がある。循環器内科医とも連携し治療対応を協議する。

(峯村浩之)

文献
1) Woosley RL, et al. Trends Cardiovasc Med 2018；28：94-9. PMID：28801207
2) 小林義典, ほか編. 不整脈診療レジデントマニュアル. 東京：医学書院；2012.
3) Buza V, et al. Circ Arrhythm Electrophysiol. 2017;10. PMID：28798022
4) 北原康行, ほか. 循環器内科 2018；83：504-11.
5) Johnson DB, et al. New Engl J Med 2016；375：1749-55. PMID：27806233
6) Zamorano JL, et al. Eur Heart J 2016；37：2768-801. PMID：27567406
7) アストラゼネカ. タグリッソ®適正使用ガイド. http://med.astrazeneca.co.jp

第Ⅲ章 副作用症状別プロのコツ／6 血液

血小板減少

カルボプラチン、ゲムシタビン投与時には注意。
輸血による出血防止の適応を判断する

A 血小板減少について知っておく

- 原因となる薬剤：CBDCA、GEM、分子標的治療薬、免疫チェックポイント阻害薬
- 予防法はないため、特に頭部打撲に注意。
- CTCAE v5.0、WHO出血グレードにより評価

B 血小板輸血の適応

- $\geq 50,000/mm^3$：必要となることはない
- $20,000 \sim 50,000/mm^3$：止血困難な場合
- $10,000 \sim 20,000/mm^3$：必要となる場合がある
- $< 10,000/mm^3$：必要とする

C 血小板輸血の管理

- $10,000/mm^3$以上に増加するまで継続
- 輸血量や輸血速度を決定：最初の10〜15分間は1mL/分（1滴/3秒）、その後は5mL/分（5滴/3秒）

（輸血開始30分〜1時間前）アレルギー予防のため抗ヒスタミン薬、ステロイドを適宜使用
（開始15分間）アレルギー症状がないか注意深く観察
（輸血中または輸血終了後6時間以内）輸血関連循環過負荷に注意

A 血小板減少について知っておく

❶原因となる薬剤

- ほとんどは**殺細胞性抗がん剤による骨髄抑制**が原因である。分子標的治療薬や免疫チェックポイント阻害薬により生じる場合もある。
- 鑑別診断としては、血液疾患の併発（ITPなど）、血小板の消費（DIC、TTPなど）、ほかの薬剤によるもの（ヘパリン、解熱鎮痛薬、H_2受容体拮抗薬、抗菌薬など）が挙げられる。

- 発症時期：血小板減少は好中球減少とほぼ同じタイミングで生じ、レジメンにもよるが投与1〜2週後がピークであることが多い。一部の薬剤（ニトロソウレア系など）では遅く発現し遷延することがあるため、注意が必要である。

❷起こしやすい薬剤とその投与法

- 好中球と比較して、より血小板減少をきたしやすい殺細胞性抗がん剤としては、CBDCAやGEMがある。特に前者では、血小板減少が用量制限毒性（DLT）の一つとなっており、毒性を軽減するための工夫が必要である。
- 投与量は、汎用されている体表面積あたり、あるいは体重あたりの代わりに、「CBDCA（血漿蛋白非結合）の血中濃度-時間曲線下面積（area under the concentration-time curve；AUC）の目標値」により規定される。具体的には、GFR値と目標AUC値から、Calvertの式を用いてCBDCA投与量を決定する。

❸予防はできるか

- 血小板減少そのものを予防する方法はない。血小板減少による出血を予防する方法は、第一に怪我をしないこと（特に頭部打撲に注意）であるが、薬剤師や看護師を含めたチーム医療で、きめ細やかな生活指導が望ましい。

❹重症度とアウトカムの評価

- 重症度の評価はCTCAE v5.0に基づく（表1）。
- アウトカム評価は、実地医療における有用性は明らかでないものの、WHO基準による出血グレード（WHO出血グレード、表2）が指標として挙げられる。

表1 CTCAE v5.0における血小板数減少 (文献1より引用)

G1	G2	G3	G4
基準範囲下限〜<75,000/mm^3	<75,000〜50,000/mm^3	<50,000〜25,000/mm^3	<25,000/mm^3

表2 WHO出血グレード

G1	軽度の出血（点状出血，紫斑，尿潜血，便潜血，経血増加など）
G2	中等度の出血，赤血球輸血を必要としない（鼻出血，肉眼的血尿，吐下血など）
G3	中等度の出血，MAP 2単位/日以上の輸血が必要（巨大血腫，持続出血など）
G4	重度の出血，生命を脅かす出血（出血性ショック，臓器出血，頭蓋内出血，心嚢内出血，肺出血など）

B 血小板輸血の適応

- 血小板輸血を行う。「血液製剤の使用指針」[2] および「科学的根拠に基づいた血小板製剤の使用ガイドライン」[3] に基づいて施行される。
- 血小板輸血の目的は、血小板成分を補充することにより止血を図る「治療的投与」と、出血を防止する「予防的投与」に大別されるが、悪性腫瘍の化学療法においては予防的投与が原則である。
- 目標血小板数には、ターゲット値（下回らないように輸血する）とトリガー値（下回れば輸血する）の、二通りの考え方がある。海外で行われたエビデンスレベルの高い研究では、トリガー値が前提となっており、わが国のガイドラインでもトリガー値が採用されている。ただし、実地医療の現実を鑑みて、「トリガー値を下回ることを予想して血小板製剤を予約・発注する」ことも許容されている。
- 血小板数と、生じうる出血リスクの概略は、下記の通りである。ただし、併存する病態による修飾には注意が必要である（腎機能低下、肝機能低下など）。
  - 50,000/mm^{3}以上：血小板減少による重篤な出血を認めることはなく、したがって血小板輸血が必要となることはない。
  - 20,000～50,000/mm^3：ときに出血傾向を認めることがあり、止血困難な場合には血小板輸血が必要となる。
  - 10,000～20,000/mm^3：ときに重篤な出血をみることがあり、血小板輸血が必要となる場合がある。
  - 10,000/mm^{3}未満：しばしば重篤な出血をみることがあるため、血小板輸血を必要とする。

C 血小板輸血の管理

- 病態ごとに指針が定められているが、強いエビデンスは多くないのが実情であり、「(弱く) 推奨する」という記載が主である。

❶目標血小板数

- 強力な化学療法を行う場合には、急速に血小板数が減少することがあるので、必要に応じて適宜血小板数を測定する。
- 血小板数が10,000/mm^{3}未満に減少し、出血傾向を認める場合には、血小板数が10,000/mm^{3}以上を維持するように血小板輸血を行うことを推奨する。
- 化学療法の中止後に、血小板輸血をしなくとも血小板数が10,000/mm^{3}以上に増加した場合には、回復期に入ったものと考えられることから、それ以降の血小板輸血は不要である。

❷使用する製剤と投与量

- わが国の濃厚血小板製剤 (platelet concentrates ; PC) は、保存前白血球除去された (leukocyte reduced ; LR) 製剤である。放射線照射 (irradiated ; Ir、15〜50Gy) も行う。これらの処置は、輸血後移植片対宿主病 (GVHD) の予防が目的である。
- PC 1単位は、全血200mLに含まれる血小板数に相当し、100,000〜200,000/mm^{3}から計算して2×10^{10}〜4×10^{10}と見積もられる。ただし、投与された分の約1/3は脾臓で破壊されるため、期待される血小板数増加は、「輸血血小板総数÷循環血液量×2/3」と計算される。

❸注意すべき点

- 血小板製剤中には血漿が含まれているため、Caイオンにより凝固する。これを含む注射薬とは別ラインで投与するか、同一ラインの場合は輸血前後に生理食塩水でフラッシュする。
- 血小板輸血によりアレルギー症状が出現することがある (皮膚の掻痒感や皮疹、口唇や眼瞼の腫脹、喘鳴や呼吸困難など) ので、これらの有無を注意深く観察する。特に開始後15分間は注意を要し、体温・血圧・脈拍・経皮的動脈血酸素飽和度 (SpO$_2$) を適宜測定する。アレルギー予防のため、輸血の30分〜1時間前に、抗ヒスタミン薬やステロイドを適宜使用しても良い。アレルギー症状出現時は輸血を中止し、細胞外液輸液剤や生理食塩水の点滴に切り替えるなどの適切な対応を行う。
- 過量の輸血によるボリューム負荷や、急速投与による速度負荷な

どが原因で、輸血中または輸血終了後6時間以内に、心不全・チアノーゼ・呼吸困難・肺水腫などの合併症が現れることがあり、輸血関連循環過負荷（transfusion-associated circulatory overload：TACO）と称される。発症予防のためには、輸血前の患者の心機能や腎機能などを考慮のうえ、輸血量や輸血速度を決定する。一般的に、成人の場合、最初の10～15分間は1mL/分（1滴/3秒）の速度で輸血し、その後は5mL/分（5滴/3秒）まで速度を上げることができる。

（長友　泉）

参考文献
1) 有害事象共通用語規準 v5.0 日本語訳JCOG版. http://www.jcog.jp
2) 日本輸血・細胞治療学会. 科学的根拠に基づいた血小板製剤の使用ガイドライン（2017年6月）. http://yuketsu.jstmct.or.jp/
3) 厚生労働省. 血液製剤の使用指針（平成29年3月）. https://www.mhlw.go.jp/

第Ⅲ章　副作用症状別プロのコツ／6 血液

貧血

治療前の評価が重要

A 治療前の評価

- 貧血の有無と造血機能の評価
- 骨髄異形成症候群などの血液疾患の合併はないか
- 消化管出血などの慢性出血はないか
- 抗血小板薬、抗凝固薬などの内服はないか

B 化学療法中に判明した貧血の評価

- Hb 8.0g/dL未満（CTCAE G3）か
- 治療サイクルは進んでいるか
- プラチナ系抗がん剤による腎障害はないか
- 抗がん剤以外に出血の原因はないか
- 免疫チェックポイント阻害薬使用の場合は、自己免疫性溶血性貧血との鑑別

C 赤血球輸血の適応と輸血時の注意

- 輸血以外の方法で治療が可能であれば原則行わない（補充療法を優先）。
- Hb＜7g/dLが適応（進行スピードや持続期間なども考慮）
- 通常は2単位
- 腎性貧血が疑われる場合は、赤血球造血刺激因子製剤も検討
- 漫然とした輸血は慎む
- 自己免疫性溶血性貧血の場合は、ステロイドを投与する

A 治療前の評価

- 化学療法施行前の血液検査にて、貧血の有無と造血機能の評価が重要である。近年、高齢者に対する抗がん化学療法の増加に伴い、骨髄異形成症候群などの血液疾患の合併が多い。こうした点からも抗がん治療前の造血能の評価が非常に重要となる。

❶鑑別疾患

- 腫瘍の告知のストレスによる十二指腸潰瘍など、消化管出血の合併による貧血も見逃してはならない。こうした慢性出血の場合には、HbだけでなくMCVの値など血球指数が鑑別の参考になる。

- **小球性貧血の場合**：鉄欠乏性貧血、サラセミア、ヘモグロビン異常症など
  正球性貧血の場合：腎性貧血、肝疾患に伴う貧血、内分泌疾患に伴う貧血、血液疾患に伴う貧血など
  大球性貧血の場合：葉酸欠乏、ビタミンB_{12}欠乏など
  が挙げられる。特に小球性貧血では鉄欠乏性貧血の場合が多く、慢性貧血の鑑別が重要である、このため、消化管出血などのスクリーニング検査が必要となる。

❷治療前の貧血評価に必要な項目

- CBC、網状赤血球、白血球分類、血清鉄、血清フェリチン、TIBC、ビタミンB_{12}、葉酸、BUN、Cr、eGFRなどの腎機能検査
- 基礎疾患に対して抗血小板薬、抗凝固薬などを内服している場合には、その副作用としての出血の可能性もあるので、病歴や原因検索も重要である。

B 化学療法中に判明した貧血の評価

- 化学療法中に発症する貧血の主な原因は細胞障害性抗がん剤による骨髄抑制であるが、赤血球の寿命は約120日であるため、ゆっくりと進行する。初回の化学療法では問題とならなくても、治療サイクルを重ねるごとに徐々に進行するので注意が必要である。
- 化学療法中に急速に進行する場合は、細胞障害性抗がん剤以外の原因を疑う必要がある。またプラチナ系抗がん剤による腎障害で貧血を起こすこともある。
- 貧血の評価は主にHbの値で行われる。Hb 8.0g/dL未満の場合、CTCAE G3とされている。
- 貧血の症状として、眼瞼結膜や皮膚の蒼白、息切れの悪化、動悸、軽度の収縮期雑音、易疲労感に加えて、血痰、血尿、タール便の有無などの評価も必要。
- さらには、細胞障害性抗がん剤以外による有害事象以外の原因検索、特に消化管や女性生殖器からの出血、または原病の進行に伴う出血などが評価の対象となる。
- 肺がん治療において免疫チェックポイント阻害薬（ICI）はなくてはならないものになっている。ICIに関連した貧血も報告されている。頻度は高いものではないが、自己免疫性溶血性貧血であり、急速に発症するものもある。抗CTLA-4抗体（0.06％）より

も抗PD-1/PD-L1抗体によるもの（0.15～0.25%）が多いとされている。自己免疫性溶血性貧血の場合は治療として輸血ではなくステロイドの投与が必要となる[2]。2018年12月にはICIと細胞傷害性抗がん剤併用療法が認可された。併用療法の場合はどちらの薬剤が貧血の原因になっているか、慎重に診断する必要がある。

C 赤血球輸血の適応と輸血時の注意

- 一般的に細胞障害性抗がん剤による貧血では輸血の適応となるが、輸血以外の方法で治療が可能と判断できる場合には、原則として輸血を行わない。（例えばビタミンB_{12}、葉酸欠乏による大球性貧血が疑われる場合には各々の補充療法を優先する）。
- 細胞障害性抗がん剤による貧血の治療法として赤血球濃厚液の輸血が選択される。また、赤血球の輸血は通常わが国では多くの場合Hb 7g/dL未満に行われる。しかしながら、貧血の進行のスピード、貧血の持続期間、さらに心疾患などの合併症の有無、患者さんの日常生活動作など個々の状況にあわせて決定する必要がある。
- 輸血量については、一度に大量の輸血を行った場合に心不全などを引き起こすこともあるため、通常は2単位（400mLの献血より得られた赤血球濃厚液）投与を行う。
- 腎性貧血が疑われる場合は、エリスロポエチンなどの赤血球造血刺激因子製剤（erythropoiesis-stimulating agent；ESA）の投与を検討する。抗がん化学療法に対する貧血に対するESA投与は欧米では認可されているが、わが国では保険承認されていない。
- さらに、がんの終末期医療においては貧血があるからといって漫然と輸血を行うことは慎むべきであろう。患者の意思を尊重し、単なる延命目的での介入治療は避けるべきである。

(久山彰一)

文献

1) 厚生労働省. 血液製剤の使用指針（改訂版）. https://www.mhlw.go.jp/new-info/kobetu/iyaku/kenketsugo/5tekisei3b02.html#02
2) Tanios G, et al. Blood 2018：132：2324. doi：https://doi.org/10.1182/blood-2018-99-111724

味覚障害

QOLに影響する有害事象。積極的なサポートで体力維持を

A 肺がん薬物療法による味覚障害を知っておく

- 頻度が高い障害であり、積極的に原因の特定に努める。
- 発症時期と抗がん剤投薬との関係を把握する。
    ALK-TKI：クリゾチニブ、アレクチニブ
    EGFR-TKI：アファチニブ、オシメルチニブ

B 味覚障害の検査と診断
症状の問診に加えて、味覚機能検査を含めた評価を行う。

❶原因
- 嗅覚障害が併存しているのか。
- 口腔粘膜疾患が併存しているのか。
- 唾液量分泌量が低下していないか。
- 食事摂取量低下を認めているのか。
- 神経障害からくる味覚障害なのか。
- 亜鉛の低下が存在するのか。

❷自覚症状
- 症状が質的な異常か量的な異常か確認する。

❸重症度分類（CTCAE）

❹他覚検査（味覚機能検査、サクソンテスト）

C 味覚障害の原因と治療
原因は多岐にわたる。

❶ **亜鉛の欠乏**：ノベルジン®
❷ **口腔内乾燥**：唾液腺マッサージ、サリベート®、サラジェン®、麦門冬湯
❸ **口内炎などの口腔粘膜障害**：口腔ケア、半夏瀉心湯
❹ **末梢神経障害としての味覚障害**：メコバラミン、氷片の冷刺激
❺ **嗅覚障害**：メコバラミン
❻ **心因性**：ストレスの軽減

D アドバイス

- 口腔ケアによる発症予防
- 味覚検査の施行による、料理の味付けのアドバイス
- ビタミンB_{12}や亜鉛の服薬継続支援
- 必要な薬剤・中止可能な薬の定期的な整理

A 肺がん薬物療法による味覚障害

- がん化学療法において味覚障害は56〜76%(肺がんは**68%**)と報告されており[1,2]、頻度が高く、QOLに大きく影響する。
- 薬剤別では、**ALK-TKIはクリゾチニブ**(26%)、**アレクチニブ**(24.2%)が比較的多く、**EGFR-TKIではアファチニブ**(16.4%)、**オシメルチニブ**(1〜10%)とアファチニブに比較的多い。抗PD-1/PD-L1抗体ではニボルマブ(1〜5%)、ペムブロリズマブ(1〜10%)、アテゾリズマブ(1.8%)と多くはない。

B 味覚障害の検査と診断

❶原因
- 特発性、亜鉛欠乏性、薬剤性、感冒後、全身疾患性、心因性、医原性、舌疾患性、外傷性に分類される。

❷自覚症状(表1)
- 味覚減退や消失、特定の味覚の消失(解離性味覚障害)などの量的な異常と、本来の味と異なる(異味症・錯味症)・いつも特定の味がする(自発性異常味覚)などといった質的な異常がある。

❸重症度分類(CTCAE v5.0)
- 抗がん剤による味覚障害の場合、治療終了後3〜4週で味覚の改善が観察されることがある。

❹他覚検査
- 味覚機能検査(電気味覚検査と濾紙ディスク法が広く用いられている)、血液検査(Zn・ALP)、サクソンテストで評価を行う。

表1 味覚障害の自覚症状

量的な異常	①甘味だけがわからない(解離性味覚障害) ②味がしない(味覚脱失) ③味が薄い(味覚低下) ④塩味がきつい(味覚過敏)
質的な異常	①塩味と酸味を間違える(錯味症) ②何を食べても苦く感じる・いつもと味が違う(異味症) ③何も食べていないのに口の中が苦い(自発性異常味覚) ④何を食べてもまずい(悪味症)
そのほか	①口が渇く(口腔乾燥症) ②舌がピリピリする(舌痛症) ③口がネバネバする(口腔内異常感症) ④口の中に棘がある、おがくずがたまる(口腔セネストパチー)

表2 CTCAE v5.0における味覚障害 (文献3より引用)

G1	G2
味覚の変化は伴わない食生活。	食生活の変化を伴う味覚変化(例:経口サプリメント);不快な味;味の消失

①電気味覚検査(electrogustometry;EGM)
- 味覚を定量的に測定でき、簡便で短時間で施行できる。
- しかし、4基本味それぞれの感度は測定できず、ペースメーカー患者には施行できない。
- 一般的な電気味覚計としてTR-06(リオン株式会社)がある。

②濾紙ディスク法(テーストディスク®法)
- 定性的に4基本味の閾値が測定できるが、検査時間が長く負担が大きい。

- 両検査とも左右の各神経領域を分けて測定でき、受容器障害型味覚障害の診断、末梢神経障害の補足的診断としても有用である。
- 両検査は有意な相関を認めるが、ときに結果が異なる。電気味覚閾値が良好で濾紙ディスク法で高度障害を示すときは早期受容器障害・心因性の可能性がある。早期受容器障害の場合は改善率がよいと報告されている。

③サクソンテスト
- 2分間ガーゼを噛み、唾液量を測定する。3g以下で口腔内乾燥感を生じることが多い。

C 原因と治療

❶低亜鉛血症

- 2018年に日本臨床栄養学会から低亜鉛血症診療指針が示され、亜鉛の内服により約50~64%に改善がみられたとの報告がある[4,5]。
- 味覚障害に対して亜鉛の補充療法はよく行われているが、原因を特定していなければ亜鉛による改善は認めない[6]。
- 糖尿病や腎障害、消化管切除後に認めやすい。薬剤によるキレートや吸収率の低下、排泄量の増加などで生じる。味細胞はおおよそ2週間でターンオーバーしており、その際には亜鉛を必要とするため、亜鉛の欠乏により味覚障害が生じると考えられている。
- 低亜鉛血症の診断基準[5]を表3に示す。
- 低亜鉛血症患者にプラセボと比較した亜鉛投与のランダム化二重盲検試験の結果では、亜鉛として120mg/日を3カ月投薬すると濾

表3 低亜鉛血症の診断基準 (文献5より引用)

1. 下記の症状／検査所見のうち1項目以上を満たす	
①臨床症状・所見	皮膚炎、口内炎、脱毛症、(難治性) 褥瘡、食欲低下、発育障害 (小児で体重増加不良・低身長)、性腺機能不全、易感染性、味覚障害、貧血、不妊症
②検査所見	血清ALP低値
2. 上記症状の原因となる他の疾患が否定される	
3. 血清亜鉛値 (血清亜鉛は、早朝空腹時に測定することが望ましい)	
3-1：60μg/dL未満	亜鉛欠乏症
3-2：60〜80μg/dL未満	潜在性亜鉛欠乏
4. 亜鉛を補充することにより症状が改善する	

Definite：上記項目の1、2、3-1、4をすべて満たす場合を亜鉛欠乏症と診断する。
　　　　　上記項目の1、2、3-2、4をすべて満たす場合を潜在性亜鉛欠乏症と診断する。
Probable：亜鉛補充前に1、2、3を満たすもの。(亜鉛補充の適応になる)

紙ディスク法検査で亜鉛群50%、プラセボ群25%に改善がみられ、亜鉛群で有意に改善したと報告されている[4]。

酢酸亜鉛水和物 (ノベルジン®)　　150mg　　分3、毎食後

❷口腔内乾燥

- 口腔内乾燥も味覚障害の原因となり、唾液腺マッサージで一定の効果を認める。
- サクソンテストで2g以下の唾液分泌が基準とされているが、3g以下で口腔内乾燥を自覚しやすい。
- 薬剤性の頻度も高く、睡眠薬・抗不安薬・抗うつ薬 (SSRI)、抗アレルギー薬 (抗ヒスタミン薬)、プロトンポンプ阻害薬 (PPI)、夜間の頻尿を抑えるための抗コリン薬・ムスカリン受容体阻害薬も同様である。5種類以上の薬剤を内服する場合の副作用出現率は、4種類以下の場合に比較して、著しく上昇することが知られている。必要最低限の薬剤へ調整することも大切である。
- 治療法：唾液腺マッサージ

①耳下腺マッサージ
- 指全体で耳の前、上の臼歯を後ろから前に円を描くようにマッサージをする。

②顎下腺マッサージ
- 親指を顎の骨の内側の、やわらかい部分に当て、耳の下から顎の下まで押す。

③舌下腺マッサージ
- 両手の親指をそろえて、顎の下を上に軽く押す。
- 以下は保険外治療。サリベート®、サラジェン®は頭頸部放射線治療後の唾液腺障害に保険適応がある。

麦門冬湯	7.5g/日	分2~3
人口唾液		
サリベート®	1~2秒/回	1日4~5回
ムスカリン作動薬		
ピロカルピン（サラジェン®）	5mg/回	1日3回、食後

❸口内炎などの口腔粘膜障害
- 口内炎は抗がん剤投与で比較的多くみられる副作用である。特にEGFR-TKIのアファチニブ（71.1%）、UFT（34.1%）が多い。生じた後の対応策としてアロプリノールや半夏瀉心湯の含嗽が試みられているがエビデンスの高い治療は存在しない。そのため発症予防となる口腔ケアが最も重要である。
- 治療：口腔ケア
- 以下は保険外治療

半夏瀉心湯　2.5gを50mLで溶き1日3回含（含嗽後30分は飲食しない）

（PGE2産生抑制、第Ⅱ相試験：HANGESHA-C試験）

❹末梢神経障害としての味覚障害
- 舌の前方2/3は鼓索神経、舌後方は舌咽神経、軟口蓋は大錐体神経、咽頭は迷走神経支配である。味覚機能検査で部位別に評価可能である。
- 食前の氷片による冷刺激：味覚の受容体は温度感受性受容体と共発現していることから、冷刺激で味覚感度が改善することが知られている[7]。
- 有効性は明らかではないが、ビタミンB_{12}が処方されることがある。

メコバラミン（メチコバール®）	1,500mg	分3、毎食後

❺嗅覚障害
- 現在有効な予防法や治療法は存在しないが、末梢神経障害として治療をされることがある。

❻心因性

- がん告知などのストレスにより生じることがあり、他覚的検査と自覚症状が一致しないこともよくある。精神的なケアに加え、他覚的試験を繰り返し施行することでストレスの軽減を図ることで対応する。

D アドバイス

- 口腔ケアにより味覚障害発症予防に努めることが、味覚障害にはもちろん、感染症予防や副作用軽減により治療を完遂しやすくなり重要である。化学療法開始前には歯科トラブルがないか診察し必要であれば歯科・口腔外科に紹介することも必要である。
- 抗がん剤により味覚の感じ方の変化が生じることで、嗜好が変化することがある。味覚検査を施行することで感じやすい味覚や感じにくい味覚を測定することができるため、料理の味付けのアドバイスを行うことでストレスの軽減に有効である。
- ビタミンB_{12}や亜鉛は長期間補充を継続しなければ効果が表れないことが多いので、根気よく続ける必要がある。途中で自己中断される例も少なくないため服薬の確認も重要である。
- 薬剤の種類が増えることで味覚障害は生じやすくなるため、必要な薬や中止可能な薬を定期的に整理することも重要である。

(辻 博行／藤阪保仁)

文献

1) Ponticelli E, et al. Eur J Cancer care (Engl) 2017；26：2. PMID：28101929
2) Hovan AJ, et al. Support Care Cancer 2010；18：1081-7A. PMID:20495984
3) 有害事象共通用語規準 v5.0 日本語訳 JCOG版. http://www.jcog.jp
4) Heckmann SM, et al. J Dent Res 2005；84：35-8. PMID:15615872
5) 日本臨床栄養学会，編. 低亜鉛血症診療指針2018. http://jscn.gr.jp
6) Lyckholm L, et al. J Pain Palliat Care Pharmacother 2012；26：111-4. PMID：22764846
7) Fujiyama R, et al. Odontology 2017；105：275-82. PMID：27550339

第Ⅲ章 副作用症状別プロのコツ／**7** 神経

末梢神経障害

早期発見と減量・中止の検討が重要

A がん薬物療法による末梢神経障害の理解

高リスク薬剤
- タキサン系（PTX、nab-PTX、DTX）
- プラチナ系（CDDP）
- ビンカアルカロイド系（VNR）
- 免疫チェックポイント阻害薬（頻度は高くないが、ときに致死的）

リスク因子
- 抗がん剤の総投与量
- 高リスク薬剤の併用
- 年齢
- 糖尿病性末梢神経障害などの存在

B 予防

- 冷却療法
- 神経障害リスクの少ない薬剤の優先

C 評価

- CTCAE v5.0
- FACT/GOG-Ntxなど

D 治療

- 抗がん剤の減量・中止・投与スケジュール変更
- デュロキセチン投与

A がん薬物療法による末梢神経障害の理解

❶末梢神経障害に対する理解の重要性

- 肺がん治療では細胞傷害性抗がん剤による末梢神経障害（chemotherapy-induced peripheral neuropathy：CIPN）や免疫チェックポイント阻害薬による多彩な末梢神経障害がある。
- CIPNには確立された予防法や治療法の選択肢が少ないため、発

症のリスク因子を把握し、早期発見に努め、適切な時期に減量・休薬・中止を検討するタイミングを逃さないことが最も重要となる。
- 近年臨床現場で急速に普及しつつある免疫チェックポイント阻害薬も頻度は高くないが末梢神経障害を生じ、ときに致死的となるため認識しておく必要がある。

❷臨床的特徴
- 末梢神経には感覚神経・運動神経・自律神経がある。細胞傷害性抗がん剤に伴うCIPNは主に対称性・四肢末梢優位の感覚神経障害で、いわゆる"**手袋靴下型（glove and stocking type）**"の症状となる。一部の例外を除き運動神経や自律神経が侵されることはまれである。
- 免疫チェックポイント阻害薬による神経障害は多彩で、運動神経や自律神経が侵されることもある。特に**ギラン・バレー症候群**[1]**や重症筋無力症**[2]**を発症すると致死的**になりうるため、常にこれらの可能性を考えて診療にあたる必要がある。

❸メカニズム
- 末梢神経障害は障害を受ける部位により神経細胞体障害・軸索障害・髄鞘障害に分類される（図1）。
- **CDDP**は神経細胞を直接障害（神経細胞体障害）し、二次性に軸索障害・髄鞘障害を生じるため薬剤中止後も回復に乏しい。
- **タキサン系・ビンカアルカロイド系**抗がん剤は微小管阻害作用により軸索を障害し（軸索障害）、四肢末端から逆行性に症状が進行する**遠位逆行性軸索変性**が多い。

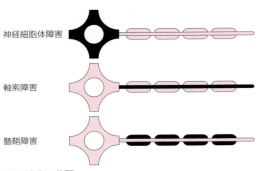

図1 末梢神経障害の分類

- 免疫チェックポイント阻害薬に伴う神経障害のメカニズムはまだ不明な点が多い。

❹末梢神経障害のリスクが高い抗がん剤

- 肺がんで使用される細胞傷害性抗がん剤のうちCIPNを生じやすいものとして、タキサン系（PTX、nab-PTX[3]、DTX[4]）、プラチナ系（CDDP[5]）、ビンカアルカロイド系（VNR[6]）などが挙げられる。
- 特にPTXはアルブミン懸濁の有無にかかわらずCIPNの頻度が高く、ときに運動神経障害を伴うこともある。
- CDDPは聴覚神経障害を伴うことがあり注意が必要となる。
- 既述のように免疫チェックポイント阻害薬による末梢神経障害の頻度は高くないが、その重篤性のリスクから常に念頭においておくべき副作用である。

❺そのほかのリスク因子

- 薬剤の種類以外の重要なCIPNリスク因子として、抗がん剤の総投与量・CIPN高リスク薬剤の併用（プラチナ併用療法など）・年齢などがある。また、糖尿病性末梢神経障害など、もともと末梢神経障害が存在する場合にはCIPNのリスク因子になる可能性がある。
- 免疫チェックポイント阻害薬による末梢神経障害のリスク因子についてはまだ明らかとなっていない。

B 予防

❶薬物療法

- CIPNの症状緩和に用いられる抗うつ薬や抗痙攣薬を予防に用いた試みがなされているが、現在までのところ明らかな予防効果を示した薬剤は存在しない。

❷冷却療法

- PTXの毎週投与時に手足を冷却することで末梢神経障害症状が軽減されることが示されている[7]。予防効果が示された数少ない選択肢のひとつである。
- 肺がん治療の多くで用いられるPTX 3週ごと投与や、ほかの抗がん剤投与でも同様の効果があるかどうかは今後の研究結果を待つ必要がある。

❸そのほか

- 肺がんの予後は年々改善しており、患者のQOL維持のための

CIPNの予防はますます重要になってきている。さまざまな抗がん剤の選択肢のなかで、有効性が同程度なのであればCIPNを生じにくい薬剤を早期ラインで優先的に使用することも重要な予防法といえる。

C 評価

❶CTCAE v5.0

- CTCAEは臨床研究の有害事象を世界共通の尺度で評価する基準である。原則として事象なしをG0、死亡をG5とし6段階に分類するが、感覚性神経障害の場合、G5がなくG0〜4の5段階で評価されている。簡便な評価尺度だが、評価者が患者自身ではなく医療者であるため過小評価されてしまうなどの問題がある。

❷FACT/GOG-Ntx

- しびれや不快感など神経障害に関する複数の症状を、まったくなし(0)〜非常にあり(4)までの5段階で評価を行う。CTCAEと異なり患者自身が行うため、患者の主観により近い評価が行える。

❸日常臨床での評価

- 上記を含めいくつもの評価ツールが開発されているが、その多くが臨床研究のために開発されたものであり、日常臨床ですべての患者にこれらツールを用いて評価することは難しい場合も多い。そのような場合であっても、「手先にしびれた感じはないか」、「箸が使いにくくなってないか」、「ボタンがかけにくいことはないか」など日々の問診に少しだけ追加して尋ねることが重要である。

D 治療

❶薬物療法

- CIPNによる症状に対してはデュロキセチンの効果が証明されている[8]。

> デュロキセチン(サインバルタ®) 20mg
> 1日1回、朝食後から開始。1週間以上の間隔を空けて、適正用量(40〜60mg)まで20mgずつ増量する。

- ASCOガイドラインではデュロキセチン以外の薬物療法の候補として、抗痙攣薬であるプレガバリン(リリカ®)や三環系抗うつ

薬である**ノリトリプチリン（ノリトレン®）**なども選択肢として挙げられている。しかしプレガバリンやノリトリプチリンは、化学療法誘発性以外の末梢神経障害の症状緩和効果が証明されているものの、CIPNに対しての効果が証明されていないことに留意しなければならない[9, 10]。

- 免疫チェックポイント阻害薬による神経障害の場合、中等度以上の症状（CTCAE G2以上）で**プレドニゾロンの全身投与**を行うが、ギラン・バレー症候群ではステロイド単独投与は推奨されず、重症筋無力症ではステロイド投与後のクリーゼに注意が必要になる。これらの疾患が疑われた場合には**神経専門医への相談が最も重要**と考えられる。

❷抗がん剤の減量・中止・投与スケジュール変更

- CIPNの多くは、原因薬剤を中止することで数カ月間かけて（完全ではないにせよ）回復する。このため抗がん剤投与中は末梢神経障害兆候を早期に発見し、必要に応じて原因薬剤の減量や投与スケジュール延期の可否を検討することが、CIPNの最も重要な治療といえる。
- なお、CDDPによるCIPNの場合、ときとして投与中止後いったん神経障害が悪化を認め、その後に回復する経過をとることがある。

（市原英基）

文献

1) Eggermont AM, et al. Lancet Oncol 2015；16：522-30. PMID：25840693
2) Naidoo J, et al. Ann Oncol 2015；26：2375-91. PMID：26371282
3) Socinski MA, et al. J Clin Oncol 2012；30：2055-62. PMID：22547591
4) Kudoh S, et al. J Clin Oncol 2006；24：3657-63. PMID：16877734
5) von Schlippe M, et al. Br J Cancer 2001；85：823-6. PMID：11556831
6) Ohe Y, et al. Ann Oncol 2007；18：317-23. PMID：17079694
7) Hanai A, et al. J Natl Cancer Inst 2018；110：141-8. PMID：29924336
8) Smith EM, et al. JAMA 2013；309：1359-67. PMID：23549581
9) Hammack JE, et al. Pain 2002；98：195-203. PMID：12098632
10) Shinde SS, et al. Support Care Cancer 2016；24：547-53. PMID：26155765

副腎皮質機能低下症

まずは疑うことが重要。ときには致死的にもなることに注意

A 副腎不全症を疑う
症状や検査データより、疑うことがまず大切

B 副腎機能低下症の原因と対処
使用薬剤、病歴の正しい把握を行う

❶免疫チェックポイント阻害薬
- 症候性か無症候性か判断
- 続発性の可能性も念頭に検索

❷ステロイド
- ステロイド離脱症候群、シックデイか
- ステロイド投与量、投与期間の確認
- ステロイド増量

❸転移性副腎腫瘍
- 全身の皮膚や粘膜への色素沈着の確認
- ❶❷の除外
- コルチゾール、ACTH測定

C 副腎クリーゼ
致死的な疾患。疑うことと、適切な対応を

副腎クリーゼの疑い
(原疾患および合併症から想定しにくい程度の重度の脱水、低血圧、ショックなど)
→ ・副腎不全として初期対応を行う
　・敗血症などの他疾患の除外を行う。

副腎機能障害を疑う症状の出現
→ ・内分泌機能の評価を行う：通常の血液検査に加えてコルチゾール、ACTH、甲状腺機能など
　・下垂体の画像検査（造影MRI）を検討する。

内分泌機能異常と下垂体撮影で異常を認める場合
- 画像所見に応じて適切な対処を行う
- 内分泌代謝科専門医へ相談する。

内分泌機能異常を認めるが、下垂体撮影で異常を認めない場合
- 免疫チェックポイント阻害薬による副作用が否定できない。
- 内分泌代謝内科専門医へ相談する。

内分泌機能および下垂体撮影で異常は認めないが、症状が持続する場合
- 注意深く症状と臨床検査値を経過観察する。

症状が改善した場合（ホルモン補充療法の有無は問わない）
- 免疫チェックポイント阻害薬の投与を再開する。

A 副腎皮質機能低下症をみつけるコツ

- 副腎皮質機能低下症の症状は易疲労感、食欲不振、無気力、体重減少、消化器症状（悪心・嘔吐、下痢、腹痛）などである。
- 肺がん患者における副腎不全の報告は多くないが、副腎不全により生じる症状は担がん患者においてよくみられる訴えであり、診断に至っていない例も少なからずあると考えられる。副腎不全はときに副腎クリーゼをきたし重篤な状態に至る場合もあり、早期に発見し対応することが大切である。
- 血液検査では白血球分画での好中球減少、好酸球の増多を認め、生化学検査では低Na血症、低血糖を呈することが多い。これらの所見を認めたら副腎不全の可能性も考慮する必要がある。
- 原因として免疫チェックポイント阻害薬による続発性副腎皮質機能低下症や、ステロイド離脱症候群、原疾患の副腎転移などが考えられる。
- 後天的副腎機能低下症は結核、梅毒、真菌症、サイトメガロウイルス感染などの感染症でも起こりうるので、鑑別に挙げておく必要がある。
- 副腎機能低下症を疑った場合は治療開始前にコルチゾールとACTHを測定する。ストレス下の随時血中コルチゾールが3～5μg/dLの場合は、副腎不全症を強く疑う[1]。

B-1 原因と対処：免疫チェックポイント阻害薬による副腎機能低下症の場合

- 免疫チェックポイント阻害薬使用中の副腎不全は多くはないが報告されている。
- ニボルマブについては、非小細胞肺がんに対する臨床試験で1.8%（111例のうち2例）にみられ、G1とG2が1例ずつであった[2]。
- ペンブロリズマブに対する国際共同臨床試験では0.6%（836例のうち5例）に副腎皮質機能低下症を認め、G3以上は1例だった[3]。
- 免疫チェックポイント阻害薬による副腎皮質機能低下症はほとんどが続発性であるが、ニボルマブ、ペンブロリズマブによる下垂体障害において、MRIで下垂体に所見を認めることは少ない。
- ニボルマブ、ペンブロリズマブともに投与後はいずれの時期でも発症する可能性はあり、投与終了後も起こりうる。長期的に注意して検査結果の推移や副腎不全症状の出現の有無をみていく必要がある。

B-2 原因と対処：ステロイドによる副腎皮質機能低下症の場合

- 担がん患者においてステロイドは倦怠感などの緩和目的に使用されることがある。また、脳浮腫の改善を目的に投与する場合や、薬剤性肺障害、放射線肺臓炎の治療として長期投与を受けている場合も多い。
- 抗がん剤治療においては制吐目的やアレルギー防止目的に投与される場合もある。

❶ステロイド離脱症候群

- ステロイドの投与により、視床下部－下垂体－副腎の抑制と副腎萎縮が生じる。ステロイドを急に減量、中止した場合にステロイド離脱症候群を起こすことがあり、多くは急性副腎不全の臨床像を呈する。
- 抑制作用はステロイドの投与量と投与期間に依存しているため、プレドニゾロン7.5mg/日以上、デキサメタゾン0.75mg/日以上を3週間以上継続している場合は急激な減量や中止に注意する必要がある[4]。

対処

- ステロイド投与中、または中止後の患者が食欲不振、嘔吐、発熱、情動不安、筋肉痛・関節痛などの症状を呈した場合、ステロイド離脱症候群を疑い、ステロイドの投与歴や投与量、期間、服薬コンプライアンスの確認を行う。
- 一般的な血液検査に加え、コルチゾール、ACTHの測定を行う。
- 感染症などの他疾患の除外を行う。
- ステロイドの増量を行う。これにより症状は速やかに消失することが多い。
- 適宜、内分泌専門医への相談を検討する。

❷シックデイ

- ステロイド薬の長期投与を受けている患者が感染、下痢、外傷、脱水などの身体的ストレスが加わった場合（シックデイ）、相対的なステロイド不足に陥り、副腎不全症状を呈することがある。

対処

- シックデイの原因となった病態の治療を行うとともに、ステロイドの増量を行う。
- 適切な対応が行われない場合、副腎クリーゼをきたす可能性がある。

B-3 対処:転移性副腎腫瘍による副腎機能低下症

- 肺がんの副腎転移の頻度は高く、剖検では31〜43%に認めるとされるが、転移性副腎腫瘍により慢性の原発性副腎皮質機能低下症であるAddison病を呈した例は1〜2%と比較的まれである[5]。
- 副腎への転移をきたしていても、両側副腎の約90%が破壊されるまではコルチゾールの分泌量は保たれており、典型的な症状が出現しにくく診断に至っていない可能性がある[6]。

対処

- 全身倦怠感、筋力低下、体重減少、食思不振などを訴えた場合、副腎皮質機能低下症を疑う。全身の皮膚や粘膜への色素沈着は原発性副腎皮質機能低下症の特徴的な所見である。
- 薬剤性副腎機能低下症や、ステロイド離脱症候群を除外する。
- 副腎病変の評価を行う。副腎転移を疑う場合、コルチゾール、ACTHなどを測定する。
- 適宜、内分泌専門医への相談を検討する。

C 副腎クリーゼ

- 副腎クリーゼは、副腎皮質機能低下状態に感染や外傷を併発した際に発症することがある急性副腎不全で、ステロイドの絶対的・相対的欠乏により致命的な病態に陥る。
- 初期症状は全身倦怠、無気力、食欲不振、体重減少、吐き気、腹痛、発熱などの非特異的な症状であるが、12時間以上経過すると意識障害と血圧低下をきたすようになる。

対処

- 副腎不全を呈する可能性のある患者がショック状態に陥った際、副腎クリーゼの可能性を考慮する。
- 症状は非特異的であるが、悪心・嘔吐、意識障害、ショックを呈することもある[7]。
- 血液検査では低Na血症、高K血症、低血糖、脱水所見、好酸球増多をしばしば認める。
- 血中コルチゾールとACTHの測定は有用であるが、結果に時間がかかるため即座の診断には有用でない。
- 病歴、検査結果などから疑った場合、敗血症などのほかの疾患を除外しつつ、直ちに対応することが必要である。
- 初期治療として、生理食塩水の大量補液、ブドウ糖液、ヒドロコ

ルチゾンの投与を行う。下記に一例を提示する。

> ①生理食塩水＋5％ブドウ糖液を1L/1〜2時間で大量投与
> ②ヒドロコルチゾン100mgをただちに静脈内投与後、ヒドロコルチゾン100〜200mg/24時間で投与
> 　（または25〜50mgのヒドロコルチゾンを6時間ごとに投与）

（大倉直子／浅野麻衣／髙山浩一）

参考文献
1) 日本内分泌学会, ほか. 日内分泌会 2015；91（Suppl）：1-78
2) 小野薬品工業. オプジーボ®非小細胞肺癌の適正使用ガイド. https://www.opdivo.jp/
3) MSD, ほか. キイトルーダ®適正使用ガイド. https://www.msdconnect.jp/
4) 笠山宗正. 日臨内科医会誌 2018；32：687-93.
5) 木村一博, ほか. 肺癌 2002；42：135-8.
6) Baker NW. Arch Pathol 1929；8：432-50.
7) 竹田亮佑, ほか. 厚生省特定疾患「副腎ホルモン産生異常症」調査研究班研究報告書（平成4年度報告書）.

1型糖尿病

何はなくとも、尿ケトン！

A 糖尿病について知っておく

- 2型糖尿病
- 1型糖尿病
  - 劇症1型糖尿病ではない1型糖尿病：膵島関連自己抗体陽性
  - 劇症1型糖尿病（特発性）：膵島関連自己抗体陰性

B 免疫チェックポイント阻害薬による劇症1型糖尿病の現状について知っておく

ニボルマブ、ペンブロリズマブ、アテゾリズマブ

C 血糖異常をみつけたときの3ステップ

❶尿定性で尿ケトンを確認
（補助診断：HbA1c、空腹時＋食後2時間血中Cペプチド）
❷免疫チェックポイント阻害薬を中止・休薬
❸糖尿病専門医にコンサルト

D 糖尿病性ケトアシドーシスの初期治療

❶十分な輸液
❷電解質補正
❸インスリン投与

A 糖尿病について知っておく

- 2型糖尿病：生活習慣が原因でインスリン分泌低下やインスリン抵抗性になる。
- 1型糖尿病：自己抗体もしくは特発性に絶対的インスリン欠乏となり発症（大部分は15歳未満で膵臓β細胞が破壊され発症）
- 頻度：2型糖尿病 約89%、1型糖尿病 約9%、そのほかの糖尿病（遺伝性*）約2%

> **＊遺伝性1型糖尿病**
> そのほかの遺伝性1型糖尿病の全ゲノム関連解析（GWAS）において、HLA遺伝子、インスリン遺伝子のほか、CTLA-4遺伝子が発症に寄与する遺伝子として報告されているのは注目に値するが、イピリムマブ（CTLA-4）の臨床試験での1型糖尿病の発生率は高くない。

❶劇症1型糖尿病ではない1型糖尿病
- 膵島関連自己抗体陽性：進行スピードで急性/緩徐進行型に別れる。頻度：GAD抗体71%、IA-2抗体62%。

❷劇症1型糖尿病（特発性）
- 膵島関連自己抗体陰性：今川彰久先生が提唱[1]。口渇・多飲・多尿といった糖尿病症状発現後1週間前後以内というきわめて短時間で、ケトーシスもしくはケトアシドーシスになる（すなわち、尿中/血中ケトン体陽性になる）。
- 特発性といいながら、劇症の72%にウイルスなどの先行感染があるなかで、免疫チェックポイント阻害薬による機序もここにカテゴライズされた（2016年1月、5月に日本糖尿病学会と日本臨床腫瘍学会がともに声明）。

B 免疫チェックポイント阻害薬による劇症1型糖尿病の現状について知っておく

- ニボルマブによる1型糖尿病の頻度（CheckMate017および057試験：n＝834）：1型糖尿病の頻度は0%、発現日数中央値：0日（わが国のニボルマブの全例調査でも0.25%の頻度：4,888例中12例）
- ペンブロリズマブによる1型糖尿病の頻度（KEYNOTE-010試験：n＝682）：1型糖尿病の頻度は0.4%（3例）、発現日数中央値：105.0日（31〜160日）
- アテゾリズマブによる1型糖尿病の頻度（OAK試験：n＝609）：1型糖尿病の頻度は0.2%（1例）、発現日数中央値：非公表
- デュルバルマブによる1型糖尿病の頻度（PACIFIC試験：n＝476）：1型糖尿病の頻度は0.2%（1例）、発現日数43日
- 劇症1型糖尿病の統計はあまりない。

C 血糖異常をみつけたときの3ステップ：診断基準のおさらい

❶高血糖をみつけたら、もしくは、糖尿病症状の出現をみつけたら
- ①尿定性で尿ケトンを確認（補助診断として、HbA1c、空腹時＋食後2時間血中Cペプチド）。

- ②免疫チェックポイント阻害薬を中止・休薬
- ③糖尿病専門医にコンサルト：G3：空腹時血糖25〜500mg/dL、G4：空腹時血糖＞500mg/dL。

❷劇症1型糖尿病の診断基準

- 糖尿病症状発現後1週間前後以内で、ケトーシスあるいはケトアシドーシスに陥る。
  - 尿ケトン陽性・血中ケトン体陽性
  - 随時血糖値288mg/dL以上かつHbA1c 8.7%未満
  - 尿中Cペプチド10μg/日未満、または、空腹時血中Cペプチド0.3ng/mL未満（グルカゴン負荷後または食後2時間血中）

D 糖尿病専門医にコンサルトしながら、どう治療するか？：糖尿病性ケトアシドーシスの初期治療

- ①**十分な輸液**：水分欠乏量と尿量を目安に生理食塩水を投与（500mL/時）
- ②**電解質補正**：K 5.0mEq/L以上のときは、Kを補充
- ③**インスリン投与**：少量インスリン持続静注（0.1単位/kg/時）で投与

（西野　誠）

文献
1) Imagawa A, et al. N Engl J Med 2000；342：301-7. PMID：10655528

参考文献
1) 日本糖尿病学会, 編著. 糖尿病専門医研修ガイドブック改訂7版. 東京：診断と治療社；2017.
2) Brahmer JR, et al. J Clin Oncol 2018；36：1714-68. PMID：29442540
3) Clotman K, et al. J Clin Endocrinol Metab 2018；103：3144-54. PMID：29955867
4) 日本糖尿病学会, 編著. 糖尿病治療ガイド2018-2019. 東京：文光堂；2018.

第Ⅲ章　副作用症状別プロのコツ／**8 内分泌**

下垂体炎

ルーチン検査では気づきにくい。
詳細な問診と早期からの対応が重要

A 問診のための下垂体炎の症状

- 詳細な問診
  ①ACTH低下、②TSH低下、③ゴナドトロピン（LH/FSH）低下
  ④成長ホルモン低下、⑤ADH低下
- 内分泌専門医とのチーム医療

B 鑑別疾患

- 免疫チェックポイント阻害薬による下垂体機能低下症
- 腫瘍性下垂体機能低下症
- 非腫瘍性下垂体機能低下症
- 副腎機能低下症
- 甲状腺機能低下症

C 診断のための検査

- 二次性副腎機能低下症：コルチゾール測定、ACTH負荷試験、CRH負荷試験（表1）
- 二次性甲状腺機能低下症：FT$_4$、TSHの測定
- 二次性性腺機能低下症：（男性）テストステロン、LH測定
  （閉経前の女性）エストラジオール、FSH測定
- 中枢性尿崩症：尿量、尿浸透圧、バソプレシン分泌
- 下垂体の炎症の評価：頭部MRI

D 下垂体炎の評価と対応（ペムブロリズマブ投与時の対応、CTCAE v5.0）

G1	G2	G3	G4
症状がない、または軽度の症状がある；臨床所見または検査所見のみ；治療を要さない	中等症；最小限/局所的/非侵襲的治療を要する；年齢相応の身の回り以外の日常生活動作の制限	重症または医学的に重大であるが、ただちに生命を脅かすものではない；入院または入院期間の延長を要する；身の回りの日常生活動作の制限	生命を脅かす；緊急処置を要する

休薬なし	休薬する
	・内分泌専門医への相談を検討する。 ・感染や敗血症を除外するため適切な検査を実施する。 ・下垂体画像検査（造影MRI）を実施する。 ・プレドニゾロン換算40mg/日の投与を開始する。 ・適切なホルモン補充療法を行う（甲状腺機能と副腎機能がともに低下している場合にはレボチロキシンなどに先行してヒドロコルチゾンを投与する）。
ホルモン値の推移や症状の発現を注意深く観察	・≦G1に回復した場合には、再投与を検討する。 ・ベースライン値に回復するまで、甲状腺機能やほかのホルモン値および血清生化学検査を頻回に実施する。 ・症状が改善した場合、副腎皮質ホルモンの漸減を開始する。 ・副腎皮質ホルモンによる治療開始12週以内に≦G1に回復し、プレドニゾロン換算10mg/日以下まで減量できた場合は投与再開を検討する。 ・日和見感染の予防を行う。

A 問診のための下垂体炎の症状

- 一般的に下垂体炎の症状としては倦怠感や頭痛といった非特異的な症状のことが多い。また、障害される下垂体の細胞により、ホルモンへの影響、症状も異なる。診断のためには下垂体炎を疑い詳細な問診を行うこと、内分泌専門医とのチーム医療が重要である。

❶ACTH低下

- 二次性副腎機能低下症をきたし、死に至ることもある。軽症例では起立性低血圧や頻脈、疲労、倦怠感、疲労、食欲低下などを認める。検査所見としては、低血糖、低Na血症、好酸球上昇などを認める。

❷TSH低下

- 二次性甲状腺機能低下症をきたし、疲労、寒がり、食欲低下、便

秘、浮腫、徐脈、皮膚乾燥などを認める。

❸ゴナドトロピン（LH/FSH）低下
- 二次性性腺機能低下症をきたし、月経不順、ホットフラッシュ、長期に及べば骨密度の低下をきたすが、高齢者の多い肺がん診療においては診断のきっかけになりにくい。

❹成長ホルモン低下
- 検査所見として脂質異常症をきたすことがある。

❺ADH低下
- 中枢性尿崩症により口渇、多飲、多尿をきたすことがある。

B 鑑別疾患

❶免疫チェックポイント阻害薬（ICI）による免疫関連有害事象
- スペインからの報告では、下垂体機能低下症の発症率は10万人当たり4人程度と報告されており、比較的まれな疾患である[1]。ICIによる発症は1.3%と報告されており[2]、ICI投与中に発症すれば、それが原因として最も考えやすい。発症時期に関しては投与開始後早期から1年近く経過したものまで報告されており[3]、発症時期による鑑別は困難である。
- ICIのレジメンにより発症頻度は異なっている。抗CTLA-4抗体と抗PD-1抗体の併用療法で6.4%、抗CTLA-4抗体単剤で3.2%、抗PD-1抗体単剤で0.4%、抗PD-L1抗体で0.1%と報告されている[2]。
- また、副腎機能低下症、甲状腺機能低下症などの視床下部-下垂体系ホルモンの作用臓器の障害で同様の症状が起こりうるため、原因臓器特定のための検査が必要である。

❷ICI以外の原因
- 2014年の報告では、下垂体機能低下症をきたす原因として、非腫瘍性が約50%、下垂体腫瘍性が約43%、下垂体外の腫瘍性が約7%と報告されている[4]。
- 腫瘍性のうち1〜2%は転移性であり、肺がん、乳がんが多いと報告されている[5-7]。非腫瘍性の原因として、下垂体の術後、放射線治療の影響、感染症、梗塞などが挙げられる。

C 診断のための検査

- 下垂体ホルモン低下による二次性副腎機能低下症、甲状腺機能低下症、性腺機能低下症、中枢性尿崩症などの診断が必要である。

❶二次性副腎機能低下症

- コルチゾール低下による症状が疑われれば、早朝のコルチゾールを測定する。
- 18μg/dL以上であればコルチゾール不足による症状ではないと判断する。
- 18μg/dL未満であれば、その原因が視床下部−下垂体にあるのか、副腎にあるのかを調べる。その方法として、ACTH負荷試験、CRH負荷試験などがある。障害部位とその試験結果を表1に示す。なお、負荷試験の実施に関しては内分泌専門医に相談することが望ましい。

❷二次性甲状腺機能低下症の診断

- FT_4、TSHの測定を行う。FT_4の低値に見合うTSHの上昇がなければ視床下部−下垂体疾患を疑う。

❸二次性性腺機能低下症の診断

- 男性ではテストステロンとLHの測定を行う。閉経前の女性ではエストラジオールとFSHの測定を行う。テストステロンとLH、エストラジオールとFSHがともに低値であれば二次性性腺機能低下を疑う。

❹中枢性尿崩症の診断

- 口渇、多飲、多尿の主症状に加え、①1日尿量3,000mL以上、②尿浸透圧300mOsm/kg以下、③血漿浸透圧に比較して相対的に低下、を認める。

❺下垂体の炎症の評価

- 頭部MRIでは下垂体の腫大を認めることが多いと報告されている[8]。

表1 ACTH負荷試験、CRH負荷試験：障害部位とその試験結果

障害部位	ホルモン	CRH負荷試験	ACTH負荷試験
視床下部	ACTH	↑	
	コルチゾール	↑	↑
下垂体	ACTH	→	
	コルチゾール	→	↑
副腎	ACTH	↑	
	コルチゾール	→	→

D 下垂体炎の評価と対応

- 国内臨床試験時に規定されていた対処法に則り、対応を行うことが推奨されている。
- 参考に、ペムブロリズマブ投与時の対応を冒頭フローチャートに示した。CTCAE G2以上の有害事象では休薬し、内分泌専門医に相談することが望ましい。各薬剤の適正使用ガイドを参考にプレドニゾロン40mg/日程度の投与を開始し、症状、検査を確認しながら漸減していく。また、各種血液検査、画像検査を行いつつ、適切なホルモン補充療法を行う。(二次性副腎機能低下症、二次性甲状腺機能低下症におけるホルモン補充療法に関しては各項の該当部を参照)。

❶中枢性尿崩症への対応[9]

- デスモプレシン点鼻液あるいは点鼻スプレーを用いて、1回2.5μg、1日2回から開始し適宜漸増する。
- 下垂体前葉機能低下症を合併している場合には、多尿による脱水の出現に留意しつつ、あらかじめヒドロコルチゾンの補充を行う。

(沖本民生)

参考文献

1) Regal M, et al. Clin Endocrinol (Oxf) 2001；55：735-40. PMID：11895214
2) Barroso-Sousa R, et al. JAMA Oncol 2018；4：173-82. PMID：28973656
3) MSD，大鵬薬品．キイトルーダ®適正使用ガイド．https://www.msdconnect.jp
4) Tanriverdi F, et al. Endocrine 2014；47：198-205. PMID：24366641
5) Fassett DR, et al. Neurosurg Focus 2004；16：E8. PMID：15191337
6) Schubiger O, et al. Neuroradiology 1992；34：131-4. PMID：1603311
7) Morita A, et al. J Neurosurg 1998；89：69-73. PMID：9647174
8) Blansfield JA, et al. J Immunother 2005；28：593-8. PMID：16224277
9) バソプレシン分泌低下症(中枢性尿崩症)の診断と治療の手引き．

甲状腺機能障害

免疫チェックポイント阻害薬により高頻度に発症。
定期的なモニタリングを

A ICI治療前の事前スクリーニング検査

TSH、FT_4、FT_3の測定
→数値異常のある場合:抗TPO抗体、抗Tg抗体の測定

B ICI治療中のモニタリング

- 甲状腺機能:TSH、FT_4、FT_3の定期的な測定(4~6週間ごと)
- 症状
  - 甲状腺中毒症 : 動悸、発汗、発熱、下痢、振戦、体重減少、倦怠感
  - 甲状腺機能低下症: 倦怠感、食欲低下、便秘、徐脈、体重増加

C 甲状腺機能異常の診断

TSH、FT_4、FT_3
甲状腺エコー検査

D 内分泌専門医へのコンサルテーション

- G1(症状なし)でTSH≧10μIU/mLの場合
- ≧G2の甲状腺機能異常がある場合

E ICI再開可否の検討

≦G1に改善した場合にはICI再開を検討する。

A ICIを使用する前のスクリーニング検査

- 免疫チェックポイント阻害薬(ICI)の使用により高頻度で甲状腺機能障害を発症することが知られている。
- 甲状腺機能障害は甲状腺中毒症と甲状腺機能低下症に分類され、主な機序は自己免疫活性化に伴う破壊性甲状腺炎と考えられている[1]。
- 甲状腺中毒症が投与開始2~6週間後の早期に発症し、甲状腺機能低下症がそれに引き続くパターン多いとされるが、先行する甲状

腺中毒症を認めないことも多い。
- 頻度に関してはさまざまな報告があるが、非小細胞肺がんに対する抗PD-1/PD-L1抗体の主要な第Ⅲ相試験において、甲状腺機能亢進症は1.0～7.8%、甲状腺機能低下症は3.0～9.1%と報告されている[2-6]。なお、CTCAE G3以上の重篤な甲状腺機能障害は比較的まれである（0.1%程度）。
- ペムブロリズマブ（抗PD-1抗体）と化学療法の併用における甲状腺機能低下症の頻度は6.7～7.9%、甲状腺機能亢進症の頻度は4.0～7.2%と報告されている[7,8]。一方、OAK試験でアテゾリズマブ（抗PD-L1抗体）単剤での甲状腺機能障害の発症頻度は5.6%であるが[6]、アテゾリズマブ＋CBDCA＋PTX＋BEV（Impower150試験）では16.8%と報告されており、化学療法および血管新生阻害薬との併用では頻度が増加する可能性があり、注意が必要である[9]。
- 非小細胞肺がんでは甲状腺機能障害の発症と効果との関連も報告されている。ペムブロリズマブ治療患者において、甲状腺機能障害発症患者は非発症患者に比べ、全生存期間の有意な延長がみられたとする報告がある[10]。

B ICIを使用する前のスクリーニング検査

- ICI使用前にTSH、FT_4、FT_3の測定を行う。これらの数値異常がある場合には、抗甲状腺ペルオキシダーゼ抗体（抗TPO抗体）、抗サイログロブリン抗体（抗Tg抗体）を測定することで自己免疫性甲状腺疾患の素因の有無を確認する。
- ICI使用前に抗TPO抗体あるいは抗Tg抗体陽性の場合は甲状腺機能障害を発症する可能性が高い[11]。また、甲状腺機能障害発症後に抗TPO抗体、抗Tg抗体が陽性になることもある。

C ICI使用中のフォローアップと追加検査

- ICI開始後は定期的にTSH、FT_4、FT_3の測定を行う（表1）。米国臨床腫瘍学会（ASCO）のガイドラインでは4～6週ごとのモニタリングが推奨されている[12]。
- 甲状腺機能異常を認めた場合には、抗TPO抗体・抗Tg抗体の測定、甲状腺エコーおよび甲状腺シンチ検査を追加し、鑑別診断を行う。エコーではびまん性甲状腺腫大、内部血流の低下、実質信号領域の出現が特徴的とされる。また甲状腺シンチで摂取率の低下を認める。

表1 甲状腺機能障害の臨床症状・検査所見

	臨床症状	臨床検査所見
甲状腺中毒症	動悸、発汗、発熱、下痢、振戦、体重減少、倦怠感	TSH低下 FT_3、FT_4上昇
甲状腺機能低下症	倦怠感、食欲低下、便秘、除脈、体重増加	TSH上昇 FT_3、FT_4低下

図1 甲状腺機能障害の診断フロー (文献13より引用)

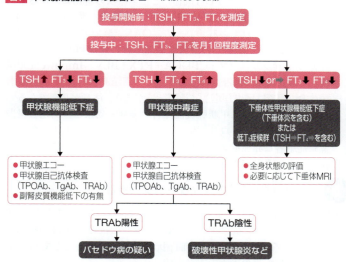

- **破壊性甲状腺炎**では、抗甲状腺薬や無機ヨウ素薬は無効であるばかりでなく、投与によって不要な副作用が出現するリスクがあるため**バセドウ病**との鑑別は重要である。診断フローを**図1**に示す[13]。CTCAE G2以上の場合には内分泌専門医へのコンサルテーションが望ましい[12, 14]。

D 甲状腺機能障害発症後の治療とフォローアップ

- 甲状腺機能中毒症の場合、*β*遮断薬が症状緩和に有効である。

プロプラノロール(インデラル®) 30mg/日

- 甲状腺ホルモンの上昇は甲状腺の破壊による一過性の甲状腺中毒症であるため、抗甲状腺薬の投与は不要で、基本的には経過観察である。甲状腺機能低下症となった場合に甲状腺ホルモンの補充を検討する。破壊性甲状腺炎による甲状腺中毒症時に甲状腺クリーゼとなる症例も報告されており、慎重な経過観察を要する。
- 甲状腺機能低下症に対してはレボチロキシンによる甲状腺ホルモン補充療法を行う[12]。無症状であっても、血中TSH値が10μIU/mL以上に上昇する場合には甲状腺ホルモン補充療法の適応がある[12]。甲状腺機能異常に対するステロイドの有効性は示されていない。

> レボチロキシン（チラーヂン®）25〜50μg/日から開始。
> 　　　　　　　　　　　血中TSH値を指標に100〜150μg/日に増量
> 　　　　　　　　　　　高齢者あるいは心疾患を有する場合：12.5μg/日

- 治療により甲状腺機能が安定化するまではICIの休薬を検討する。安定した後も、甲状腺機能の定期的なモニタリングを行う。
- なお、ホルモン補充に際して副腎機能低下（不全）を併発している場合には甲状腺ホルモン補充のみを行うとかえって副腎不全を悪化させる可能性があり、副腎皮質ホルモンの補充を優先する[15]。

E 甲状腺機能障害発症後のICI継続可否の判断

- ICIに関連した甲状腺機能障害発症後のICI治療の継続可否については、各薬剤の適正使用ガイドや日本臨床腫瘍学会による「がん免疫療法ガイドライン」などを参考にする[15]。
- 表2にペムブロリズマブの国内臨床試験時に規定されていた対処法を示す[14]。原則的にはG1ではICIは休薬せずに慎重に経過観察を行う。症候性の甲状腺機能障害ではICIを休薬し、G1以下に改善した場合にICI投与を再開するというものが多い。

　　　　　　　　　　　　　　　　　　　　（山口　央／栗原　進）

表2 CTCAE Gradeに基づく甲状腺機能障害発症時の対処法とフォローアップ (文献14より引用)

Grade (CTCAE v5.0)		本剤の処置	対処方法	フォローアップ
甲状腺機能低下症				
G1	症状がない;臨床所見または検査所見のみ;治療を要さない	休薬なし	—	ホルモン値の推移や症状の発現を注意深く観察する。
G2	症状がある;甲状腺ホルモンの補充療法を要する;身の回り以外の日常生活動作の制限	甲状腺ホルモン補充療法により臨床的に安定していれば投与の継続可能	・内分泌代謝科専門医への相談を検討する。 ・甲状腺ホルモン剤による治療を実施する[※2]。	甲状腺機能障害の徴候および症状を注意深く観察する。
G3	高度の症状;身の回りの日常生活動作の制限;入院を要する	休薬する[※1]		
G4	生命を脅かす;緊急処置を要する			
甲状腺中毒症				
G1	症状がない;臨床所見または検査所見のみ;治療を要さない	休薬なし	—	ホルモン値の推移や症状の発現を注意深く観察する。
G2	症状がある;甲状腺抑制治療を要する;身の回り以外の日常生活動作の制限	休薬する[※1]	・内分泌代謝科専門医への相談を検討する。 ・必要に応じてβ遮断薬を投与する。	甲状腺機能障害の徴候および症状を注意深く観察する。
G3	高度の症状;身の回りの日常生活動作の制限;入院を要する			
G4	生命を脅かす;緊急処置を要する			

[※1] G1に回復するまで、本剤を休薬する。12週を超える休薬後も≦G1まで回復しない場合には、本剤の中止を検討する[国内臨床試験時の規定:甲状腺機能低下症に対する治療により臨床的に安定していれば、投与の再開が可能]

[※2] ACTH、コルチゾールを測定し、副腎機能障害の併発がないことを確認のうえ、甲状腺ホルモン補充療法(レボチロキシンなど)を実施する。なお、副腎機能障害が併発している場合、ヒドロコルチゾンの投与を先行させる。

文献

1) 日本内分泌学会. 免疫チェックポイント阻害薬による内分泌障害の診療ガイドライン. 日内分泌会誌 2018;94:1-11.
2) Brahmer J, et al. N Engl J Med 2015;373:123-35. PMID:26028407
3) Borghaei H, et al. N Engl J Med 2015;373:1627-39. PMID:26412456
4) Herbst RS, et al. Lancet 2016;387:1540-50. PMID:26712084
5) Reck M, et al. N Engl J Med 2016;375:1823-33. PMID:27718847
6) Rittmeyer A, et al. Lancet 2017;389:255-65. PMID:27979383
7) Gandhi L, et al. N Engl J Med 2018;378:2078-92. PMID:29658856
8) Paz-Ares L, et al. N Engl J Med 2018;379:2040-51. PMID:30280635
9) Socinski MA, et al. N Engl J Med 2018;378:2288-2301. PMID:29863955
10) Osorio JC, et al. Ann Oncol 2017;28:583-9. PMID:27998967
11) Kobayashi T, et al. J Endocr Soc 2018;2:241-51. PMID:29600292
12) Brahmer JR, et al. J Clin Oncol 2018;36:1714-68. PMID:29442540
13) 高野加寿恵, 監修. 最新 内分泌検査マニュアル 第3版. 東京:日本医事新報社;2010. p79-84
14) MSD, 大鵬薬品工業. キイトルーダ®適正使用ガイド 2019年1月作成. https://www.msdconnect.jp
15) 日本臨床腫瘍学会, 編. がん免疫療法ガイドライン. 東京:金原出版;2019.

SIADH（バソプレシン分泌過剰症）

肺がん患者に低Na血症があったらまず疑え

A 診断

❶SIADHの鑑別

特に小細胞肺がんを有し、低Na血症を呈する場合（図1）

❷診断基準[1]

主症候	
①脱水の所見を認めない。	
②倦怠感、食欲低下、意識障害などの低Na血症の症状を呈することがある。	

検査所見	
①低Na血症	血清Na＜135mEq/L
②血漿バソプレシン（AVP）値	血清Na＜135mEq/Lで、測定感度以上
③低浸透圧血症	血漿浸透圧＜280mOsm/kg
④高張尿	尿浸透圧＞300mOsm/kg
⑤Na利尿の持続	尿中Na≧20mEq/L
⑥腎機能正常	血清Cr≦1.2mg/dL
⑦副腎皮質機能正常	血清コルチゾール（早朝空腹時）≧6μg/dL

参考事項	
①原疾患（❸）の診断が確定していることが診断上の参考となる。	
②血漿レニン活性は5ng/mL/時以下であることが多い。	
③血清尿酸値は5mg/dL以下であることが多い。	
④水分摂取を制限すると脱水が進行することなく低Na血症が改善する。	

診断基準（確実例）主症状および検査所見①〜⑦を満たすもの。

❸原疾患の特定[1]

①中枢神経系疾患	髄膜炎、外傷、くも膜下出血、脳腫瘍、脳梗塞・脳出血、ギラン・バレー症候群、脳炎
②肺疾患	肺炎、肺腫瘍、肺結核、肺アスペルギルス症、気管支喘息、陽圧呼吸
③異所性バソプレシン産生腫瘍	
④薬剤	SSRI、三環系抗うつ薬の一部、ビンクリスチン、クロフィブラート、カルバマゼピン

B 治療[1]

- 原疾患の治療
- 水分摂取量の制限：体重1kg当り15〜20mL
- 食塩の補充：1日200mEq（NaCL 12g程度）以上
- 利尿薬の投与：フロセミド、モザバプタン、（適用外）トルバプタン
- 抗菌薬の投与：デメチルクロルテトラサイクリン

A 診断

❶どのような状況で疑うべきか

- 肺がん、特に小細胞肺がんを有し、低Na血症を呈する場合、図1を参考に鑑別を行う。
- 臨床症状：血清Na　120〜130mEq/L：軽度疲労感〜無症状
  　　　　　　　　　＜120mEq/L：頭痛、嘔吐、食欲不振、精神症状（傾眠、性格変化、錯乱など）
  　　　　　　　　　＜115mEq/L：腱反射亢進、昏睡、痙攣など

❷SIADHの診断：診断基準に従い行う

❸鑑別診断

- 抗利尿ホルモン（ADH）産生腫瘍のうち約80％が肺がんであり[2]、そのうち90％が小細胞肺がんであるといわれている[3]。
- SIADHを生じる基礎疾患は多岐にわたる。これらの鑑別を行い、その原因に応じた治療を行うことが重要である。

B 治療[1]

❶原疾患の治療

- 肺がんによるSIADHの場合、抗がん剤治療によりNa値の改善を得ることがある（特に小細胞肺がんの1次治療施行後など）。しかし、投与するレジメンによってはハイドレーション目的に多量の補液が必要で、水分制限は事実上不可能となることや、ハイド

図1 診断フローチャート

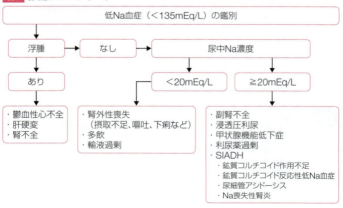

レーションによる急激な血清Na値の変化を伴うため、早期からSIADHに対し薬物療法を導入することを検討すべきである。

❷水分摂取量の制限
- 1日の総水分摂取量を体重1kg当り15〜20mLに制限する。悪性腫瘍により全身状態の悪い症例では、過度な水分制限により脱水に陥る可能性があり注意を要する。

❸食塩の補充
- 食塩を経口的または非経口的に1日200mEq（NaCL 12g程度）以上投与する。
- NaCLの内服には限界がある。経験的に6g程度までの内服で安定することが多いが、それでも味覚として不快を訴えられる場合が多い。このせいで食事摂取量が減少しないよう注意し、その傾向を認めたら、速やかにそのほかの薬物療法を検討する。

❹重症低Na血症（120mEq/L以下）で中枢神経系症状を伴うなど速やかな治療を必要とする場合

フロセミド（ラシックス®）	10〜20mg	随時静脈内投与
尿中Na排泄量に相当する3%食塩水		

❺異所性バゾプレシン産生腫瘍に原因し、既存の治療で効果不十分な場合（成人）

モザバプタン塩酸塩（フィズリン®）30mg/日 1回、食後、経口

- 投与開始3日間で有効性が認められた場合のみ、引き続き7日間まで継続投与可能。
- モザバプタン塩酸塩は急激なNa変動をきたす可能性があり、必ず入院で行う。また、RAA系阻害薬と併用する場合、高K血症を呈することがあり注意を要する。
- 同系薬にトルバプタン（サムスカ®）があり欧米ではエビデンスをもって使用されているが[5]、わが国においては「ループ利尿薬等の他の利尿薬で効果不十分な心不全における体液貯留」に適用が限定されている。

❻抗菌薬の投与

デメチルクロルテトラサイクリン（レダマイシン®）　600～1,200mg/日　分2～4、経口

❼SIADH点滴治療レジメン

- 3％食塩水の作り方：生理食塩水500mLのボトルから100mL捨てる。残りの400mLの生理食塩水に10％食塩水120mL（6アンプル）入れる。→3％食塩水となる（Na濃度は約510mEq/L）。
- 3％塩化Na液を時間あたり0.5～0.6mL/kgの速度で投与する。
- 同時に維持輸液として生理的食塩水を時間あたり20～40mL投与する。
- 1～2時間ごとに血清Na濃度を測定し、0.5mEq/l/時の速度で補正されるように投与量を増減する。
- 必ず血清Na濃度をモニター（治療開始後少なくとも1、2、4、8、12、24時間後）。

❽点滴療法をいたずらに長引かせない

- 重症低Na血症を呈しoncologic emergencyに準じてSIADH治療を導入する際、第1選択は点滴治療になるが、改善を得たのちは速やかに水制限や内服治療などの維持療法に切り替える。低Na血症の対処目的に入院を長引かせるのを避けることが、その後の抗がん剤治療導入および継続にとって重要である。

❾橋中心髄鞘崩壊に注意

- 橋中心髄鞘崩壊（central pontine myelinolysis）を引き起こすことがあるので、低Na血症は急いで補正してはならない（1日10mEq/L以下）。
- 橋中心髄鞘崩壊では、意識障害や四肢の弛緩性麻痺、筋力低下、嚥下障害、構音障害を認め、以前は非常に予後不良な疾患とされた。最近の研究でも、良好な転帰は34％に過ぎないと報告されている[4]。

（丹羽　崇）

文献

1) 厚生労働科学研究費補助金 難治性疾患克服研究事業 間脳下垂体機能障害に関する調査研究班. バゾプレシン分泌異常症（SIADH）の診断と治療の手引き（平成22年度改訂）. 2011.
2) 清水倉一. 日本臨床 1993；51 Suppl：222-33.
3) Raftopoulos H. Support Care Cancer 2007；15：1341-7. PMID：17701059
4) Hurley RA, et al. J Neuropsychiatry Clin Neurosci 2011；23：369-74. PMID：22231306
5) Schrier RW, et al. N Engl J Med 2006；355：2099-112. PMID：17105757

皮疹

適切な予防と管理が重要

A 皮疹をみつける

分子標的治療薬（EGFR-TKI）による皮疹
- 治療開始後1〜4週間に現れる紅色の丘疹および膿疱。
- 特に第2世代で起こりやすい。
- 脱毛をきたすこともある。
- 皮疹の発症や重症度がEGFR-TKIの治療効果や生存期間に関連。
- 薬剤の投与量に依存。反復投与により耐性が得られることがある。

B 皮疹の対処

- 予防的スキンケアの導入
- 重症度の評価（CTCAE v5.0）

C そのほかの原因のチェック

- 抗がん剤以外の原因薬剤はないか（すべての薬剤が考えられる）
- Stevens-Johnson症候群（SJS）、中毒性表皮壊死症（TEN）はないか

D 皮疹治療

❶スキンケア：清潔・保湿・保護

❷外用薬（ステロイド）

（発現早期）顔：mediumクラス　頭部、体幹・四肢：strongクラス
（G2以上）　顔：strongクラス
　　　　　　頭部、体幹・四肢：very strongクラス

❸内服薬：ミノサイクリンの予防投与

　　　　　（G3以上）ステロイドの全身投与

❹EGFR-TKIの用量調節

G1	G3および症状が忍容できないG2	G4
投与継続	・≦G1に回復するまで休薬 ・1段階減量して再開	治療中止

E 効果検討

院内・院外の皮膚科医師と連携し、多職種によるチーム医療の構築を検討

A 皮疹をみつけるコツ

❶分子標的治療薬による皮疹について知っておく

- 抗がん剤は多彩な皮膚障害を呈することがわかっているが、それぞれの抗がん剤に起こしやすい皮膚障害パターン、好発時期・部位が報告されている。本稿では、肺がん治療におけるキードラッグであるEGFR-TKIによる皮疹について概説する。
- EGFRは正常皮膚の表皮基底層、外毛根鞘、脂腺細胞、汗腺の基底細胞などに発現し、表皮の発育、分化の抑制、創傷の治癒促進などの役割を果たしている。
- EGFR-TKIにより表皮、毛包、爪周囲のEGFRが阻害されることで、ざ瘡様皮疹、皮膚乾燥、爪周囲炎、脱毛などの特徴的な皮膚障害が一定の順序で経時的に起こる。
- 皮疹の出現率はEGFR-TKIの種類によって異なるが、第2世代はほかのEGFR-TKIと比較して高頻度に皮疹が出現する[1]。
- 皮疹の発症やその重症度がEGFR-TKIによる治療効果や生存期間に関連することが報告されている[2]。
- 分子標的治療薬による皮疹の発症メカニズムは、一般の薬疹で指摘されるアレルギー性や中毒性の皮膚障害と異なるものであり、その重症度は一般的に薬剤の投与量に依存し、反復投与により耐性が得られることがある。

❷分子標的治療薬による皮疹の特徴について知っておく

- ざ瘡様皮疹とは、EGFR-TKIによる治療開始後1〜4週の間に皮脂腺を多く含んだ、頭部、顔面、上胸部、背部に発症する紅色の丘疹および膿疱である。ニキビ様の皮疹であるが、通常は無菌性である。
- 毛根がダメージを受けた場合には脱毛をきたすこともある。

B 皮疹の対処のコツ

❶予防的スキンケアの導入

- 治療前より清潔・保湿・保護などの日常的なスキンケアを教育する（皮膚乾燥 ➡P.289）。

❷重症度の評価

- CTCAE v5.0は日常生活動作の制限、体表面積に占める割合や治療などからGradeを分類した毒性評価法である（表1）[3]。皮疹の程度を客観的に評価し、適切に対処することが大切である。

表1 CTCAE v5.0におけるざ瘡様皮疹 (文献3より引用)

G1	G2	G3	G4
体表面積の<10%を占める紅色丘疹および/または膿疱で、そう痒や圧痛の有無は問わない	体表面積の10〜30%を占める紅色丘疹および/または膿疱で、そう痒や圧痛の有無は問わない；社会心理学的な影響を伴う；身の回り以外の日常生活動作の制限；体表面積の>30%を占める紅色丘疹および/または膿疱で、軽度の症状の有無は問わない	体表面積の>30%を占める紅色丘疹および/または膿疱で、中等度または高度の症状を伴う；身の回りの日常生活動作の制限；経口抗菌薬を要する局所の重複感染	生命を脅かす；紅色丘疹および/または膿疱が体表のどの程度の面積を占めるかによらず、そう痒や圧痛の有無も問わないが、抗菌薬の静脈内投与を要する広範囲の局所の二次感染を伴う

C そのほかの原因のチェック

- すべての薬剤が皮疹を誘発する可能性が考えられるため、抗がん剤以外に皮疹の原因となる服用中の薬剤がないか否かを確認する。
- 薬剤性の皮疹として重篤な疾患には、Stevens-Johnson症候群 (SJS) や中毒性表皮壊死症 (TEN) があるため、皮膚以外の全身を診察する。

D 皮疹治療のコツ

❶スキンケア

- 皮疹が出現してもスキンケアの基本である、清潔・保湿・保護は継続する。

❷ステロイド外用薬の使い方

- 部位と皮疹の重症度により、ステロイド外用薬のランクを変えて使用する。最初に強いものを使用し、皮疹症状の改善に従って適宜ステップダウンする。
- 皮疹発現の早期より、顔はmediumクラス (ヒドロコルチゾン酪酸エステル [ロコイド®軟膏])、頭部、体幹・四肢はstrongクラス (ベタメタゾン吉草酸エステル [リンデロン®-V軟膏]) の導入を行う。
- G2以上の皮疹が出現した場合には、顔はstrongクラス (ベタメタゾン吉草酸エステル [リンデロン®-V軟膏])、頭部、体幹・四肢はvery strongクラス (ベタメタゾン酪酸エステルプロピオン酸エステル [アンテベート®軟膏]) に変更する。

❸内服薬の使い方

- ミノサイクリン塩酸塩による予防投与の有用性が示唆されている。

| ミノサイクリン塩酸塩（ミノマイシン®） | 100mg | 分2 |

- G3以上の重症例に対してはステロイドを全身性に短期投与する。

| プレドニゾロン | 10mg/日 | 2週間 |

❹用量調節の方法

- 皮疹が出現した場合には、休薬または減量することによって、皮膚障害の発現頻度・重症度は低下した一方で、減量による抗腫瘍効果の減弱が認められなかったとの報告もある[4]。
- G2以上の皮疹に対しては用量調節（休薬または減量）を検討すべきである思われる[5]。

E 効果検討のコツ

- 院内・院外の皮膚科医師と連携し、多職種によるチーム医療の構築を検討する。
- G2/3の皮疹で、ステロイド外用薬による治療を2週間行っても改善がみられない場合には、皮膚科への紹介を検討する。

（石川暢久）

文献

1) Takeda M, et al. Lung Cancer 2015；88：74-9. PMID：25704957
2) Petrelli F, et al. Lung Cancer 2012；78：8-15. PMID：22795701
3) 有害事象共通用語規準 v5.0 日本語訳JCOG版. http://www.jcog.jp
4) Park K, et al. Lancet Oncol 2016；17：577-89. PMID：27083334
5) Ninomiya T, et al. Lung Cancer 2018；115：103-8. PMID：29290249

皮膚乾燥

適切な予防と管理が重要

A 皮膚乾燥をみつける

分子標的治療薬(EGFR-TKI)による皮膚乾燥
- EGFR-TKI治療開始後3〜5週に現れる。
- ざ瘡様皮疹と同時、または続発して起こることが多い。
- 進行すると強い疼痛を伴う。

B 皮膚乾燥への対処のコツ

- 予防的スキンケアの導入:清潔・保湿・保護
- 重症度の評価(CTCAE v5.0)

C そのほかの原因のチェック

抗がん剤以外の原因薬剤はないか(すべての薬剤が考えられる)

D 皮膚乾燥治療のコツ

❶スキンケアの継続
  保湿剤:ヘパリン類似物資、ワセリン、尿素製剤を頻回塗布
❷外用薬(ステロイド)
  (G2以上)顔:mediumクラス
  　　　　　頭部、体幹・四肢:strongクラス
  (亀裂が生じるほどの乾燥)strongestクラス
❸内服薬
  (掻痒時)抗ヒスタミン薬
❹EGFR-TKIの用量調節

E 効果検討のコツ

院内・院外の皮膚科医師と連携し、多職種によるチーム医療の構築を検討

A 皮膚乾燥をみつけるコツ

❶分子標的治療薬による皮膚乾燥について知っておく
- EGFR-TKIによる皮膚乾燥は、表皮の萎縮、角化異常、皮脂膜の機能抑制、汗腺機能の低下などにより、引き起こされる症状である[1]。
- 高齢者ではドライスキンも加わり、皮膚乾燥が悪化する。
- 皮膚乾燥により、皮膚のバリア機能が低下し、アレルゲンや病原菌などが侵入しやすい状態になる。

❷分子標的治療薬による皮膚乾燥の特徴について知っておく
- ざ瘡様皮疹と同時に、または続発して、EGFR-TKIによる治療開始後3〜5週に起こることが多い。
- 体幹・四肢の広範囲に皮膚乾燥と白い粉のような落屑や鱗状の落屑を認め、掻痒感を伴う。
- 全身のどの部位にも起こりうるが、四肢末梢では衣服の袖口から空気が入りやすいために、皮膚乾燥が進みやすい。
- 進行するとさざ波様の亀裂を伴い魚鱗癬様(サメ肌様)になる。
- 二次性湿疹を続発した場合には、さらに掻痒感が増大する。
- 進行すると手掌や足底の乾燥した皮膚に亀裂が生じて、強い疼痛を伴うためにQOLが低下することもある。

B 皮膚乾燥への対処のコツ

- 早期より適切な予防と管理を行うことが重要である。

❶予防的スキンケアの導入
- 重篤な皮膚乾燥に至らせないため、あらかじめ清潔・保湿・保護などの日常的なスキンケアを教育する。
- シャンプーや石鹸は低刺激のもの(無香料、無着色、弱酸性、ノンアルコールなど)を使用する。
- 入浴時には石鹸をよく泡立ててから、水あるいはぬるま湯でなでるように優しく洗った後に、柔らかいタオルで擦らないように水分を拭き取る(痛みがある場合は優しく拭くだけでも可)。
- 紫外線による刺激を避けるために、外出時は長袖の上着、帽子、日傘、手袋などを活用し、日焼け止めを肌が衣服から露出する部分に使用する。
- 直接肌に触れる衣服は合成繊維を控え、綿などの刺激の少ない素材で、ゆったりしたものを選択し、手袋や靴下を着用する。

表1 CTCAE v5.0における皮膚乾燥 (文献2より引用)

G1	G2	G3
体表面積の<10%を占め、紅斑やそう痒は伴わない	体表面積の10〜30%を占め、紅斑またはそう痒を伴う；身の回り以外の日常生活動作の制限	体表面積の>30%を占め、そう痒を伴う；身の回りの日常生活動作の制限

- 裸足になることを避け、サンダルやスリッパは**つま先が覆われているもの**を選択する。
- 化粧品は低刺激のもの（無香料、ノンアルコールなど）を用い、シンプルな化粧にする。
- 髭そりの際にはカミソリを避け、**電気シェーバー**を用いる。

❷重症度の評価
- CTCAE v5.0は日常生活動作の制限、体表面積に占める割合や治療などからGradeを分類した毒性評価法である（**表1**）[2]。皮膚乾燥の程度を客観的に評価し、適切に対処することが大切である。

C そのほかの原因のチェック

- すべての薬剤が皮膚乾燥を誘発する可能性が考えられるため、抗がん剤以外に皮膚乾燥の原因となる服用中の薬剤がないか否かを確認する。

D 皮膚乾燥治療のコツ[3-5]

❶スキンケア
- 皮膚乾燥が出現してもスキンケアの基本である、清潔・保湿・保護は継続する。

❷外用薬の使い方
- 皮膚乾燥に対しては予防的に保湿剤として、ヘパリン類似物資（**ヒルドイド®ローション、ヒルドイド®ソフト**）、ワセリン（**白色ワセリン**）、尿素製剤（**ウレパール®クリーム**）などを用いる。
- **表2**にEGFR-TKIを服用する患者が2週間に使用すべき保湿剤の推奨塗布量を示す。塗布の方法と合わせて指導する[6]。
- 入浴、洗顔、手洗い後には、直ちに保湿剤を塗布し、乾燥部位、手足や指先、爪の周囲には1日数回、頻回に保湿剤を塗布する。
- 保湿剤の使用のみで皮膚乾燥症状が改善しない場合には、特に回数を限定せず、**可能な限り頻回に塗布**する。

表2 EGFR-TKIを服用する患者が2週間に使用すべき保湿剤の推奨塗布量

身体の部位	保湿剤の推奨塗布量（g）
顔と頸部	15～30
両手	
頭皮	
鼠径部と性器	
両腕	30～60
両脚	100
体感	

- G2以上の皮膚乾燥に悪化した場合には、保湿剤外用を頻回に行うと同時に、顔はmediumクラスのステロイド外用薬（ヒドロコルチゾン酪酸エステル［ロコイド®軟膏］）、頭部、体幹・四肢はstrongクラスのステロイド外用薬（ベタメタゾン吉草酸エステル［リンデロン®V軟膏］）の導入を行う。
- 亀裂が生じるほどの乾燥には、保湿剤をクリームなどの局所にとどまる剤形への変更し、strongestクラスのステロイド外用薬（クロベタゾールプロピオン酸エステル［デルモベート®軟膏]）の導入を行う。

❸内服薬の使い方
- 掻痒を伴う場合には抗ヒスタミン薬の内服を開始する。

| ビラスチン（ビラノア®） | 20mg　分1 |

❹用量調節の方法
- G2以上の皮膚乾燥に対しては休薬または減量することにより、容量調節をすることを検討すべきであると思われる。

E 効果検討のコツ

- 院内・院外の皮膚科医師と連携し、多職種によるチーム医療の構築を検討する。
- G2/3の皮膚乾燥で、ステロイド外用薬による治療を2週間行っても改善がみられない場合や、深い亀裂を伴う場合には、皮膚科への紹介を検討する。

（石川暢久）

文献

1) 第1章 EGFR阻害薬 2.皮膚乾燥（症例1〜5）．日本がんサポーティブケア学会，編．がん薬物療法に伴う皮膚障害アトラス&マネジメント（JASCCがん支持医療ガイドシリーズ）．東京：金原出版；2018. p41-57.
2) 有害事象共通用語規準 v5.0 日本語訳JCOG版．http://www.jcog.jp
3) 日本ベーリンガーインゲルハイム．ジオトリフ®錠適正使用ガイド（改訂第5版）．2016年9月
4) 中外製薬．タルセバ®錠適正使用ガイド（改訂第12版）．2015年7月
5) Kiyohara Y, et al. J Am Acad Dermatol 2013；69：463-72. PMID：23602600
6) Califano R, et al. Drugs 2015；75：1335-48. PMID：26187773

第Ⅲ章　副作用症状別プロのコツ／9 皮膚

爪囲炎（主にEGFR-TKIの副作用として）

清潔・保護で予防し、外用薬は積極的に用いる

A 爪囲炎の基礎知識

- EGFR-TKI投与6〜8週ごろに出現
- 初期は爪周囲の発赤や腫脹、症状が進行すると肉芽形成や爪変形を伴う
- アファチニブでG3以上が25.9%発現
  （ゲフィチニブ、エルロチニブ、オシメルチニブは1%程度）
- CTCAE v5.0により重症度分類

B 爪囲炎の予防　爪の手入れについて具体的に指導する

- 清潔：指先の丁寧な洗浄
- 保護：水仕事の際にはゴム手袋を使用。保湿剤の使用
- 整形：爪の端が四角くなるように。ヤスリ推奨

C 爪囲炎の治療

❶薬物療法
- 保湿剤：ヘパリン類似物質、白色ワセリン、尿素配合保湿剤
- ステロイド外用薬：very strongクラス
  　　　　　　　　　（肉芽形成が強い場合）strongestクラス
- （感染を伴う場合）
  ナジフロキサシンやゲンタマイシン硫酸塩の外用
  ミノサイクリン塩酸塩の内服

❷テーピング（スパイラルテープ）法

❸皮膚科専門医受診
- 液体窒素による凍結療法、爪部分切除

A 爪囲炎の基礎知識

❶爪囲炎のメカニズム
- 爪母細胞のEGFR活性をEGFR-TKIが阻害することで角化異常が生じ、爪およびその周囲の皮膚の菲薄化や易刺激性が生じる。その結果、爪の発育障害や周囲の皮膚に炎症が生じ、主に側爪部に不良肉芽を形成する。

表1 CTCAE v5.0における爪囲炎 (文献1より引用)

G1	G2	G3
爪襞の浮腫や紅斑；角質の剥脱	局所的治療を要する；内服治療を要する（例：抗菌薬/抗真菌薬/抗ウイルス薬）；疼痛を伴う爪襞の浮腫や紅斑；滲出液や爪の分離を伴う；身の回り以外の日常生活動作の制限	外科的処置を要する；抗菌薬の静脈内投与を要する；身の回りの日常生活動作の制限

❷爪囲炎の発症時期

- EGFR-TKIの投与が始まってから6～8週間経ったころに出現し始める。初期は爪周囲の発赤や腫脹が主だが、症状が進行すると肉芽形成や爪変形を伴うようになる。

❸爪囲炎の発症頻度

- 日本人において、第1世代型のEGFR-TKIであるゲフィチニブでは28％、エルロチニブでは66％の発現頻度が報告されているが、CTCAE（表1[1]）のG3以上の重篤なものはいずれも1％程度である[2,3]。第2世代型のアファチニブではその頻度は上昇し、日本人のサブグループ解析では92.6％、G3以上の重篤なものは25.9％であった[4]。第3世代型のオシメルチニブでは、日本人のみのデータではないが、その頻度は下がって35％、G3以上の重篤なものは1％以下であった[5]。

B 爪囲炎の予防

- 指先の清潔を保つことを推奨する。指先や爪の周囲を丁寧に1本ずつ丁寧にやさしく、通常のせっけんをしっかり泡立てて洗うことを心がける。
- 水仕事の際にはゴム手袋などの厚手の保護材を使用して指先を保護するとともに、保湿剤を用いて潤いを保つことも重要である。
- 爪を切る際には、深爪をさけて爪の端が四角くなるように整形する。爪がもろくなった場合は、爪切りの使用をさけてヤスリなどで整形していくのがよい。

C 爪囲炎の治療

❶薬物療法

- 保湿剤として、ヘパリン類似物質、白色ワセリン、尿素配合保湿剤を用いる。

- 比較的早い段階から積極的にステロイド外用薬を用いてよい。その場合、**very strongクラスから用いる**のが推奨されている。また、肉芽形成が強くなってくるようだと**strongestクラス**のステロイド外用薬が推奨されている。
- 感染を伴う場合は、**ナジフロキサシン**や**ゲンタマイシン硫酸塩**といった抗菌薬の外用薬や**ミノサイクリン塩酸塩**といった抗菌薬の内服を併用する。

❷テーピング（スパイラルテープ）法

- 伸縮性のテープを患部ぎりぎりの部分に貼り、そこからテープを引っ張るようにして螺旋状に指にテープを巻き付けていく。テープの張力を利用して患部の爪と病変の間に空間を作り、物理的な刺激を抑えて肉芽形成や炎症の軽減を図る用法である。
- 薬物療法との併用で効果が期待できる。
- 昼間は日常活動のためテープがはがれることがあるが、夜間入浴後の薬剤塗布後にテーピングを行い入眠すると効果が高いともいわれている。

❸皮膚科専門医受診

- さらに症状の改善が認めない場合は、皮膚科医など専門医を受診してもらい、以下のような侵襲的方法を行うことも検討したい。
- **液体窒素による凍結療法**：液体窒素を用いて患部の肉芽組織を凍結させる。1〜2週間の間隔で2〜4回実施すると、痂皮が形成され肉芽が脱落する。
- **爪部分切除**：炎症の周囲の爪を、局所麻酔を行って部分的に切除する方法。重症の場合は爪母も切除して爪が生えてこないようにする。症例によってはその後にアクリル樹脂の人工爪形成術を行って外観を整えることもある。

（中村洋一）

文献
1) 有害事象共通用語規準 v5.0 日本語訳JCOG版. http://www.jcog.jp
2) Mitsudomi T, et al. Lancet Oncol 2010；11：121-8. PMID：20022809.
3) Goto K, et al. Lung Cancer. 2013；82：109-14. PMID：23910906.
4) Kato T, et al. Cancer Sci. 2015；106：1202-11. PMID：26094656.
5) Soria JC, et al. N Engl J Med. 2018；378：113-125. PMID：29151359.

脱毛

脱毛の苦痛を理解し、そのプロセスに応じた支援が大切

A 患者の苦痛を理解する

- 脱毛による苦痛を理解する
- 脱毛リスクの高い治療を把握する
  - タキサン系抗がん剤（DTX、PTX）：40〜60％
  - そのほかの細胞障害性抗がん剤：10〜20％
  - 分子標的治療薬：約10％、抗PD-1抗体：1〜2％
  - （頻度は低いが難治性となる可能性がある）

B 脱毛への対処方法：①事前準備

- 精神的な準備：抗がん剤開始後2〜3週間後に生じる
- ヘアカット
- ウイッグの準備

C 脱毛への対処方法：②脱毛中の対処

- ウイッグ
- ヘアケア
- 頭皮冷却
- そのほかの脱毛対策：つけまつ毛、アートメイク

D 脱毛への対処方法：③再発毛時の対処

- 染毛
- ストレートパーマ

A 患者の苦痛を理解する

❶脱毛の苦痛を理解する

- 化学療法の副作用がQOLに及ぼす影響についての報告では、脱毛は常に上位に位置しているが、生命にかかわるものではないため過小評価される傾向がある。脱毛は外見上大きな変化をきたすため、その心理的影響は大きく、自尊心の低下、社会参加の減少、就業困難などにつながることが懸念される。抗がん剤や肺がんそのものによる身体的ダメージに加え、心理的ダメージを受けることは患者にとって大きな負担である。

❷脱毛リスクの高い治療を把握する

- 肺がん治療においての脱毛率はタキサン系抗がん剤(DTX、PTXなど)において40〜60%と高く、そのほかの細胞障害性抗がん剤では10〜20%と報告されている。
- 脱毛リスクは分子標的治療薬では約10%、免疫チェックポイント阻害薬では抗PD-1抗体において1〜2%と報告されている。頻度は低いが難治性の脱毛となる可能性があり注意が必要である。

B 脱毛への対処方法[1]：①事前準備

❶精神的な準備

- 脱毛のプロセスをあらかじめ知らせることは精神的な準備として重要である。個人差はあるが、抗がん剤開始後2〜3週間後に、ひげや睫毛、眉毛、腋毛、陰毛にも生じる。脱毛は一過性であることが多く、抗がん剤終了後3〜6ヵ月後には再発毛がみられる。
- 肺がんの抗がん剤治療では頭髪がすべて脱落するほどの脱毛は生じないことも多い。再発毛し始めた患者の約半数において、再発毛のくせ毛やちぢれが観察される。

❷ヘアカット

- 事前に髪を短くカットすることは、脱毛のマイナスイメージを和らげることにつながり、脱毛時の処理も楽になる。

❸ウイッグの準備

- ウイッグは脱毛前から準備し、ウイッグにあわせたヘアスタイルに自毛をカットし、ヘアスタイルに慣れておくことでウイッグへの移行がスムーズになる。
- 帽子、スカーフ、つけ毛などを好みで準備しておくとよい。

C 脱毛への対処方法[1]：②脱毛中の対処

❶ウイッグ

- 脱毛そのものをカモフラージュするだけでなく、病的な印象をも軽減でき、気持ちをより強く保つことができると報告されている。予算、かぶり心地、自分が似合うと思えるものを選択する。
- 脱毛をカモフラージュするかどうかも含めて、患者の考え方やライフスタイルを反映する事項であり、患者の希望に応じた使用が勧められる。

❷ヘアケア

- 化学療法による脱毛が進行中の患者、化学療法終了後再発毛し始めた患者が洗髪する際には、治療前から使用していたシャンプー・リンスを使用し、頭皮に何らかの刺激感があった場合にはほかの製品の使用を考慮する。
- 爪を短く切っておくことで、洗髪の際に頭皮を傷つけたり、髪の毛が爪にからまったりするリスクを減らすことができる
- 脱毛中で毛髪がない頭皮は、これまでどおりのシャンプー、もしくはボディソープ、洗顔料など身体を洗浄するものでも洗うことができる。
- 頭髪の育毛剤について高いエビデンスはないが、ミノキシジルは再発毛促進目的の使用を考慮してもよい。

❸頭皮冷却

- 頭皮冷却は乳がんで脱毛のリスクを減少させることが報告され、米国食品医薬局（FDA）は頭皮冷却装置（DigniCap®）を乳がん化学療法による脱毛予防に販売承認した。その後、乳がん以外の固形がんでも有用性が報告され、2017年には化学療法を受ける乳がん以外の固形がん患者も適応となった。
- わが国では肺がんに対する頭皮冷却装置は保険適用外であり、実施可能施設も限られている。

❹そのほかの脱毛対策

- **まつ毛の脱毛**：つけまつ毛については、接着剤のパッチテストを行い、問題がなければ使用してもよい。メイクアップしたうえにつけまつ毛を装着するようにして、直接皮膚に接着剤が付着するのを避ける。まつ毛エクステンションは無毛の状態では使用できず、重みで自まつげとともに脱落する可能性があるので勧められない。マスカラなどの化粧品には酸化鉄を含むものがあるため、頭部MRI検査の際にアーチファクトを起こすことが報告されており、検査前は使用しない。
- **アートメイク**：皮膚障害などの副作用やMRI検査の障害の報告もあるが、QOL改善効果が見込まれるのであれば主治医と相談のうえ、医師免許をもつ者が注意深く施術してもよい。

D 脱毛への対処方法[1]：③再発毛時の対処

❶染毛

- 再発毛後、白髪のままウイッグが外せない患者や、脱毛を起こさない化学療法を長期間継続しなければならない患者にとって、染毛はQOLにかかわる日常ケアである。
- 以下の5項目を満たしたうえであれば、専門家が注意深くヘアカラーリングを行ってもよい。皮膚に問題が生じた際は、皮膚科医への受診を勧める。
  ①過去に染毛剤によるアレルギーや皮膚症状がない
  ②頭皮に湿疹がない
  ③染毛剤の使用に適した長さまで毛髪が伸びている
  ④地肌に薬剤がつかないように染毛する
  ⑤パッチテストの実施が記載されている製品は使用前のパッチテストが陰性

❷ストレートパーマ

- 再発毛しはじめた患者の約半数でみられるくせ毛やちぢれは、日常のQOLを損なう要因となりうる。安全な縮毛矯正に関するエビデンスはないが、十分に毛髪が伸びた後、技術力のある理容師・美容師が施術してもよい。

(加藤俊夫／久保昭仁)

文献

1) 国立がん研究センター研究開発費 がん患者の外見支援に関するガイドラインの構築に向けた研究班, 編. がん患者に対するアピアランスケアの手引き2016年版. 東京：金原出版；2016.

第Ⅲ章　副作用症状別プロのコツ／10 感染症

発熱性好中球減少症（FN）

G-CSFによる予防と発症時の適切な抗菌薬選択が重要

A 発熱性好中球減少症の定義

好中球数が500/mm³未満、または1,000/mm³未満で48時間以内に500/mm³未満になると予測される状況での腋下温で37.5℃以上の発熱

B 予防

❶G-CSFの一次予防的投与
- 強い推奨：FN発症率が20%以上のレジメンを使用する患者
- 弱い推奨（提案）：使用するレジメンのFN発症率が20%未満の場合でも、FN発症または重症化のリスクが高いと考えられる患者

❷G-CSFの二次予防的投与
- 考慮：治療強度を保ちたい患者において、前サイクルでFNを認めたとき、遷延性の好中球減少を認めたときなどに検討

C 診断

定義の条件を満たす

D 診断時に必要な検査

①感染巣に関する問診、診察
②血球検査、血清生化学検査
③血液培養検査2セット（抗菌薬開始前）
④胸部X線写真
⑤感染が疑われる身体部位での培養検査、CTなどの画像検査
⑥MASCCスコア（表2）でリスクを評価

E 初期治療

①推定される感染部位に好発する微生物を考慮し抗菌薬を選択
②感染巣が不明である場合以下の経験的治療を実施

低リスク（MASCCスコア21点以上）
- キノロン投与なし：急変時対応が可能な場合、外来で経口抗菌薬治療を検討
- シプロフロキサシン＋クラブラン酸・アモキシシリン（海外推奨）、または経口キノロン（経験的使用）
- キノロン内服あり：入院して静注抗菌薬治療

高リスク（MASCCスコア20点以下）
- 特殊な状況を除き、グラム陰性桿菌を抗菌スペクトラムに含むβ-ラクタム薬を単独で経静脈的に投与する
- 緑膿菌菌血症、敗血症性ショックなどの重症感染症ではアミノグリコシド薬・またはキノロンの併用を検討
- 薬剤耐性グラム陽性菌感染が強く疑われる状況では抗MRSA薬の併用を検討

※一律に治療的G-CSFを投与することは推奨されない（本文参照）。

F 初期治療開始後 3～4 日の再評価

- 感染巣・原因菌が確認されたらそれに応じて抗菌薬を変更
- 好中球500/mm³以上に回復するまで抗菌薬療法を継続
- 好中球が減少を続ける場合は、感染巣・病原菌の探索に加え真菌検索
- 血行動態が不安定な場合、発熱が持続する場合は以下の治療の追加を検討する。
  - アミノグリコシドまたはフルオロキノロン
  - 抗MRSA薬　・抗真菌薬

A 発熱性好中球減少症とは

❶定義
- 好中球数が500/mm³未満、または1,000/mm³未満で48時間以内に500/mm³未満になると予測される状態、かつ腋下温で37.5℃以上の発熱を生じた状態を発熱性好中球減少症（FN）と定義する。
- 腫瘍熱や薬剤熱などの発熱の原因が除外される場合とする[1,2]。

❷頻度、特徴
- がん薬物療法の好中球減少時に肺がんでは3.7～28％の頻度で発熱が起こるが、そのなかで感染巣や原因微生物が特定できることは20～30％と高くない[3]。
- FNのなかで重篤とされる病態は血流感染症と肺炎であり、特に注意が必要である。
- がん薬物療法を行う場合の用量規定因子の主因として骨髄抑制があり、FNを引き起こすと感染症死の危険のみならず、がん薬物療法の治療強度減弱による抗腫瘍効果の低下が危惧される。そのため発症時の治療のみならず、その予防を含むFNマネジメントはがん薬物療法を行ううえで重要である。

B 予防

❶顆粒球コロニー形成刺激因子(G-CSF)の1次予防的投与

- **定義**：抗がん剤治療の1サイクル目からFNを予防する目的で、好中球減少や発熱を確認することなくG-CSFを投与すること。
- FN発症のリスクは治療レジメン側要因と患者側要因で考え、個々の患者のリスクに応じて1次予防的投与を行うかどうかを決定する[1]。
- **強い推奨**：FN発症率が20%以上のレジメンを使用する患者への投与を強く推奨する[1]。
- **弱い推奨（提案）**：FN発症率0〜20%のレジメンを使用する場合であってもFN発症または重症化のリスクが高いと考えられる因子をもつ患者への投与は推奨されるが、FNリスクをもたない患者への投与は推奨されない。
- 表1に肺がん領域でのレジメンごとのFN発症率を示す[2]。FN発症率には人種差があり日本人が高い傾向にあること、患者背景の差により実臨床のほうが臨床試験よりも発症しやすい傾向にあること、抗体薬などの上乗せにより発症率が上昇すること、などを総合的に判断する必要がある。

❷G-CSFの2次予防的投与

- **定義**：抗がん剤治療において前サイクルでFNを生じたり、遷延性の好中球減少症で投与スケジュールの延期が必要になったりした場合に、次サイクルで予防的にG-CSFを投与すること。
- **考慮**：前サイクルでFNを認めた場合は、次サイクルの投与量減量もしくはスケジュール変更を検討するのが原則であるが、治療強度の変更によって予後の悪化が予想される患者において、

表1 FN発症率（文献2より改変引用）

治療レジメン		対象	FN発症率(%)	出典
FN発症率 20%≦	DTX/RAM	非小細胞肺がん 既治療	34	Lung cancer 2016；99：186-93.
	CDDP/VP-16/CTP-11	小細胞肺がん 進展型 既治療	31	Lancet Oncol 2016；17：1147-57.
FN発症率 10〜20%	AMR	小細胞肺がん 進展型 既治療	14	J Clin Oncol 2008；26：5401-6.
	CDDP/CPT-11	非小細胞肺がん 初回治療	14	Ann Oncol 2007；18：317-23.
	CBDCA/PTX		18	
	CDDP/VNR		18	

G-CSFの2次予防的投与を検討する[2]。

> ペグフィルグラスチム（ジーラスタ®）　3.6mg　抗がん剤投与24〜72時間、単回皮下注

抗がん剤と同日の投与は好中球減少期間が長くなり、FN発症率が高くなる傾向が示されているため、必ず翌日以降の投与とする。

C 診断

- FNの定義の条件Ⓐを満たすこと

D 診断時に必要な検査

①感染巣がないか症状の問診、診察
②血球検査、腎機能、肝機能、電解質を含む血清生化学検査
③抗菌薬開始前に血液培養検査2セット以上（1本あたり5〜10mL）。中心静脈カテーテルなど血管内カテーテルが挿入されている患者に血液培養を行う際には、中心静脈カテーテル内腔からと末梢静脈からそれぞれ1セットずつ採取を行う。
④胸部X線写真：肺がん患者の場合、肺炎の発症率が高いので撮影することが望ましい。
⑤感染が疑われる症状・徴候を示す身体部位での培養検査、CTなどの画像検査
⑥重症度リスク評価：重症化リスクをMASCCスコア（表2）で評価する。このスコアは重症度リスク評価に有用であるが、低リスク群においても10%程度重症化することに注意する。そのため、他ガイドラインにて高リスク因子として挙げられている因子「FNの既往や重症臓器障害の合併（肺、心臓、肝臓、腎臓）、好中球減少の予測期間（100/mm^{3}未満、7日以上）、消化管粘膜障害の有無」なども加え総合的に判断することが望ましい[5,6]。

E 治療

❶抗菌薬

- 好中球減少時に発熱した場合、急速に進行し致死的となる危険性が高い。最も重要なことは発熱後直ちに広域の抗菌薬を投与することである。また、好中球数がFNの定義を満たさない状況でも個々の状態や背景を考慮して抗菌薬投与の開始を遅らせないように判断するべきである。感染巣や原因微生物が特定できた場合には、その微生物を考慮して抗菌薬を選択する。

表2 MASCCスコア (文献1より引用)

項目	スコア
臨床症状 　無症状 　軽度の症状 　中等度の症状	5 5 3
血圧低下なし	5
慢性閉塞性肺疾患なし	4
固形がんである、あるいは造血器腫瘍で真菌感染症の既往がない	4
脱水症状なし	3
外来管理中に発熱した患者	3
60歳未満（16歳未満には適応しない）	2

- 以下は感染巣・病原体が不明である場合の経験的治療である。

MASCCスコア21点以上の低リスク

- キノロンの投与がなされている場合：経静脈的抗菌薬投与を必要とする。高リスク患者の治療に準じる。
- キノロンの投与がなされていない場合：経口抗菌薬による外来治療が可能である。外来治療を行う場合は、医療者側は24時間緊急対応可能な体制を整えること、患者側は39℃以上の発熱が持続する場合や、咳嗽・呼吸苦・腹痛など臨床症状出現時には速やかに受診できる体制を整えることが重要である。
- エビデンスが高い薬剤

シプロフロキサシン（シプロキサン®）　500mg/回　　　8時間ごと、経口
クラブラン酸・アモキシシリン（オーグメンチン®）　125/500mg/回

海外推奨量であり、わが国の保険診療内の投与量では不足することに注意。

- エビデンスは低いが日常臨床で使用されることの多い薬剤

レボフロキサシン（クラビット®）　500mg/回　1日1回、経口

MASCCスコア20点以下の高リスク

- 特殊な状況を除き、グラム陰性桿菌を抗菌スペクトラムに含むβ-ラクタム薬を単独で経静脈的に投与する。
- FNの原因微生物（特に緑膿菌）に対する施設間格差が大きいため、施設での感受性を参考にする。

- 抗菌薬は単剤治療を原則とするが、緑膿菌菌血症、敗血症性ショックなどの重症感染症では、アミノグリコシド薬またはキノロンの併用を検討する。
- MRSAを含む多剤耐性グラム陽性菌感染のリスクがあれば、抗MRSA薬を併用する。

❷治療的G-CSF療法

- すでに発症した好中球減少に対してG-CSFを治療的に投与することは推奨されない[2]。
- FN発症後についても一律にG-CSFを投与することは推奨されていない。MASCCスコアなどでリスク因子を確認し予防的G-CCFを投与されていない場合は、治療的G-CSFの投与を検討する。ただし、1次予防としてペルフィルグラスチムの投与を受けたFN患者への追加のG-CSF投与は推奨されない[3]。

F 初期治療開始後3～4日の再評価

❶初期治療で解熱した場合

- 好中球が500/mm^{3}以上に回復するまで抗菌薬の投与を継続する。入院中で観察が可能な場合は、経静脈的に投与されている抗菌薬を経口抗菌薬へ変更することを考慮してもよいが、高リスク患者や高齢者の場合は慎重な検討が必要である。

❷初期治療で解熱しない場合

- 原則として、感染源や病原体の検索をさらに精査し、その病態に応じて治療を修正することが重要である。
- 感染巣や病原体が判明しない場合の方針を記す。

全身状態が良好で発熱のみが持続している場合

- 経口抗菌薬を内服している低リスク患者は入院し、広域スペクトラム抗菌薬を静注する。

- わが国でFNへの保険適用を有する薬剤[1]

セフェピム（マキシピーム®）	2g/回	12時間ごと、静注
メロペネム（メロペン®）	1g/回	8時間ごと、静注

- わが国でFNを適応症として有さないが十分なエビデンスの集積のある薬剤[1]

イミペネム・シラスタチン (チエナム®)	0.5g/回	6時間ごと、静注
タゾバクタム・ピペラシリン (ゾシン®)	4.5g/回	6時間ごと、静注
セフタジジム (モダシン®)	1g/回	6時間ごと、静注

- わが国ではFNへの適用はなくエビデンスも集積途上であるが、日常臨床では使用されている薬剤[1]

セフォゾプラン (ファーストシン®)	1g/回 2g/回	6時間ごと、静注
ドリペネム (フィニバックス®)	1g/回	8時間ごと、静注
ビアペネム (オメガシン®)	0.6g/回 0.3g/回	12時間ごと、静注 12時間ごと、静注
パニペネム・ベタミプロン (カルベニン®)	0.5g/回	6時間ごと、静注

- すでに経静脈的に抗菌薬を投与されている患者は、初期治療開始後3〜4日経過して発熱が持続していても全身状態が良好で発熱のみが持続している場合は、同一抗菌薬を継続することは可能と考える。ただし、好中球減少が持続する場合には真菌症の検索を行う。

血行動態不安定であったり、感染巣・原因菌に応じた抗菌薬使用にもかかわらず発熱が持続したりする場合

- 新たな感染巣、増悪した病変がないか画像検査、真菌検査を行い、以下の治療の追加を検討する。
  - アミノグリコシドまたはフルオロキノロン
  - 抗MRSA薬
  - 抗真菌薬

(井上貴子)

参考文献

1) 日本臨床腫瘍学会, 編. 発熱性好中球減少症（FN）診療ガイドライン改訂第2版. 東京：南江堂；2017
2) 日本癌治療学会, 編. G-CSF適正使用ガイドライン改訂第5版. 東京：金原出版；2018.
3) Yoshida M, et al. Int J Hematol 1999；70：261-7. PMID：10643152
4) Yoshida M, et al. Int J Hematol 2011；93：66-73. PMID：21213127
5) Freifeld AG, et al. Clin Infect Dis 2011；52：e56-93. PMID：21258094
6) Aapro MS, et al. Eur J Cancer 2011；47：8-32. PMID：21095116
7) NCCN clinical practice guideline in oncology：Myeloid Growth Factors (version 2.2018) https://www.nccn.org/professionals/physician_gls/pdf/myeloid_growth.pdf ［最終アクセス2018年10月25日］

第Ⅳ章 肺がん化学療法との上手なお付き合い

肺がん患者のアピアランスケア

社会のなかで自分らしく過ごすために

A アピアランスケアとは

- 「アピアランスケア」という用語は、国立がん研究センター中央病院内の外見関連患者支援チームによって創設された造語である。その概念として、個々の治療やスキンケア、化粧、コミュニケーション方法といった個別具体的な手段から出発するのではなく、外見変化に起因するがん患者の苦痛を軽減し、ひいてはその人らしい生活を送ることができるよう支援するという視点から考える、医療で行われるべき包括的なケアとされている。
- また平成30年3月に閣議決定された「第3期がん対策推進基本計画」において、就労以外の社会的問題の一つとして、がん治療に伴う外見(アピアランス)の変化(爪、皮膚障害、脱毛など)が挙げられ、がんとの共生に資する研究のうち、社会的課題として、がん患者のアピアランスケアの提供体制に関する研究が挙げられており、その重要性が示されている。

B 肺がんに対する治療と副作用

- 国立がん研究センター中央病院の調査結果によると、治療に伴う身体症状の苦痛TOP20(表1)では、肺がん患者の女性1位が脱毛、7位に手の爪の割れのほか、眉毛・まつげの脱毛、体重の変化、二枚爪、顔全体の変色、手の乾燥がランクインしている。男性においても声がうまく出せないことが3位であるほか、脱毛、湿疹、眉毛・まつげの脱毛がランクインしており、外見の変化に対する苦痛の大きさがわかる。ほかのがん種においても同様に外見の変化に対する苦痛が上位にあり、特に女性においては、痛みや吐き気、しびれよりも脱毛による苦痛が大きいことが示されている。
- 長期にわたる薬物療法を継続するためには、副作用マネジメントが重要であり、なかでも上記のような脱毛や爪、皮膚障害では、薬物療法を継続する患者の大きな苦痛となっており、疼痛や感染などだけに目を向けるのではなく、**外見が変化することでの心理的、社会的、スピリチュアルな苦悩**を包括的にかつ個別的にアセ

スメントし、その人に寄り添った支援が求められる。

C 症状別ケア

❶脱毛

- 脱毛は、抗がん剤による毛包内の毛母細胞への障害により発生する。薬剤投与開始1～3週間後に生じるが、薬剤によって時期は異なる。脱毛は通常一過性で、薬物療法終了後3～6カ月後には再発毛がみられるとされているが、再発毛時、毛質や色調の変化がみられる場合がある。また再発毛や毛質、色調の変化の回復がない場合もあるため「また必ず生えてくるので大丈夫」などの安易な言葉かけは控える必要がある。そして、そのような状況になったときの心理的サポートはもちろん、包括的な支援が必要となる。
- 脱毛に関して外来での情報提供や患者自身の情報収集により、抗がん剤治療が始まる前にウィッグなどを購入されている場合もあるが、がんであるという告知から受容過程の段階で気持ちの揺れがあるなか、「ウィッグなどの準備をするのはつらい」という声もある。「まだ準備できていないんです」と話す患者に対しては、上記のような理由を傾聴し問題をアセスメントすることと平行して、薬物治療開始後の身体症状の経過とともに脱毛時期や再発毛についてなどを説明し、治療が始まってからでも十分準備は間に合うこと、焦らなくてもいいことをお伝えする。ウィッグは価格に幅があり、さらに店頭では美容専門家などからさまざまな情報を受けることがある。正確な情報提供とともに、患者の予算や使用用途などをともに考え整理する必要がある。

❷皮膚障害・爪の障害

- HFSは手掌や足底のチクチク、ピリピリした異常な感覚から、浮腫を伴う紅斑の出現をきたす。圧力のかかる部位に生じやすいため、履物の選択や手足に圧のかかる動作を避けることなどの指導が必要である。手掌や足底に疼痛を伴う症状は日常生活に大きな影響を及ぼすため、まずは発症を予防することが重要となる。
- EGFR-TKIによる特徴的な皮膚症状や爪囲炎に対しては、下記に記すスキンケアの継続とともに、皮膚科医による治療が必須である。治療の継続のために早期介入による症状コントロールが重要となる。
- 色素沈着は、抗がん剤を中止すると半年から1年程度の時間をかけて消失するとされているが、日光に当たることで増悪するため、

表1 治療に伴う身体症状の苦痛TOP20（肺がん患者・男女別）（文献1より抜粋引用）

順位	男性	女性
1	全身の痛み	脱毛
2	吐き気・嘔吐	全身の痛み
3	声がうまく出ない	便秘
4	口内炎	指のしびれ
5	指のしびれ	吐き気・嘔吐
6	嗅覚の変化	味覚の変化
7	発熱	手の爪の割れ
8	息切れ	だるさ
9	頭痛	嗅覚の変化
10	だるさ	発熱
11	不眠	眉毛
12	下痢	体重が増えた
13	味覚の変化	まつ毛
14	食欲の変化	手の爪の二枚爪
15	便秘	頭痛
16	脱毛	顔全体の変色
17	治療部分の痛み	手の乾燥
18	皮膚の湿疹	皮膚のかゆみ
19	眉毛	不眠
20	まつ毛	口内炎

直射日光を避けることや帽子の着用、日焼け止めクリームの使用を指導する。

❸男性へのケア

- 男性の場合は、女性よりも外見の変化への懸念や不安を表出しにくいとされているが、職場など社会とのつながりのなかで苦悩がある場合も多い。ただメイクやウィッグの使用はもちろん、スキンケアも日常的にされている人は多くはないため、シンプルで取り入れやすいものを患者とともに考え工夫することが必要である。

❹スキンケア指導とセルフケア支援

- スキンケアの基本は皮膚の保清、保湿、保護である。患者は治療開始以前からその人なりのスキンケアを継続され、それが習慣になっている場合が多い。患者一人一人違うスキンケア習慣を捉えてアセスメントし、「保清、保湿、保護」の観点から継続していただくことや見直すことについて、患者が取り入れ継続しやすい

方法を、情報提供しながら患者や家族とともに検討することがよいと考える。スキンケア製品についても、使用しているものでスキントラブルがなければ、それを変える必要はない。

- **保清**：肌を強く擦ることによる極端な刺激を避け、洗浄剤をしっかり洗い流すことを意識するよう説明する。また、買い替えのタイミングでポンプ式の泡洗浄剤の使用を勧めることで、今までスキンケアの習慣がなくても、簡単に泡洗浄を取り入れることができる。
- **保湿**：スキンケア習慣がない患者に対して、新たに全身に保湿剤を塗布するスキンケア指導よりも、保湿入浴剤の使用を紹介するなど、患者の生活に取り入れやすいケアの工夫と提案が必要である。また爪の障害が予測される場合には、保清の後、爪周囲の保湿を指導する。
- **保護**：外的刺激から皮膚を保護するため、日焼け止めクリームの使用や長袖や手袋の着用を指導する。
- 長期にわたって行われる肺がん治療では、副作用をマネジメントしながら包括的に患者とその家族を支援することが必要である。外来化学療法による通院治療が増えている今、セルフケアの確立が重要となる。また特に内服抗がん剤治療では、化学療法センターへの通院がなく、医師による限られた診察時間内での初期症状の発見が困難な場合も多い。内服治療が開始となる際、患者と家族に対して薬剤オリエンテーションを実施し、事前準備や予防的なスキンケアと日常生活指導、異常が早期発見できるように具体的な症状と対処、病院への相談を指導することとともに、多職種が連携し患者に関わることが必要となる。
- 患者からの実際の声として、「職場復帰するが、ウィッグだとばれてしまうのではないか」や、幼少から思春期の子供をもつ患者からは「自分の外見が変わっていくことで、子供が不安に思うのではないか、子供がかわいそうだ」という声もよく聞かれる。肺がん患者は発症年齢が40〜70歳代と幅広いため、外見の変化に伴うひとりひとり異なる患者の思いや苦悩、表出される問題に対して個別的な対応が求められる。

D おわりに

- 外見の変化に対する患者の苦悩はさまざまで、その背景も一人一人異なる。自分らしくいられないことへの苦悩や社会復帰への不安、周囲（特に家族）へ心配をかけてしまうのではないか、それによって関係性が変化してしまうのではないかという思いなど、さまざまな苦悩がある。一方で、それらを自ら発信できている患者は多くない。
- 身体的な苦痛だけではなく、自分らしさの喪失やそれに伴う苦悩は、心理的、社会的、スピリチュアルな視点での包括的なアセスメントが必要となる。外見が変化することによる苦悩の原因がどこにあり、患者が何を求め、アピアランスケアの目標をどこに設定するかを考える必要がある。
- アピアランスケアにおいて最も大切なことは、外見の変化に対する手技的なケアだけではなく、アピアランスケアを通して、患者が、**変化する外見のなかでも家族も含めた社会のなかで、自分らしく過ごせること**である。そのためには患者の思いや背景を知り、全人的な視点でその苦悩を捉えることが必要であると考える。

（橋本麻衣）

文献

1) 野澤桂子. アピアランスケアとは. 野澤桂子ほか, 編. 臨床で活かすがん患者のアピアランスケア. 東京：南山堂；2017. p6, p9.

参考文献

1) 野澤桂子ほか, 編. 臨床で活かすがん患者のアピアランスケア. 東京：南山堂；2017.
2) 野澤桂子ほか, 編. がん看護第23巻第4号. 東京：南江堂；2018.
3) 佐々木常雄ほか, 編. 新がん化学療法ベストプラクティス. 東京：照林社；2017.
4) 厚生労働省：第3期がん対策推進基本計画の進捗について.
 https://www.mhlw.go.jp/file/05-Shingikai-10904750-Kenkoukyoku-Gantaisakukenkouzoushinka/0000213277.pdf

第Ⅳ章　肺がん化学療法との上手なお付き合い

治療期の患者の心のケア

患者と話し合い、患者のつらさについて理解することが大切

- 感情面の不快な体験を気持ちのつらさ（distress）といい、主なものとして不安や抑うつがある。気持ちのつらさはQOLを低下させ、治療意欲を奪うなどさまざまな悪影響があり、速やかな対応が必要である。
- 本稿では、がん患者の心のケアのコツとして3つポイントを挙げて述べたい。
  A．がん治療中の患者のつらさに気付く
  B．診察時の基本的対応
  C．患者と予後について話し合う

A　がん治療中の患者のつらさに気付く

❶肺がん患者のつらさ

- 治療中の肺がん患者にとって、どういったことがつらさとなっているのだろうか。「2013がん体験者の悩みや負担等に関する実態調査」における肺がん患者を対象とした悩み・負担の分析では、1位：抗がん剤による副作用症状、2位：治療後の体力低下・体力回復、3位：抗がん剤の脱毛、4位：抗がん剤による食欲不振や味覚変化、5位：抗がん剤による副作用症状の持続、という結果が示されている。
- がん相談に寄せられた治療期の肺がん患者の悩みとして、60代男性「両手のしびれで物が握れず、本当に治るのか不安だった」、70代男性「肺機能の低下による運動・作業の持続性がなくなり、焦っている。平地であればかなり歩けるが、坂道、階段などは情けないほど早く息が切れて、病人であることを自覚する」、50代女性「再発して治療中だが、医療費の負担が増えたので、還付されるまでの支払いが厳しくローンに頼っている」、80代女性：「1人暮らしをしており、がんは死と思い込んでいたので、経済的にも気を配ってくれる嫁いだ娘に心配と迷惑をかけることになるとあれこれ考え、見知らぬ土地で自殺を考えた」などの声が聞かれている。
- これらの結果が示す通り、**患者がつらいと感じていることは幅広く、心理的な問題が原因とは限らない。**患者の症状への治療や支

持療法など原因への対処を適切に行うことで、解決可能なつらさも多いと考えられる。また社会的な問題などにも専門的に対応していくためには、多職種の連携も重要といえる。

❷ スクリーニング

- 先に述べた通りがん治療中の患者にはさまざまなつらさ・悩みが生じるが、それらは往々にして患者・医療者双方に当たり前のこと、仕方のないことと受け止められがちである。対処されないつらさが治療の継続を困難にする場合もあり、まずはケアが必要な患者を同定することが大切である。

- 患者の心理状態の評価の方法の1つに、標準化された質問紙を使用する方法ある。質問紙にはHARS（Hospital Anxiety and Depression Scale）や、つらさと支障の寒暖計（Distress Thermometer）などがある。そのうち、つらさと支障の寒暖計は最近1週間の平均の気持ちのつらさと、気持ちのつらさによる日常生活の支障を10点満点で回答する自記式質問紙である（http://plaza.umin.ac.jp/~pcpkg/dit/dit.pdf）。質問項目が少なく簡便に実施できる特徴がある。つらさ4点以上、かつ、支障3点以上の場合にケアが必要である可能性が考慮される。

- なお、同定した患者のつらさは、重症度に応じてケアの支援体制に段階があるといわれている。具体的には、第1段階：すべての医療者が患者の心理的ニードを認識し、適切な情報提供や共感、敬意を示す。第2段階：治療医・専門看護師・認定看護師・医療ソーシャルワーカーなど心理的知識を有する医療者が、危機介入や支持的精神療法などのケアを提供する。第3段階：心理職など訓練を受けた専門家がカウンセリングや心理療法を行う。第4段階：精神科医、心療内科医、心理職など精神保健の専門家が、精神疾患の診断や病性障害を評価し薬物療法や心理療法を行う。

- それぞれの段階は明確に区別できるものではないが、患者の心のケアを考慮する際は、患者の状態とともに、どのような支援体制を構築する必要があるかを判断し、しかるべき専門家にコンサルテーションすることが望まれる。

❸ 気持ちのつらさに類似する症状の鑑別

- 不安の症状には、イライラや落ち着きのなさといった気分の症状、不眠や食欲不振、動悸などの身体症状、焦り、過食、頻回の確認行為などの行動の症状、マイナス思考や考えのまとまらなさなどの思考の症状の4つの領域がある。

- 一方、患者の病態や使用している薬剤によってはこれらと似た症状が生じることにも留意したい。例えば、意識障害、特に低活動性せん妄は、抑うつによる活気のなさや楽しみの減退などと間違われることが多い。疑わしい症状を認めた際はせん妄の直接因子・準備因子・促進因子がないか見直す必要がある。さらに、アカシジアの症状であるじっとしていられないソワソワとした感覚は、不安の焦燥感と間違われやすい。不安に起因した症状と判断する前にドパミン受容体を遮断する抗精神病薬や制吐薬が開始・増量になっていないかを確認する。

B 診療時の基本的対応

- 患者がつらさを訴えたとき、話を遮り説明を加えたり、早々に勇気づけるような言葉かけをしたりして患者の話の腰を折ってしまうことがある。しかし医療者と患者の治療関係において、「言いたいことが伝えられる」、「わかってもらえている」と患者が認識しているか否かは治療全体に影響を及ぼす重要な事柄である。気持ちのつらさへの対応は患者の体験が基盤となるため、まずは患者の訴えに耳を傾け、理解することから始めることを心掛けたい。
- その一方で、患者の訴えを聞くだけでは解決しない問題があったり、限られた時間のなかで対応を迫られたりする診療上の困難もある。的確に効率よく不安に対応する工夫のひとつとして、内容に応じて不安を整理する方法がある。この方法では、患者の訴えが、現実的な不安か、非現実的な不安か、あるいは現実的か非現実的か不明な不安かによってそれぞれに合った対応を行う。
- 具体的には、非現実的な不安の場合は認知の修正や再構成を行い、現実的かどうかわからない不安には、もっと情報を集めることを勧める。さらに、現実的な不安の場合は、まず不安を解消するためにできることがあるかないかを判断し、「ある場合」は行動に焦点づけた問題解決を、「ない場合」は感情に焦点づけて気持ちを楽にするようなリラクセーションなどが適応になる。

C 患者と予後について話しあう

❶患者の不安と誤認識

- 治療中の患者にとって、自分の予後に関することは非常に大きな不安のひとつといえる。しかし、患者は、早期がんにもかかわらず、早々に仕事を辞めて身辺整理をしてしまったり、逆に病状が

進行しているのに「体の不調は薬のせいだろう」と考えていたりと、自身が抱く不安に対して適切な対処行動がとれていないことが多い。その背景として、患者の多くが自分の病状を正確に理解できていないことがうかがえる。

- 進行非小細胞肺がんの生命予後と化学療法の目標に対する患者の認識を調査した研究（n=36）では、がんが治癒しないことと、化学療法によってがんが完全除去できないことの正確な認識が一致した患者は38％であった。
- また、進行期がん患者と予後を話し合うことと病状認識の変化を調査した研究では、178名中、オンコロジストと予後について過去に話した患者は38％、最近話した患者10％、過去も現在も話し合っている患者13％、話したことがない患者38％だった。このうち、最近医師と話している患者・過去も現在も話している患者は、病状の進行に伴って病状認識も適切に変化していた。
- これらの結果が示す通り、患者が自分自身の病状や変化についていくためにはオンコロジストとの話し合いが大切だといえる。ともすると予後に関する話し合いは避けられがちであるが、適切な時期に行っていくことで、患者が実態とかけ離れた認識や不安に振り回されるのを防ぐことに繋がると考える。

❷ 今後について話しあうためのコミュニケーションスキル

- 最後に、今後について医療者と患者が話し合う際のコミュニケーションスキルのポイントを紹介する。

> - 今後の標準的な治療方針・選択肢・治療のメリット・デメリットを説明して推奨する治療法を伝える。
> - がん治療の見込みについて伝える。
> - 患者が希望すればセカンドオピニオンも受けられることについて説明をする。
> - 誰が選択にかかわることを望むかを尋ねる。
> - 患者が希望をもてるように、「できないこと」だけではなく、「できること」を伝える。
> - 患者のこれからの日常生活や仕事について話し合う。
> - 患者が利用できるサービスやサポートに関する情報を提供する。

上記にあたって、医療者は患者の視点で考えることが重要といわれている。

（佐久間博子）

文献

1) 日本緩和医療学会. 緩和ケア研修会参加者ハンドブック. 精神症状 気持ちのつらさ. http://www.jspm-peace.jp/data/v3_a/M7a_201612.pdf
2) 「がんの社会学」に関する研究グループ. 2013がん体験者の悩みや負担等に関する実態調査 報告書 がんと向き合った4054人の声. 2016. https://www.mhlw.go.jp/file/05-Shingikai-10904750-Kenkoukyoku-Gantaisakukenkouzoushinka/0000129860.pdf
3) 静岡県立静岡がんセンターホームページ. https://www.scchr.jp/supportconsultation.html
4) 日本サイコオンコロジー学会. 緩和ケアチームのための精神腫瘍学入門. 大阪:医薬ジャーナル社;2010.
5) 森田達也, ほか. 緩和ケアレジデントマニュアル. 東京:医学書院;2016.
6) 中野喜久雄, ほか. 肺癌 2013;53:745-50.
7) Epstein AS, et al. J Clin Oncol 2016;34:2398-403. PMID:27217454

第Ⅳ章　肺がん化学療法との上手なお付き合い

肺がん患者の意志決定支援

患者主体の意思決定支援のための
アドバンス・ケア・プランニングの実践

A　がん治療における意思決定支援

- 肺がん治療は、抗がん剤・分子標的治療薬・免疫治療薬などの薬物治療の効果により生命予後の延長が可能となってきた。それに伴い、肺がん治療をしながら自立した生活や就業を継続していく患者も増加している。さらに、治療の選択肢が拡大したことにより、さまざまな場面で患者は医療従事者と話し合い、治療や療養において意思決定を行うことになる。
- 治療初期の段階には、治療方法の選択および疾患の経過や治療によって起こる身体症状などと付き合い、生活や就業との折り合いをつけながら優先度を決めていくといった意思決定が必要となる。そして、治療の効果が乏しく治療の中止が必要な段階には、身体的・精神的苦痛を最小限とする緩和ケアへの移行といった意思決定が求められることになる。治療の中断においては、病状の進行による死に直面する意思決定が必要な場面となるため、患者・家族の人生において重要な意思決定となる。
- こういった場面において患者が望む治療の選択、最善の生を実現するために、患者・家族と医師をはじめとする医療従事者との話し合いによる合意形成および意思決定支援を行っていく必要がある。

B　意志決定プロセスにおける医療従事者の役割

- 意思決定とは、**選択（choice）**であり、選好に定位して行われる選択肢のなかからの**選び出し（selection）**であると捉えられている。意思決定のプロセスは、まず意思決定が必要な事柄の認識、問題の明確化、状況の認識から始まる。患者自身が、疾患の状態や治療による身体的影響などについて理解し、問題となる状態について認識できるようなリフレクティブな関わりが重要である。
- 次に、意思決定に必要な**選択肢の提示、患者の価値観**を明確にする。この段階では、患者に対して治療方法の選択肢やQOLの維持のために必要なサポート、今後の治療方針や目標など意思決定

を支援するための情報提供が必要とされる。さらに医療従事者は、患者がより良い意思決定ができるよう支持的に関わり、意思決定に影響する患者の価値観や人生観、死生観などを傾聴する態度が重要である。

- また、意思決定支援においては、患者の意向を重視した治療中断や身体的侵襲の高い治療の選択など、倫理的ジレンマの調整を要することもある（図1）。

C アドバンス・ケア・プランニング（advance care planning；ACP）

- 厚生労働省は、平成19年に策定された「終末期医療の決定プロセスに関するガイドライン」を改訂し、平成30年3月に「人生の最終段階における医療・ケアの決定プロセスに関するガイドライン（以下ガイドライン）」を公表した。
- ガイドラインでは、患者の意思を確認するために、十分な情報提供が必要であることや、できる限り早期から肉体的な苦痛などを緩和するためのケアが行われること、患者の意志決定の内容については家族などに知らされることが重要であると述べられている。そして、人生の最終段階を迎えた患者および家族と医療・ケアチームが、本人の意思決定を基本としたうえで最善の医療とケアを作り上げるプロセスであるアドバンス・ケア・プランニング（以下ACP）の実践が重要であることを示している。

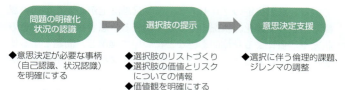

図1 よりよい意思決定のプロセス

❶ACPとは…

- 将来の意思決定能力の低下に備えて、今後の治療や療養について患者・家族とあらかじめ話し合う主体的なプロセスである。話し合いの内容は、患者の気がかりや不安、患者の価値観や目標、現在の病状や今後の見通し、治療や療養に関する選択肢について考えることである。
- 患者自身のQOLに関わる信念や価値、医療やケアの希望について患者・家族など大切な人と医療者が話し合い、対応するプロセス全体を指す。

と定義され、ACPを実践することにより患者は、自分の望む生き方を自身の言葉で表明することや、自分の人生や生活に不可欠な大切なもの、生きがいについて振り返る機会をもつことができ、家族や医療者との話し合いによって患者の思いを共有できるといわれている。そして患者自身は、治療や望む生活に対しての意向を示すことにより、自分の生活や人生にコントロール感をもつことができ、最期まで尊厳ある生を自分らしく生きることに貢献するといわれている。

❷ACPの実践

- ACPは、これから自分に起こることを予測して、そのときどのようにしたいかを意思表明することであるが、がんの初期段階には病状進行したときのことをイメージしにくく、前もって決めていても意思を実現できるかどうかは曖昧なことが多いと考えられる。また、病状に応じてACPの内容や意思決定支援の内容も変化していく。そして、患者の意向は変化することを前提に病状や体調の変化、治療の変更、入退院などのタイミングにそのときの思いを共有していくことが大切である。
- ACPの実践では、患者・家族の真の思いを知るために医師、看護師、MSWなどの医療従事者との関係性の構築が重要であり、医療従事者のコミュニケーションスキルが必要となる。患者の人生や価値観を把握するため、医療従事者は傾聴、共感の姿勢を示すことが必要であり、患者が適切な意思決定を行うために、病状や治療方針について正確に伝え、治療中断などの患者にとってつらい選択肢を提示することも必要である。
- 患者の意向が表明されれば、それを実現できるよう、緩和ケアや在宅医療提供体制などのソーシャルサポートについての情報提供

を行い、患者が自ら選択できるよう支援する（表1）。

D 肺がん患者の意思決定支援

- 治療の多様性、早期からのエンド・オブ・ライフケアやACPの実践により、患者の意向を尊重した治療の選択や個々に応じた療養の決定が可能になっている。しかし、肺がんの病状進行に伴い呼吸苦や活動性の低下、脳転移などで自らの意思表示ができなくなることがあり、患者の身近で支援する家族や大切な人、ケアスタッフが患者の代理意思決定者として患者の意向を尊重した意思決定をすることが必要となる。病状が進行し治療効果が乏しくなってからではなく、**早期から患者の意向や価値観を把握しながら患者の思いを共有していくプロセス**が重要である。
- 医療従事者は、患者の最善について患者・家族を含めた多職種でACPや合意形成を促進していく役割を担い、患者の状態や病気をアセスメントし予測性をもった情報提供と、患者の適切な意思決定が可能となる心理・身体的な症状マネジメントおよび緩和ケアを積極的に行うことが重要である。

（福岡志野）

表1 ACPのタイミングと内容

	本人が健康なとき（症状が安定している）	生命を脅かす疾患がある	終末期を自覚したとき
ACPの内容	代理決定者を決める	疾患の増悪で意思決定が困難になった時のDNARについての選好	エンド・オブ・ライフケアに関する選好
ACPを行う場面	コミュニティーや市民公開講座などのイベント 在宅療養の場	医療機関	医療機関、緩和ケア病棟、訪問診療や訪問看護の機会
適切な意思決定支援の内容	代理決定者の役割、定義など エンディングノートなどの利用	病状が悪化したときの状態、延命治療（DNARやPOLSTなど）についての情報提供	症状マネジメントの選択肢 療養場所やケアの内容 医療資源の情報提供

DNAR：do not attempt resuscitation、POLST：physician orders for life sustaining treatment

文献・参考文献
1) 長江弘子, 編. 特集：エンド・オブ・ライフケアにおける意思決定支援. 看護技術 臨時増刊号 2016：62（10）.
2) 特集：人生の最終段階への看護のかかわり. 看護展望 2018：43（5）.
3) 長江弘子, 編. 看護実践にいかすエンド・オブ・ライフケア. 日本看護協会出版会；2014.
4) 在宅ケア学会, 編. エンド・オブ・ライフと在宅ケア. 東京：ワールドプランニング；2015.

第IV章 肺がん化学療法との上手なお付き合い

抗がん剤の曝露対策

患者・家族・医療従事者すべてが正しい知識をもつことが曝露を防ぐ

- 薬物療法で使用される抗がん剤は、hazardous drugs（以下HD）として、「発がん性」「催奇形性または、発生毒性」「生殖毒性」がある薬が多いにも関わらず、法的な規制は定められていない。平成26年、厚生労働省労働基準局安全衛生部・化学物質対策課長より「発がん性等を有する化学物質を含有する抗がん剤等に対するばく露防止対策について」を各関係団体会長あてに、以下の5点が通知された。

1. 調製時の吸入ばく露防止対策のために、安全キャビネットを設置する
2. 取扱い時のばく露防止のために、閉鎖式接続器具等（抗がん剤の漏出および気化ならびに針刺しの防止を目的とした器具）を活用する
3. 取扱い時におけるガウンテクニック（呼吸用保護具、保護衣、保護キャップ、保護メガネ、保護手袋等の着用）を徹底する
4. 取扱いに係る作業手順（調剤、投与、廃棄等における曝露防止対策を考慮した具体的な作業方法）を策定し、関係者へ周知徹底する
5. 取扱い時に吸入ばく露、針刺し、経皮ばく露した際の対処方法を策定し、関係者へ周知徹底する

- ほかにも、2015年には札幌宣言において「すべての医療従事者の抗がん薬職業曝露は、各施設での組織全体の取り組みのもと、一人一人が曝露に対する正しい知識をもち、適切な環境下で正しく手技を実施することで、合理的に低減することができる」と抗がん剤による職業曝露を提言し、日本臨床腫瘍学会学術集会にて採択されている。
- 抗がん剤の曝露は、医療スタッフの健康に影響を及ぼすため、各医療施設の組織的な取り組みが重要である。院内でのがん薬物療法に関する取り扱いマニュアルを基に、安全チェックリストの作成や職員への教育・訓練や健康管理などの整備をする。さらに、

安全に取り扱えているか監視する体制を構築する必要があり、被曝経路とリスクを正しく理解したうえで、実現可能で有効な対策を取ることが大切である。

A がん薬物療法における曝露の正しい理解が、患者と家族、医療者の安全対策の第一歩

- HDの定義は、①発がん性、②催奇形性またはほかの発生毒性、③生殖毒性、④低用量での臓器毒性、⑤遺伝毒性、⑥上記基準によって有害であると認定された既存の薬剤に類にした新薬、これら①〜⑥の項目の内、一つ以上に該当するものとしている（米国疾病管理センター（CDC）の機関である米国労働安全衛生研究所（NIOSH）による）。
- 曝露の形態としては、Spill（スピル）：抗がん剤が液体の状態でこぼれること、Splash（スプラッシュ）：目に見えない抗がん剤の飛散・飛び散り、そしてContamination（コンタミネーション）：抗がん剤が付着した可能性のあるものすべて、という考えに基づきそれぞれの形態への対処が必要である。
- コツ！：Spillは、プライミング時、側管の接続不良時などに起こり、Splashは、バイアルから針の抜いたとき、シリンジからのエア抜き、輸液ボトルの更新時などに頻度が高まる。Contaminationとして、処置台だけでなく、スタッフが使用するPCや患者の使用するベット・包布など使用している環境そのものすべてにリスクがあるという理解が必要である。

B 個人防護具は曝露対策の基本：PPEでバリアする

- 個人防護具（personal protective equipment；PPE）とはキャップ・メガネ・マスク・ガウン・グローブなどであり、それぞれの役割は、以下の通りである。

①**キャップ**：頭皮を薬剤の飛沫から保護するとともに、毛髪を落とさない。

②**保護メガネ**（ゴーグル、フェイルシールド）：目を飛沫から保護する。

③**マスク**：抗がん剤のエアゾルや微粉末の吸入を防止する。

④**ガウン**：背開き長袖で袖口付きのものを使用する。グローブはガウンの袖口の上下に挟み、ガウンの前面と両腕部は薬剤不透過処理が施されたもの。

⑤**グローブ**：厚手のニトリル製で抗がん剤耐圧性であるものが推奨

される。グローブは二枚重ねとする。
- **コツ！**：PPEの装着には意識が向きがちだが、PPEを脱ぐ際の曝露にも十分に留意する。脱ぐ順序：①外側のグローブを外す、②ガウンを中表で脱ぐ、③キャップ・保護メガネ・マスクを外す、④内側のグローブを外す。

C 曝露機会を減らすこと、それぞれの曝露場面の留意点

❶ 調剤時

- 生物学的安全キャビネットの中で調製する。PPEとして、すべてディスポーザブル式のグローブ、ガウン、マスク、キャップを着用する。グローブは60分おきに交換することが望ましいが、傷や汚染が起こった場合は直ちに交換を行う。
- 一部の抗がん剤は、製造過程でバイアルの表面や外箱などが汚染されている可能性があるため、直接抗がん剤のバイアルに触れない。対策の1つに、バイアルを一時洗浄できることが望ましい。安全キャビネットだけでは抗がん剤曝露を十分に防ぐことができない場合や、室温で揮発する抗がん剤の曝露を防止するためには、調製時に加えて投与時・廃棄時に至るまで閉鎖式薬物混合器具を一貫して使用することが必要である。また、薬剤部においてプライミング操作を行うことはさらなる曝露防止につながる。

❷ 投与時

- 曝露の経路の遮断方法として、閉塞性ルートの導入が有効である。さまざまな閉塞性ルートが販売されるなか、コストを吟味したうえで、効果的な曝露経路の遮断ができることが重要である。また、閉塞性ルートが導入された後も、正しい使用方法により閉塞性ルートが用いられているかの確認も必要である。
- 抗がん剤のSpillやSplash、エアゾルによる曝露を防ぐため、点滴投与や交換時にはPPEを実施する。点滴セットの接続時や点滴交換時は、自分の目線よりも低い位置で穿刺する。点滴セットは閉鎖式ルートや側管がロック式の物が望ましい。

❸ 廃棄時

- 抜針時は、非透過性で撥水加工のシートを穿刺部の下に敷いて穿刺針を抜針する。抜針後の点滴セットは密閉性のあるビニール袋に入れて廃棄する。抗がん剤が付着した物品にはさまざまなものがあるため、これらを介して、医療従事者やそれらの廃棄物を運搬処理する清掃業者、廃棄物業者に汚染が拡大しないよう取り扱

- コツ！：流水での手洗いうがいはすべての場面で共通する曝露バリアの重要行為。

D もし、曝露したら

❶皮膚についたとき
- 速やかに廃棄できるティッシュや布などで吸い取り、直ちに石鹸と流水で洗い流す。応急処置後には、皮膚科を受診することが望ましい。

❷目に入ったとき
- すぐに水に顔をつけ、瞬きを繰り返すか、生理食塩水や流水で15分以上洗い流す。応急処置後には、眼科を受診する。

❸衣類についたとき
- グローブを着用して抗がん剤付着部分を流水で流し、洗剤で洗う。汚染が強い場合は、ほかのものと別にして洗濯する。

❹針刺しをしたとき
- 抗がん剤に曝露したかどうかを確認する。していなければ、通常の針刺し時の対応とし、流水で洗浄後に局所の消毒を行う。抗がん剤に曝露した場合は、状況に応じて漏出時と同様の対処として、注射用ステロイドを針刺し部に向かって、少量ずつ皮下・皮内注射し、注射後に外用ステロイド軟膏を塗布する。

❺エアロゾルを吸入したとき
- 口から抗がん剤のエアロゾルを吸入した際は、直ちに十分な水道水でうがいする。マスクを着用していても吸入している可能性があるため、抗がん剤投与に関わる業務後は必ずうがいを行う。

❻床にこぼしたとき
- 周囲の医療者が入ってこないように警告の標識を立て、PPE実施のうえ、ペーパータオルなどで周囲から少しずつ中心に向かってふき取る。不活化液や水を散布してこぼれた区域を3回以上洗浄しふき取る。これらの廃棄物はすべて所定のゴミ袋で二重に入れたのち、医療用廃棄物容器に捨てる。（スピルキットを使用する）
- コツ！：曝露時は拡散を防ぎ、徹底的にふき取ること、洗い流すこと。

D 患者と家族への指導

- 患者・家族への抗がん剤曝露に関する正しい対処を指導する。
- 薬剤によるが、多くは投与後48時間までは尿や便の中には薬剤が含まれている(表1)。これらを踏まえ、自宅での指導内容を以下のように実施する。

> - 抗がん剤使用中の患者の汚物の処理方法はトイレの蓋を占めて2回流す。
> - 男性も洋式トイレの使用をすすめる(トイレの使用時には尿や便をこぼさない)また、トイレ後は十分に流水と石鹸で手洗いする。
> - 家族が尿や便、吐物がついた衣類などを処理するとき、使い捨て手袋の使用を推奨する。
> - 汚物や吐物で汚染した衣類は、他の家族の洗濯物を区別して行う。
> - 錠剤の分割や粉砕、カプセルの中身を出すことは、抗がん剤の粉塵の吸入や皮膚への接触の危険性があるため避ける。

- 注意:抗がん剤の内服時は、排泄期間などのエビデンスの確率は十分でないが、吐物の扱いに留意する。分泌物のうち汗は含まない。
- コツ!:肺がん患者は咳嗽時に痰を伴うことも多い。ふき取ったティッシュなどのゴミは患者本人ができるだけ早くナイロン袋な

表1 肺がんにおけるHD投与後の排泄期間 (文献1より著者作成)

投与後期間(日)	尿	便
1~2	カルボプラチン	
2	フルオロウラシル イホスファミド	ドセタキセル
3	エトポシド シクロホスファミド ブレオマイシン	
4	ビンデシン ビノレルビン	
5		フルオロウラシル エトポシド シクロホスファミド
6	ドキソルビシン	
7	シスプラチン	ビノレルビン ドキソルビシン

どに封をして廃棄し、手洗いを行う

E 抗がん剤治療を行う患者に関わるすべての者の正しい理解が必要

- 曝露対策の実施状況については、環境調査とともに、医療スタッフ自身の曝露についての認識を調査することも重要である。特に経験のある医療従事者は抗がん剤曝露について軽視する傾向がある。以前は、素手で混注していた経験のある医療従事者の存在もある。現在は安全キャビネット内で薬剤師による混注作業を必要とする、医療者自身の正しい理解を共有する必要がある。

- 医師、薬剤師、看護師などの医療関係者と寝具類洗濯、院内清掃、薬剤の運搬などに関与する医療関連サービス業者と廃棄業者、および訪問看護師や訪問薬剤師など在宅医療、訪問介護者など職業としてのケア提供者など、HDに関連する職業性曝露を予防するための指針を提供し、健康障害リスクを下げることが重要である。例えば、白衣・汚染した衣類や寝具などの取り扱いを行うサービス業者などへの情報提供などにより、抗がん剤に関わるすべての職業性曝露を予防する必要がある。

（松森恵理）

参考文献

1) 日本がん看護学会, 日本臨床腫瘍学会, 日本臨床腫瘍薬学会. がん薬物療法における曝露対策合同ガイドライン2015年版. 東京：金原出版；2015. https://jscn.or.jp/kanko/book/gl_book01.pdf
2) CDC Workplace Safety and Health. NIOSH Alert -Preventing Occupational Exposures to Antineoplastic and Other Hazardous Drugs in Health Care Settings. https://www.cdc.gov/niosh/docs/2004-165/pdfs/2004-165.pdf
3) 厚生労働省労働基準局安全衛生部. 発がん性等を有する化学物質を含有する抗がん剤等に対するばく露防止対策について（平成26年5月29日）. https://www.mhlw.go.jp/web/t_doc?dataId=00tc0193&dataType=1&pageNo=1
4) 日本がん看護学会, 監修. 平井和恵ほか, 編. 見てわかるがん薬物療法における曝露対策（がん看護実践ガイド）. 東京：医学書院；2016.
5) 日本病院薬剤師会学術委員会. 抗がん薬安全取り扱いに関する指針の作成に向けた調査・研究（最終報告）. 2014. https://www.jshp.or.jp/gakujyutu/houkoku/h25gaku7.pdf
6) 児玉佳之. がん化学療法におけるメディカルスタッフの職業性曝露とその予防について. Knowledge Communication Surgical 2015；1：1-11. http://www.halyardhealthcare.com/media/12279393/knowledge_communication_s_vol1.pdf
7) 矢野琢也, ほか. エキスパートナース 2010；26（12）：46-59.
8) 石井範子, 編. 看護師のための抗がん薬取り扱いマニュアル -曝露を防ぐ基本技術（第2版）. 東京：ゆう書房；2013.

第V章 肺がん化学療法をうまくこなすコツ-上級編（IV期） よりよいOSを得るための治療戦略

EGFR遺伝子変異陽性例の治療のコツ

最長のOSが得られるよう、オシメルチニブを使うタイミングを検討する

A common mutation症例に対する1次治療 （表1）

- EGFR遺伝子変異陽性肺がんの1次治療は2018年を境に大きく変わった。すなわち、2018年以前は、EGFR-TKIの第1世代ゲフィチニブ、エルロチニブ、および第2世代アファチニブが1次治療で用いられる薬剤であった。
- EGFR-TKIがキードラッグであることは疑う余地がないが、いったん効果が得られたとしても、多くの症例において1年程度で腫瘍の増大が認められ、この耐性克服が課題となっている。獲得耐性の機序としては、約50〜60%にT790M変異が出現し、その場合2次治療として第3世代オシメルチニブの投与が可能となり、第Ⅲ相試験AURA3[1]で示されたPFS 10.1カ月が期待できる。
- しかし、第1/2世代のEGFR-TKI治療中にPDとなった症例での実臨床下でのT790M検出率は25.8%、オシメルチニブ投与率は23.7%に止まることがREMEDY試験[2]で示されている。2次治療でオシメルチニブを投与する場合には、再生検や血漿検査で

表1 1次治療における近年のEGFR-TKIの比較試験

試験名[文献]	レジメン	症例数	PFS（月）	OS（月）
LUX-Lung7[10]	アファチニブ	160	11.0	27.9
	ゲフィチニブ	159	10.9	25.0
ARCHER 1050[11]	ダコミチニブ	227	14.7	34.1
	ゲフィチニブ	225	9.2	26.8
FLAURA[3]	オシメルチニブ	279	18.9	NC
	EGFR-TKI標準治療	277	10.2	NC
JO25567[6]	BEV＋エルロチニブ	75	16.4	47.0
	エルロチニブ	77	9.8	47.4
NEJ009[4]	ゲフィチニブ	172	11.2	38.8
	ゲフィチニブ＋CBDCA＋PEM	169	20.9	52.2
NEJ026[5]	BEV＋エルロチニブ	112	16.9	NC
	エルロチニブ	112	13.3	NC

Lux-Lung7およびJO25567は第Ⅱ相試験。

T790M陽性を確認する必要があり、必ずしも適切な症例に適切な薬剤が投与できていない現実がある。

- オシメルチニブはT790M変異に対して阻害活性を示すだけでなく、本来のEGFR活性型変異にも選択的かつ不可逆的な阻害作用を示す。1次治療としても有効性が期待されていたが、第Ⅲ相試験FLAURA[3]の結果を受けて、2018年8月より1次治療として適応拡大が承認された。
- 一方、既存のEGFR-TKIに他剤を併用する温故知新ともいえる治療戦略も注目されている。なかでも第1世代EGFR-TKIと殺細胞性抗がん剤や血管新生阻害薬の併用療法が重要な選択肢となる。

❶ 標準治療にかかわる第Ⅲ相試験

- FLAURA試験[3]：未治療のEGFR遺伝子変異陽性NSCLC患者を対象としたFLAURA試験において、EGFR-TKI標準治療（日本人ではゲフィチニブ）と比較した結果、オシメルチニブ群の無増悪生存期間（PFS）中央値は18.9カ月、EGFR-TKI標準治療群では10.2カ月であった。PFSのハザード比（HR）は0.46であり、両群間に有意な差が示された（$p<0.001$）。日本人患者におけるPFS中央値はオシメルチニブ群で19.1カ月、ゲフィチニブ群で13.8カ月と、日本人においても有意な延長効果が認められた（HR 0.61、$p=0.0456$）。
- NEJ009試験[4]：未治療のEGFR遺伝子変異陽性肺がんを対象とした第Ⅱ相試験NEJ005[7]において、ゲフィチニブ＋CBDCA＋PEMの同時併用療法は許容可能な毒性を示し、全生存期間（OS）中央値は41.9カ月と良好であり、この結果を受けて同レジメンとゲフィチニブ単剤療法を比較する第Ⅲ相試験が行われた。主要評価項目であるPFS1中央値は、併用群で20.9カ月、単剤群で11.2カ月であり、併用群で有意な延長が認められた（HR 0.494、$p<0.001$）。一方、併用群のPFS1と単剤群の2度目の増悪までの期間のPFS2を比較すると、併用群で20.9カ月、単剤群で20.7カ月と両群間で差はなかった（HR 0.966、$p=0.774$）。最終的にOS中央値は併用群で52.2カ月、単剤群で38.8カ月であり、併用群で有意な延長が認められた（HR 0.695、$p=0.013$）。併用群で血液毒性が多くみられたが、いずれも許容可能であった。
- 同試験の最大の特徴は、併用群でOS 52.2カ月が得られたことにある。EGFR-TKIを用いた治療において50カ月を超えるOSを示した試験はほかにない。併用群の耐性機序に関しての検討はなさ

れていないが、T790Mが関与する場合、オシメルチニブを2次治療で投与可能なことも強みとなる。一方で、プラチナ併用療法が可能な症例にのみ実施可能であり、症例選択が重要である。

- **NEJ026試験**[5]：EGFR遺伝子変異陽性例の1次治療として、第Ⅱ相試験JO25567[6]の良好な結果を受け、BEV＋エルロチニブ併用療法とエルロチニブ単剤療法の有効性と安全性を比較した第Ⅲ相試験である。プロトコールで規定された中間解析において、主要評価項目であるPFS中央値は、併用群16.9カ月、単剤群13.3カ月であり、併用群での有意な延長が示された（HR 0.605, p＝0.01573）。併用群で高血圧と蛋白尿が高頻度に認められたが、いずれも許容可能であった。同時に血漿でのEGFR変異測定による耐性機序の評価も行われており、OSとももど今後報告が予定されている。
- 2017年の肺癌診療ガイドラインにも示されているレジメンであり、ベバシズマブ投与可能な症例では汎用性は比較的高い。一方、中間解析での有効性の証明であるため、OSについては未知である。2018年に報告されたJO25567試験の結果では、study designの問題もあるが、併用群でOSの延長は示されておらず、NEJ026試験のOSに関しては今後の報告を待つ必要がある。

❷1次治療からの治療戦略

- オシメルチニブは経口薬単剤での治療であること、比較的有害事象に対しての忍容性が高いことより、今後の標準治療として十分な薬剤である。しかし、耐性化の機序および克服方法についてはデータが少なく、OSがどの程度になるかはまだ明らかではない。またPS不良の症例での有効性は未評価であることなど、新規薬剤ならではの課題も多い。
- 1次治療としてオシメルチニブを用いた場合は、その後の治療については定まった治療はない。可能な限り再増悪した腫瘍の再生検を行い、耐性機序を明らかにすることが望まれるが、有効な治療薬選択に繋がらない限り患者の有益性は低い。
- 第1世代TKIの併用療法後に関しては、T790Mが検出されればオシメルチニブが有力な治療薬となる。また、EGFR-TKIが有効でない場合に、未投与であればプラチナ併用化学療法やそのほかの殺細胞性抗がん剤投与を行う選択肢は重要である。EGFR-TKI耐性機序にはEGFR遺伝子耐性変異の獲得以外にも、バイパスシグナルの活性化、小細胞肺がん化、上皮間葉転換（EMT）

などのさまざまな機序が報告されており、それらの耐性機序にも有効な治療法といえる。

- PS良好、脳転移非合併の若年者ではNEJ009レジメン→T790M同定→オシメルチニブ→標準化学療法（DTX＋RAMほか）で最長のOSが得られる可能性がある。
- NEJ026レジメン→T790M同定→オシメルチニブ→標準化学療法（プラチナ＋PEM→DTX＋RAMほか）で、理論上は最長のOSが得られる可能性があるが、今のところそれを支持するデータはない。
- オシメルチニブ、NEJ009レジメン、NEJ026レジメンが1次治療としてより有効な治療であると思われるが、3者の使い分けについて現時点では明確なものはない。オシメルチニブは患者背景にかかわらず効果が期待できる薬剤であり、最も汎用されると思われるが、OSを考えたときにベストな治療かは不明である。特にPS良好な若年者には、50カ月を超えるOSを示したNEJ009レジメンを提示し患者の希望を確認すべきである。また直接比較はないが、胸水貯留例にはNEJ026レジメンを考慮してもいいかもしれない。
- 現在進行中のオシメルチニブ＋CBDCA＋PEMの併用療法や、オシメルチニブ＋BEV併用療法にも今後期待が持たれる。
- 免疫チェックポイント阻害薬治療については、単剤では、EGFR変異陽性肺がん症例において効果は否定的な結果であった。しかし、第Ⅲ相試験IMpower150[8]では、EGFR変異陽性例が含まれており、サブセット解析ではあるが、抗PD-L1抗体アテゾリズマブ＋CBDCA＋PTX＋BEVの投与が有効であることが示されている。今後、EGFR変異陽性肺がん症例の2次治療以降の治療選択肢になる可能性がある。

B uncommon mutation症例の治療

- 肺がんにおけるEGFR遺伝子変異はエクソン19欠失変異とエクソン21点突然変異（L858R）の2つの遺伝子変異で90％近くを占めcommon mutationとよばれる。そのほかの頻度が低い変異はuncommon mutationと称され、エクソン18-21にわたって報告されている。
- Uncommon mutationのなかには第2世代EGFR-TKIが活性を有するG719X、L861Qなどと、第2世代EGFR-TKIの活性が低

いExon 20 insertion（Exon20ins）やT790Mなどがある。
- 前者にはEGFR-TKIにて48〜71%の奏効率が報告されている。なかでもアファチニブの奏効率は71.1%であり、ゲフィチニブやエルロチニブより高い傾向にあるが、アファチニブのデータは前向き試験の結果ではあるものの少数のサブセットであり、肺癌診療ガイドライン（2017年版）[9]ではEGFR-TKIによる治療を行うよう提案となっている（2C）。
- Exon20insの報告は少なく奏効率も10%弱であることから、1次治療としてEGFR-TKIを行わないよう推奨となっている（1C）。
- オシメルチニブは、L861Qなど一部の変異に対して活性を有するが、全体としての活性はアファチニブと比較して低めである。
- 現時点では、アファチニブ、オシメルチニブのuncommon mutationに対する効果に関しては、臨床試験におけるプラチナ併用療法と比較しての有効性の評価が十分ではない。

C 合併症例の対処

- オシメルチニブは中枢神経系への移行性が高いことが知られており、FLAURA試験でもオシメルチニブ群でEGFR-TKI標準治療群より中枢神経系転移の病勢進行が少ないことが示されている。
- これまでEGFR-TKI単独療法では胸水のない例に比べ胸水貯留例で効果が劣るという報告もあるが、NEJ026試験では胸水の存在する例でBEVの併用効果が認められる傾向がある。
- PS不良例、高齢者については、ゲフィチニブ、エルロチニブの単剤投与の有効性の報告はあるが、オシメルチニブ単剤投与を含むそのほかのレジメンの有効性・安全性についてはまだ十分評価はできていない。

（渡邉香奈／福原達朗／井上　彰）

文献

1) Mok TS, et al. N Engl J Med 2017；376：629-40. PMID：27959700
2) Kanai K, et al. J Thoracic Oncol 2018；13 Suppl：S82-83. abstr#141PD.
3) Soria JC, et al. N Engl J Med 2018；378：113-25. PMID：29151359
4) Nakamura A, et al. J Clin Oncol 2018；36 suppl：abstr#9005.
5) Furuya N, et al. J Clin Oncol 2018；36 suppl：abstr#9006.
6) Yamamoto N, et al. J Clin Oncol 2018；36 suppl：abstr#9007.
7) Oizumi S, et al. ESMO Open 2018；3：e000313. PMID：29531840
8) Socinski MA, et al. N Engl J Med 2018；378：2288-301. PMID：29863955
9) 日本肺癌学会, 編. 肺癌診療ガイドライン 2017年版. 東京：金原出版；2017.
10) Park K, et al. Lancet Oncol 2016；17：577-89. PMID：27083334
11) Mok TS, et al. J Clin Oncol 2018；36 suppl：abstr#9004.

第Ⅴ章 肺がん化学療法をうまくこなすコツ・上級編（Ⅳ期）よりよいOSを得るための治療戦略

ALK融合遺伝子変異陽性例の治療のコツ

耐性化は避けがたいため、最新の情報を確認しながら治療方針を決定していくことが大切

A 実地診療におけるALK陽性非小細胞肺がんの治療の流れ

- ALK陽性非小細胞肺がんは若年、非喫煙者に多いが、肺腺がんの約5%でありEGFR遺伝子変異と比較して臨床で遭遇する頻度は低い。
- ALK-TKIとしては、**第1世代のクリゾチニブ、第2世代のアレクチニブ、セリチニブ、第3世代のロルラチニブ**がすでに承認され、加えて今後はbrigatinibもわが国で使用可能となり、治療が多様化することが予想される。
- 本稿では各薬剤の特徴や使い分けではなく、治療の流れについて記載する。

❶ 1次治療について（表1）

- 未治療ALK陽性非小細胞肺がんに対する**クリゾチニブ**とプラチナ製剤併用療法（PEM）を比較した第Ⅲ相試験（**PROFILE1014試験**）が実施された[1]。無増悪生存期間（PFS）はクリゾチニブ群で**10.9カ月**、プラチナ製剤併用療法群で7.0カ月（HR 0.45、95%Cl 0.35-0.60、p＜0.001）と有意に長いことから、ALK陽性非小細胞肺がんに対しALK-TKIを1次治療で用いることが確立され、わが国における「日本肺癌学会 肺癌診療ガイドライン2018年版 Ⅳ期非小細胞肺癌薬物療法」においてもALK-TKIを初回治療に用いることが推奨されている。
- 2018年11月現在、わが国ではALK陽性非小細胞肺がんの1次治療薬としてクリゾチニブ、アレクチニブ、セリチニブが使用可能である。肺癌診療ガイドラインではPSが0〜1の場合はアレクチニブが推奨度1（エビデンスの強さA）、クリゾチニブが2（エビデンスの強さA）、セリチニブが2（エビデンスの強さB）で治療を行うことが推奨されている。
- 日本人のALK-TKI未治療ALK陽性非小細胞肺がんに対するクリゾチニブと**アレクチニブ**を直接比較した第Ⅲ相試験（**J-ALEX試験**）でPFSはクリゾチニブ群で10.2カ月、アレクチニブ群で**25.9カ月**（HR 0.38、95%Cl 0.26-0.55、p＜0.001）であった。またG3以上の有害事象に関しても、クリゾチニブ群が52%、アレク

表1　ALK-TKIを使いこなしていくうえで確認しておきたい試験

対象薬剤	試験	対象	無増悪生存期間中央値	奏効率
クリゾチニブ	PROFILE1014試験（第Ⅲ相）vs. プラチナ併用療法（PEM）	未治療例	10.9カ月 vs. 7.0カ月（HR 0.45 [95%CI 0.35-0.60]）	74 % vs. 45 %
アレクチニブ	J-ALEX試験（第Ⅲ相）vs. クリゾチニブ	ALK-TKI未治療例（日本人）（化学療法未治療か1レジメン）	25.9カ月 vs. 10.2カ月（HR 0.38 [95%CI 0.26-0.55]）	85.4 % vs. 70.2 %
アレクチニブ	ALEX試験（第Ⅲ相）vs. クリゾチニブ	未治療例	34.8カ月 vs. 10.9カ月（HR 0.43 [95%CI 0.32-0.58]）	82.9 % vs. 75.5 %
セリチニブ	ASCEND-4試験（第Ⅲ相）vs. プラチナ併用療法（PEM）	未治療例	16.6カ月 vs. 8.1カ月（HR 0.55 [95%CI 0.42-0.73]）	72.5 % vs. 26.7 %
セリチニブ	ASCEND-5試験（第Ⅲ相）vs. PEM/DTX	クリゾチニブ、化学療法1～2レジメンによる既治療例	5.4カ月 vs. 1.6カ月（HR 0.49 [95%CI 0.36-0.67]）	39.1 % vs. 6.9 %
セリチニブ	ASCEND-9試験（第Ⅱ相）（単アーム）	アレクチニブ治療例（化学療法1レジメン、クリゾチニブ）	3.7カ月（95%CI 1.9-5.3）	25%
brigatinib	ALTA-1L試験（第Ⅲ相）vs. クリゾチニブ	ALK-TKI未治療例（化学療法歴あっても可）	未到達 vs. 9.8カ月（HR 0.49 [95%CI 0.33-0.74]）	71 % vs. 60 %
ロルラチニブ	B7461001試験（第Ⅰ/Ⅱ相）	EXP2-5 前治療が1レジメン以上ALK-TKI	7.4カ月（95%CI 5.6-11.0）	47.30%
ロルラチニブ	B7461001試験（第Ⅰ/Ⅱ相）	EXP4-5 前治療が2～3レジメン以上ALK-TKI	6.9カ月（95%CI 5.4-9.5）	38.70%
ロルラチニブ	CROWN試験（第Ⅲ相）vs. クリゾチニブ	進行中		

チニブ群が26%と重篤な副作用も少なく、加えてアレクチニブは中枢神経系に対する効果も示された[2]。

- セリチニブに関しては、未治療ALK陽性非小細胞肺がんに対し、プラチナ製剤併用療法（PEM）とを比較した第Ⅲ相試験（ASCEND-4試験）が実施された。PFSはセリチニブ群で

16.6カ月、プラチナ製剤併用療法群で8.1カ月（HR 0.55、95%CI 0.42-0.73、p＜0.00001）であり、1次治療の選択肢となった[3]。

- ALK-TKI未治療ALK陽性非小細胞がんにおけるbrigatinibとクリゾチニブを直接比較した第Ⅲ相試験（ALTA-1L試験）でPFSはbrigatinib群で未到達、クリゾチニブ群で43%（HR 0.49、95%CI 0.33-0.74、p＜0.001）であり、brigatinibも治療選択肢の一つになりうることが予想される[4]。
- 現段階では未治療ALK陽性非小細胞肺がんに対してアレクチニブとセリチニブ、brigatinibと直接比較した試験がなく、いずれの薬剤がよいのかを結論づけることはできない。しかし、2018年版ガイドラインでは1次治療ではアレクチニブを用いることが最も強く推奨されている[1,2]。
- ロルラチニブに関してはALK-TKI未治療ALK陽性非小細胞肺がんに対するロルラチニブとクリゾチニブを直接比較した第Ⅲ相試験（CROWN試験）が進行中である。

❷2次治療以降について

- 2次治療としてはほかのALK-TKIを使用することは選択肢となるが、次項で述べる耐性化の問題があり1次治療で使用したALK-TKIによって選択肢は異なる。
- クリゾチニブ耐性後に、アレクチニブやセリチニブ、brigatinibの有効性を示した報告がある[3,4]。
- アレクチニブ1次治療耐性後の治療方針については確立されていない。セリチニブに関しては、アレクチニブ耐性化後の症例に対しASCEND-9試験が行われ、奏効率25%（95%CI 8.7-49.1）、PFS 3.7カ月（95%CI 1.9-5.3）と有効性も示されている[5]。そのため、1次治療でアレクチニブを使用した場合にセリチニブも選択肢となる。
- ALK-TKI耐性後のプラチナ製剤併用療法の有効性に関する詳細な報告はないが、ALK陽性非小細胞肺がんに対するペメトレキセドが有効であるとの報告もあり、アレクチニブやセリチニブを初回治療で用いた場合には、プラチナ製剤併用療法を行うことも検討される[6]。
- ロルラチニブは国際共同第Ⅰ/Ⅱ相試験（B7461001試験）で1レジメン以上のALK-TKI治療歴を有する症例を対象としたコホート（EXP2-5）において、奏効率47.2%（95%CI 39.9-54.2）で

あり、また複数のALK-TKI治療歴を有する症例を対象としたコホート（EXP4-5）においても、奏効率38.7%（95%CI 29.6-48.5）と良好な奏効率が示された。加えて中枢神経転移への有効性も認められており、2018年9月、「ALK阻害剤抵抗性又は不耐容のALK融合遺伝子陽性非小細胞肺癌」に対しわが国で承認となった[7]。

- クリゾチニブ→アレクチニブ→セリチニブ、アレクチニブ→セリチニブ→ロルラチニブなど3次治療以降において逐次的にALK-TKIを使用することが生存期間を延ばす可能性もあり、今後期待される。
- 現在のALK陽性肺がんの日常診療においては、EGFR遺伝子変異陽性肺がんのように耐性化に基づいた治療選択は困難である。しかし、今後はALK-TKI耐性化後に再生検やリキッドバイオプシーを行うことで耐性機序を明らかにし、これら耐性機序に基づいて次治療を選択していくことが期待される。

❸脳転移について

- 進行期ALK陽性非小細胞肺がんにおいては、診断時に23.8%の症例で脳転移が認められ、その3年後には58.4%に増加するとの報告されている[8]。そのため、ALK陽性肺がんにおいて、ALK-TKIにおける中枢神経系転移に対する有効性が求められる。
- アレクチニブとクリゾチニブの効果を比較したALEX試験ではベースラインで脳転移が認められた群においてPFSはアレクチニブ群で未到達、クリゾチニブ群で7.4カ月（HR 0.40、95%CI 0.25-0.64、p＜0.0001）であり脳転移に対するアレクチニブの有効性が示され、J-ALEX試験においても同様の傾向があった。
- またASCEND-4試験では頭蓋内病変の奏効率はセリチニブ群で72.7%（95%CI 49.8-89.3）、化学療法群で27.3%（95%CI 10.7-50.2）であり、脳転移に対するセリチニブの有効性が示唆された。
- ロルラチニブに関してもB7461001試験のEXP2-5において頭蓋内病変の奏効率53.0%（95%CI 44.2-61.8）であった。brigatinibに関してもALTA-1L試験で頭蓋内病変への奏効率は78%（95%CI 52-94）であり脳転移に対する有効性を認めた。

❹ALK陽性非小細胞肺がんの免疫療法について

- ALK陽性非小細胞肺がんはPD-L1発現は高いが、抗PD-1抗体や抗PD-L1抗体単剤の効果が乏しいとの報告もある[9]。また殺細

胞性抗がん剤と免疫チェックポイント阻害薬併用ではALK陽性非小細胞肺がんにも有効である可能性も示されてはいる[5]が、これら位置づけに関しては根拠が十分でなく、ガイドラインでも「推奨度決定不能」として記載されている。

❺ PS不良例について

- 未治療例やクリゾチニブ、化学療法後の症例も含むPS2以上のALK陽性非小細胞肺がん18例に対しアレクチニブの有効性と安全性が検討され、奏効率は72.2%（95%CI 52.9-85.8）であった[10]。またPSに関して18例中15例が改善を認めており、PS不良例に関してもアレクチニブは有効かつ安全である可能性が示唆されている。本結果に基づいて、肺癌診療ガイドラインにおいても、PS2〜4に対しては、アレクチニブのみが推奨度1（エビデンスレベルC）となっている。

❻ 増悪時の対処

- PD判定後ALK-TKIを中止することで腫瘍の急速な増大を引き起こす、いわゆるflareを起こすとの報告もある[11]。そのため治療変更時には速やかに次治療に移行することが望まれる。

❼ 合併を有する症例に対する治療指針

- 間質性肺炎：肺がん患者では間質性肺炎を合併していることをしばしば経験する。ALK-TKI投与により、約1〜5%の間質性肺炎の合併症が報告[6,7]されており、間質性肺炎合併のALK陽性患者に対し、ALK-TKIを用いる際には注意を要する。また、治療中に間質性肺炎を発症した症例にステロイドを併用して再投与を行い、投与を継続することができたとの症例報告もあるが、リスクベネフィットを考え、再治療前に十分な説明したうえで慎重に判断すべきである。

- 肝機能障害：クリゾチニブ、アレクチニブ、セリチニブ、ロルラチニブは主に肝代謝により排泄される。そのため、肝機能障害のある症例にはリスクベネフィットを考え慎重に投与を判断する必要があり、治療中も注意を要する[8,9]。肝機能障害時の減量基準については各項を参照 ➡P.217、各薬剤でも違いがあるため注意が必要である。

B 治療全体を通して

- 2018年11月現在、4剤のALK-TKIが承認されているなかで、どのような治療シークエンスが最も生存期間を延長するかに関して

- は明確ではない。
- 日常診療では各耐性機序の検出は困難で、また耐性機序も複雑であるため、患者ごとで最適な治療シークエンスも異なり、最適な治療法を選択することは容易ではない。
- 一方で、ALK陽性非小細胞肺がんの予後は延長してきており、QOLも重要な要素となるため副作用管理も重要である。
- 細胞障害性抗がん剤もOSの延長のためには重要な薬剤である。そのため、変更のタイミングなどを逃さないことが重要である。
- 各種ALK-TKIと血管新生阻害薬との併用やALK-TKI同士の併用、ALK-TKIとそのほかTKIとの併用、細胞障害性抗がん剤とALK-TKIの併用、免疫チェックポイント阻害薬との併用など今後の検討が待たれる。

C 獲得耐性について "ALK-TKI使用後ほとんどの症例が耐性化し進行する"

❶二次変異（耐性変異）
- TKIの結合領域をコードする遺伝子変異が生じ、蛋白質の構造の変化や結合分子の親和性の変化などが起こることで耐性を獲得する。ALK-TKI全体の耐性機序の約30%と考えられている。
- EGFRの二次変異の約60%を占めるT790Mと異なり、ALK-TKIの耐性はいくつもの二次変異（C1156Y、L1196M、G1202R、S1206Y、G1269A、L1152R、I1171T[12]など）が報告されている。
- 各薬剤によって二次変異の発現頻度もさまざまであり、二次変異に対する薬剤感受性も異なる。例えば、L1152RやC1156Y変異はアレクチニブが有用であったり、I1171XやV1180Lはセリチニブが有効であったり、G1202Rはクリゾチニブ、アレクチニブ、セリチニブは無効であるものの、ロルラチニブやbrigatinibでは有効性が期待されている。

❷ALK融合遺伝子の増幅
- ALK融合遺伝子の増幅によるがんの増殖能が増すことで相対的に耐性を獲得する

❸Bypass pathway
- ALKに非依存的なバイパス経路の活性化で耐性を獲得する（EGFR活性化やKRAS遺伝子変異の獲得、IGF-1R活性化、MET活性化、Src1活性化など）。
- METに対してはクリゾチニブが有効である可能性がある。

❹小細胞がんへの形質転換

- 小細胞がんへ組織が変化することで耐性を獲得する。臨床的に小細胞がんへの形質転換が疑われる場合には再生検を行うことを検討する。

D 今後の課題

- ALK融合遺伝子が2007年に発見されてから10年あまりの経過であるが、すでに数多くのALK-TKIの開発が行われ、各薬剤の耐性機序についても解明されてきた。しかし、耐性機序もさまざまであるうえに、EGFR遺伝子変異陽性非小細胞肺がんとは異なり耐性遺伝子も複数報告されている。そのため、ALK陽性非小細胞肺がんの治療戦略は今後さらに複雑化していくことが予測され、最新の情報を確認しながら治療方針を決定していくことが大切である。

(森　俊太／上月稔幸)

文献

1) Solomon BJ, et al. N Engl J Med 2014；371：2167-77. PMID：25470694
2) Hida T, et al. Lancet 2017；390：29-39. PMID：28501140
3) Soria JC, et al. Lancet 2017；389：917-29. PMID：28126333
4) Camidge DR, et al. N Engl J Med 2018；379：2027-39. PMID：30280657
5) Hida T, et al. Cancer Sci 2018；109：2863-72. PMID：29959809
6) Lee JO, et al. J Thorac Oncol 2011；6：1474-80. PMID：21642865
7) Solomon BJ, et al. Lancet Oncol 2018；19：1654-67. PMID：30413378
8) Rangachari D, et al. Lung Cancer 2015；88：108-11. PMID：25682925
9) Gainor JF, et al. Clin Cancer Res 2016；22：4585-93. PMID：27225694
10) Iwama E, et al. J Thorac Oncol 2017；12：1161-6. PMID：28238961
11) Kuriyama Y, et al. Case Rep Oncol 2013；6：430-3. PMID：24019783
12) Gainor JF, et al. Clin Cancer Res 2013；19：4273-81. PMID：23729361

ROS1融合遺伝子変異陽性例の治療のコツ

キードラッグであるクリゾチニブをしっかりと投与する

A ROS1融合遺伝子陽性肺がん

- ROS1融合遺伝子は、EGFR遺伝子変異やALK融合遺伝子と同じように肺がんの重要なドライバー遺伝子の一つであり、ROS1融合遺伝子変異陽性の肺がんに対して、チロシンキナーゼ阻害薬であるクリゾチニブの高い治療効果が報告されている[1,2]。この結果に基づき、2017年5月わが国においてクリゾチニブの適応拡大が承認されている。しかし、ROS1融合遺伝子が陽性となる頻度は非小細胞肺がんの1〜2％と非常に希少であるため、実地医療では ROS1融合遺伝子を正確に診断することがまず必要となる[3]。

B ROS1融合遺伝子陽性肺がんの治療

- ROS1肺がんに対する臨床試験に基づいて、日本肺癌学会による肺癌診療ガイドライン（2018年版）では、1次治療としてクリゾチニブを行うように推奨している（1C）。250mgカプセルを1回1カプセル、1日2回内服する。減量が必要な場合は200mgカプセルを使用する場合もある。よくみられる副作用として、目がかすむ、ものが二重に見える、ものが見えづらいなどの視覚異常や、吐き気、下痢、便秘、むくみなどの症状がある。また、特に注意が必要な副作用として、間質性肺炎、肝不全・肝機能障害、腎嚢胞、徐脈、神経障害などがある（詳細はクリゾチニブの項 P.85 を参照）。ROS1肺がんに対してはクリゾチニブがキードラッグとなるため、副作用をコントロールしながら、必要に応じて減量を行いできる限り継続することが大切である。

- クリゾチニブによる治療が耐性となったROS1肺がんからは薬剤耐性の原因と考えられるROS1遺伝子変異（G2032R、D2033N、S1986Y、S1986F）がみつかっている[4-7]。

- クリゾチニブ耐性後の2次治療については、肺癌学会診療ガイドライン樹系図によれば、細胞障害性抗がん剤が推奨されている。

- 1次治療におけるPD-L1≧50％の非小細胞肺がんに対するペムブロリズマブとプラチナ製剤併用療法の第Ⅲ相試験（KEYNOTE-024試験）において、EGFR遺伝子変異陽性、ALK遺伝子転座陽性

の患者は除外され、ROS1肺がんが含まれていたかもしれないが記載はない。2次治療において、免疫チェックポイント阻害薬（ニボルマブ、ペムブロリズマブ、アテゾリズマブ）とDTXの第Ⅲ相試験を統合解析した報告のなかで、EGFR遺伝子変異陽性例における免疫チェックポイント阻害薬のDTXに対するOSはHR 1.05（95%CI 0.70-1.55、p＜0.81）であった[8]。単施設の報告ではEGFR遺伝子変異陽性、ALK遺伝子転座陽性例における免疫チェックポイント阻害薬のORRは3.8％と低かった[9]。ROS1肺がんについて記載はない。これらの報告は対象となった患者数が少なく、背景因子も明らかでないところが多いため、**遺伝子変異のある患者に免疫チェックポイント阻害薬を勧めるか否かについては十分な根拠がない。**

（青江啓介）

文献

1) Shaw AT, et al. N Engl J Med 2014；371：1963-71. PMID：25264305
2) Wu YL, et al. J Clin Oncol 2018；36：1405-11. PMID：29596029
3) 日本肺癌学会. 肺癌患者におけるROS1融合遺伝子検査の手引き 第1.0版 2017年4月6日. https://www.haigan.gr.jp
4) Awad MM, et al. N Engl J Med 2013；368：2395-401. PMID：23724914
5) Song A, et al. Clin Cancer Res 2015；21：2379-87. PMID：25688157
6) Drilon A, et al. Clin Cancer Res 2016；22：2351-8. PMID：26673800
7) Facchinetti F, et al. Clin Cancer Res 2016；22：5983-91. PMID：27401242
8) Lee CK, et al. J Thorac Oncol 2017；1 2：403-7. PMID：27765535
9) Gainor JF, et al. Clin Cancer Res 2016；22：4585-93. PMID：27225694

BRAF遺伝子陽性例の治療のコツ

キードラッグであるダブラフェニブ＋トラメチニブを
うまくコントロールしつつ投与

A　BRAF遺伝子陽性の非小細胞肺がんに対する治療アルゴリズム

- BRAF遺伝子陽性の非小細胞肺がんに対する1次治療はBRAF阻害薬であるダブラフェニブとMEK阻害薬であるトラメチニブの併用療法である。前臨床研究で、BRAFのV600E遺伝子変異陽性の細胞株に対し、BRAFと下流シグナルであるMEKをそれぞれ単独で阻害するよりも同時に阻害することで、腫瘍増殖をより強く抑制できると報告されている[1]。

- BRAFのV600E遺伝子変異陽性の非小細胞肺がんに対するダブラフェニブ＋トラメチニブの国際共同第Ⅱ相試験（E2201試験）で、治療歴を有するコホートでは66.7％の奏効割合と9.7カ月の無増悪生存期間（PFS）中央値を、治療歴のないコホートでは64％の奏効割合と15.9カ月のPFSを示した[2,3]。これらはいずれも単アーム試験で、細胞障害性抗がん剤との比較試験はないが、EGFR遺伝子変異やALK融合遺伝子陽性の非小細胞肺がんを対象としたキナーゼ阻害薬と細胞障害性抗がん剤を比較した第Ⅲ相試験の結果を鑑みると、現時点では、1次治療はダブラフェニブ＋トラメチニブの併用療法が適当と考えられる。

- ダブラフェニブ＋トラメチニブ併用療法の耐性機構[4,5]は明らかではなく、2次治療以降はがん遺伝子変異陰性の非小細胞肺がんに準じて治療を行う（図1）。ダブラフェニブは150mgを1日2回空腹時に経口投与、トラメチニブは2mgを1日1回空腹時に経口投与する。トラメチニブの併用は12カ月間までである。

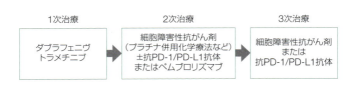

図1　BRAF（V600E）陽性非小細胞肺がんの治療アルゴリズム

B ダブラフェニブ＋トラメチニブの有害事象

- E2201試験のダブラフェニブ＋トラメチニブのコホートで、最も発現率の高い有害事象は発熱であった。発熱の次には、悪心・嘔吐、下痢、食欲不振などの消化器症状であった。そのほかには皮膚乾燥や浮腫などであった。多くの分子標的治療薬で認められる間質性肺炎は1例（1.1%）のみであった。皮膚における有棘細胞がんの発生は、これらの薬剤の併用療法に特徴的な事象である。

C まとめ

- BRAF遺伝子変異（V600E）に対するキードラッグはダブラフェニブ＋トラメチニブである。発熱の頻度が高く、患者のQOLに直結するため、NSAIDs、ステロイドの併用、ダブラフェニブの休薬、減量を行う必要がある[6,7]。
- 頻度は低いものの心機能障害（EF低下）や、有棘細胞がんなどの二次発がんや、悪性黒色腫で報告されている脳血管障害、横紋筋融解症などが発症する可能性もあり、詳細な問診と診察の報告が必須である[6,7]。

（曽根　崇）

文献
1) Flaherty KT, et al. N Engl J Med 2012 ; 367 1694-703. PMID : 23020132
2) Planchard D, et al. Lancet Oncol 2016 ; 17 : 984-93. PMID : 27283860
3) Planchard D, et al. Lancet Oncol 2017 ; 18 : 1307-16. PMID : 28919011
4) Weeraratna AT. N Engl J Med 2012 ; 366 : 271-3. PMID : 22256810
5) Sullivan RJ, et al. Eur J Cancer 2013 ; 49 : 1297-304. PMID : 23290787
6) Long GV, et al. N Engl J Med 2014 ; 371 : 1877-88. PMID : 25265492
7) Long GV, ete al. Lancet 2015 ; 386 : 444-51. PMID : 26037941

第V章 肺がん化学療法をうまくこなすコツ―上級編(Ⅳ期) よりよいOSを得るための治療戦略

遺伝子変異のない非扁平上皮がんの治療のコツ

ICIは使用可能か、使うタイミングはいつかを2次・3次治療も見据えて検討する

- 進行・再発の非扁平上皮非小細胞肺がん (non-squamous non-small cell lung cancer ; Non-Sq NSCLC) は、1次治療選択の視点からEGFR、ALK、ROS1などのドライバー遺伝子異常陽性のサブグループと、本項のテーマであるドライバー遺伝子異常陰性の(遺伝子変異のない)サブグループの2つに分けられる。
- 遺伝子変異のない進行・再発Non-Sq NSCLCにおいては、プラチナ製剤をはじめとする殺細胞性抗がん剤が治療の主体となるが、免疫チェックポイント阻害薬(ICI)による治療が近年実用化され、プラチナ製剤併用療法+ICIも可能となっている。
- 本項ではこれらに関するエビデンスをもとに、遺伝子変異のない非扁平上皮がんの治療のコツについて述べる。

A Non-Sq NSCLCに対する治療シークエンスを踏まえた戦略の立て方

- 重要なポイントは、ICIの使いどころと、初回診断時から2次治療、3次治療を含む治療シークエンスを見据えた戦略を立てることにある。
- ICIの効果予測因子として、実地臨床でも22C3抗体を用いた腫瘍細胞のPDL1発現評価が使用できる。組織検体中の全腫瘍細胞に対する細胞膜染色陽性の腫瘍細胞の割合(tumor proportion score[%])をもとに、PDL1≧50%、PDL1 1〜49%、PDL1<1%のサブグループに大別される。
- 1次治療におけるICIの第Ⅲ相試験はいずれもプラチナ製剤併用療法を対照群として実施された。2018年末までに実用化された治療は、PDL1≧50%を対象としたペムブロリズマブ単剤(KEYNOTE-024)[1]、PDL1≧1%を対象としたペムブロリズマブ単剤(KEYNOTE-042)[2]およびPDL1発現にかかわらずNon-Sq NSCLCを対象としたプラチナ製剤併用療法+ICI(KEYNOTE-189、IMpower150)[3,4]であり、これらの治療を実地臨床においてどう活用するかが重要な方針決定となる。
- 現状、よりよいOSを得るために大きく2つの治療戦略が成り立つ。すなわち、

①PDL1発現にかかわらず有用性を証明したプラチナ製剤併用療法＋ICIを軸とした治療戦略
②PDL1発現によるサブグループ（PDL1≧50％、PDL1 1～49％、PDL1＜1％）をベースとする治療戦略

の2つであり（図1）、以下にその詳細を提示する。

- 1次治療においてICI単剤、ICIを含む併用治療が標準治療として確立されたため、初回診断時に自己免疫疾患の既往や併存症の有無、特に全身性膠原病（活動性の関節リウマチなど）の有無に関する評価が必要である。併存症の評価などからICIの適応がないと判断される場合、従来のプラチナ製剤併用療法→殺細胞性抗がん剤（DTX＋RAMなど）の治療戦略が推奨される。

B PDL1発現にかかわらず有用性を証明したプラチナベース化学療法＋ICIを軸とした治療戦略（図1A）

❶わが国で承認された進行・再発Non-Sq NSCLCに対するプラチナ製剤併用療法＋ICI

- CDDP/CBDCA＋PEM＋ペムブロリズマブ、CBDCA＋PTX＋BEV＋アテゾリズマブの3レジメンが挙げられる。これらは、全身状態や併存症の視点から使用可能であれば、PDL1発現の結果を待たず治療が開始できる利点がある。
- ペムブロリズマブ単剤はPDL1≧50％の患者集団における標準治療の一つとなった。しかしKEYNOTE-042試験でPDL1≧50％に限定したサブグループ解析では、治療開始後6カ月程度ペムブロリズマブ単剤群の生存曲線が、対照群と比し、若干であるが下回っている。治療開始後の早期死亡を防ぐ観点からは、プラチナ製剤併用療法＋ICIが有利である可能性も示唆される。

❷75歳以上、併存症の問題などから、プラチナ製剤併用療法の適応がない場合

- PDL1≧50％またはPDL1 1～49％であれば、KEYNOTE-024、042[1,2)]の結果、および既治療NSCLCを対象としたKEYNOTE-010[5)]の結果を参考に、ペムブロリズマブ単剤を1次治療として選択する。
- その根拠に関しては、以下の問題点がある。①KEYNOTE-024、042試験はそもそもプラチナ製剤併用療法の適応がある患者が対象である。②PDL1 1～49％の患者に対するペムブロリズマブ単剤による1次治療については、KEYNOTE-042試験のサブグルー

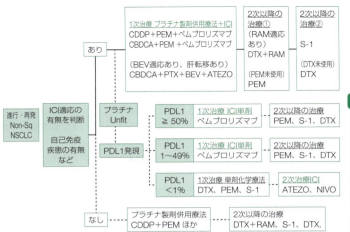

図1A PDL1発現にかかわらず有用性を証明したプラチナ製剤併用療法＋ICIを軸とした治療戦略

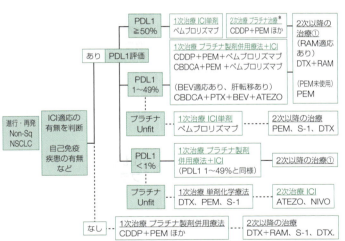

図1B PDL1発現によるサブグループ（PDL1≧50％、PDL1 1-49％、PDL1＜1％）をベースとする治療戦略

＊：プラチナunfitの場合は殺細胞性抗がん剤単剤治療を検討する。

Non-Sq NSCLC：非扁平上皮非小細胞肺がん、ICI：免疫チェックポイント阻害薬、CDDP：シスプラチン、CBDCA：カルボプラチン、PEM：ペメトレキセド、PTX：パクリタキセル、BEV：ベバシズマブ、ATEZO：アテゾリズマブ、NIVO：ニボルマブ、DTX：ドセタキセル、RAM：ラムシルマブ。

プ解析で、プラチナ製剤併用療法とほぼ同等の生存曲線を示した探索的解析しかデータが得られていない。
- これらから、特にPDL1 1～49%に対するペムブロリズマブ単剤については否定的な見解もある。しかし、プラチナ製剤併用療法の適応がない場合に選択しうる殺細胞性抗がん剤はDTXなどであり、益と害のバランスを考慮し、1次治療をペムブロリズマブ単剤とすることも実地臨床における戦略の一つと考えられる。PDL1＜1%の患者では、ICI単剤の適応はなく、殺細胞性抗がん剤単剤（DTXなど）を1次治療として選択する。

❸ プラチナ製剤併用療法＋ICIを1次治療として選択した場合の2次以降の治療

- これまでにNon-Sq NSCLCに対する標準治療としては、DTXとDTXを対照群として比較試験が実施されたDTX＋RAM、S-1、PEMが挙げられる。2次治療以降ではこれらの薬剤を、肝障害や腎障害などの併存症の有無、毒性の特徴などを加味して順に選択していくことになるが、治療開始時に再度、血管新生阻害薬の適応の有無を評価する。
- 血管新生阻害薬の適応があり、かつ75歳未満、全身状態が良好であれば、DTXに対するOSの優越性を示したDTX＋RAMを考慮する。1次治療としてCBDCA＋PTX＋BEV＋アテゾリズマブを選択した場合は、Non-Sq NSCLCに対してDTXに対するOSの優越性を示したPEMも2次治療の選択肢となりうる。
- これら以外の場合、併存症の評価や毒性のプロファイルを考慮しつつ、S-1またはDTXを選択する。

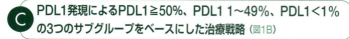

C PDL1発現によるPDL1≧50%、PDL1 1～49%、PDL1＜1%の3つのサブグループをベースにした治療戦略 （図1B）

❶ PDL1≧50%

- PDL1発現別によるサブグループをベースにした治療戦略が成り立つ最大の理由は、PDL1≧50%のサブグループに関して、これまでにペムブロリズマブ単剤とプラチナ製剤併用療法＋ICIの両者[1,3)]が、いずれもプラチナ製剤併用療法に対してOSの延長を示し、その両者の直接比較は行われていない点にある。毒性の観点からは、当然ペムブロリズマブ単剤のほうが有利であり、PDL1発現を評価しPDL1≧50%であればペムブロリズマブ単剤→プラチナ製剤併用療法のシークエンスを念頭に治療を開始する。

❷PDL1 1~49%

- プラチナベース化学療法の適応があれば、プラチナ製剤併用療法＋ICIを1次治療とする。高齢などでプラチナ製剤併用療法の適応がないと判断される場合は、❸❷で述べた方針と同様に、ペムブロリズマブ単剤の選択を検討する。

❸PDL1<1%

- プラチナ製剤併用療法の適応があれば、プラチナ製剤併用療法＋ICIを1次治療とする。高齢などでプラチナ製剤併用療法の適応がないと判断される場合は、殺細胞性抗がん剤単剤から選択する。

❹2次以降の治療選択

- PDL1≧50%に関しては、プラチナ製剤併用療法が第一選択となる。1次治療としてペムブロリズマブ単剤を選択する場合、病勢増悪後の2次治療となるプラチナ製剤併用療法の概要を、1次治療選択時に患者に説明しておくと、スムーズに治療移行ができる。PDL1≧50%でペムブロリズマブ単剤→プラチナ製剤併用療法で増悪した場合、およびPDL1 1~49%、PDL1<1%でプラチナ製剤併用療法＋ICIで増悪した場合の後治療は❸❸と同様の方針で臨む。

D プラチナ製剤併用療法＋ICIの具体的なレジメン選択のコツ

❶プラチナ製剤併用療法＋ICIの併用治療レジメンの特徴

- プラチナ製剤併用療法＋ICIとして使用できるレジメンは、2019年2月現在、CDDP/CBDCA＋PEM＋ペムブロリズマブ、CBDCA＋PTX＋BEV＋アテゾリズマブのいずれかである。これらのレジメンは共通点としてICIである抗PD1/PDL1抗体が含まれるが、相違点としてはBEV上乗せの有無、プラチナ製剤（CDDP/CBDCA）、併用する第3世代抗がん剤（PEM/PTX）が挙げられる。これらの違いに加え、患者背景因子（肝転移の有無）による有効性を総合的に考慮して、実際に使用するレジメンを選択する。

❷血管新生阻害薬の適応評価

- CBDCA＋PTX＋BEV＋アテゾリズマブは、抗VEGF-A抗体であるBEVが含まれるため、血管新生阻害薬の適応（血痰、中枢気管支の粘膜露出病変の有無など）を評価する必要がある。

❸腎機能の評価

- CDDPはGFRが60mL/分以上の患者が適応と考えられる。GFR

を反映するCCrなどが60mL/分未満の患者ではAUCを用いて投与量設定が可能なCBDCAベースのレジメンを選択すべきである。
- PEMはCCrが45mL/分未満の患者について安全性に関する十分なデータがないことにも留意する。

❹併存症の評価
- PTXの有害事象として末梢神経障害があり、その頻度、重症度はPEMより高い。もともと糖尿病などによる末梢神経障害が存在する場合は、PEMベースのレジメンが好ましい。
- 一方、PTXは腎機能低下による投与制限や減量を必要としない薬剤であり、腎機能低下を認める患者の場合、PEMと比較してPTXベースのレジメンのほうが選択しやすい。

❺肝転移の有無の評価
- プラチナ製剤併用療法＋ICIに関して、肝転移を有する患者集団におけるBEVの有用性を示唆する結果が示唆されている[4]。この結果については、さらなる検証が必要であるが、肝転移例に対してはCBDCA＋PTX＋BEV＋アテゾリズマブを優先する方針も考慮される。

（森瀬昌宏）

文献
1) Reck M, et al. N Engl J Med 2016 ; 375 : 1823-33. PMID : 27718847
2) Lopes G, et al. J Clin Oncol 2018 ; 36（suppl）: abstr#LBA4.
3) Gandhi L, et al. N Engl J Med 2018 ; 378 : 2078-92. PMID : 29658856
4) Socinski MA, et al. N Engl J Med 2018 ; 378 : 2288-301. PMID : 29863955
5) Herbst RS, et al. Lancet 2016 ; 387 : 1540-50. PMID : 26712084

扁平上皮がんの治療のコツ

免疫チェックポイント阻害薬と細胞障害性抗がん剤との併用療法を検討していく

A 扁平上皮肺がんとは

- 扁平上皮肺がん（以下、扁平上皮がん）は喫煙との関連が強く、部位として中枢発生が多いとされる。喫煙者の減少に伴い近年は減少傾向にあるものの、肺がん全体の約20〜30%を占めている。気管支鏡下生検などの微小検体の場合には非扁平上皮がんと鑑別が困難な場合もあり、p40陽性/TTF-1陰性などの免疫染色が診断の一助となる。微小検体の場合、各種遺伝子変異/転座検査も積極的に検索することが推奨される。
- Ⅳ期扁平上皮がんの治療においては、非扁平上皮がんと比較すると全体的にエビデンスに乏しく、BEVやPEMが推奨されないなど、治療レジメンの選択肢が少ない傾向にある。一方で扁平上皮がんは、腫瘍における遺伝子変異量がより多い[1)]とされ、免疫チェックポイント阻害薬（ICI）のよい適応と考えられている。治療選択には非扁平上皮がんと同様に腫瘍におけるPD-L1発現が重要視されている（図1）。

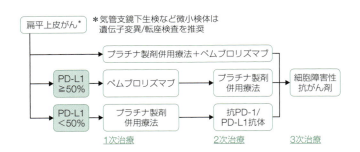

図1 Ⅳ期扁平上皮がんにおける治療の流れ

B 1次治療

❶ペムブロリズマブ単剤

- PD-L1≧50%のⅣ期非小細胞肺がん（EGFR変異/ALK転座を除く）を対象として、ペムブロリズマブとプラチナ製剤併用療法を比較した第Ⅲ相試験が行われ、ペムブロリズマブは無増悪生存期間（PFS）および全生存期間（OS）を有意に延長した。さらに扁平上皮がんのサブグループ解析では、PFSのハザード比（HR）が0.35（95%CI 0.17-0.71）でありOSも良好な結果であった[2]。
- 以上より、PD-L1≧50%の扁平上皮がん症例に対する1次治療は、ペムブロリズマブ単剤が推奨される。ただし、上述した試験はPS0/1を対象としており、PS2といった全身状態がやや不良な症例に対しては投与適応を慎重に判断すべきである。

❷細胞障害性抗がん剤＋抗PD-1/PD-L1抗体併用療法

- Ⅳ期扁平上皮がんを対象として、プラチナ製剤併用療法（CBDCA＋PTXもしくはCBDCA＋nab-PTX）にペムブロリズマブの上乗せ効果を検証した第Ⅲ相試験が行われ、ペムブロリズマブの上乗せはPFSのHRが0.56（95%CI 0.45-0.70）、OSのHRが0.64（95%CI 0.49-0.85）と有意に延長した。（ただし、OSは不十分な観察期間での報告である。）PD-L1発現別のOSでは、PD-L1が≧50%、1～49%、<1%のいずれの集団においてもOSは良好な結果を示した[3]。
- Ⅳ期扁平上皮がんを対象として、プラチナ製剤併用療法（CBDCA＋nab-PTX）にアテゾリズマブの上乗せ効果を検証した第Ⅲ相試験が行われ、アテゾリズマブの上乗せはPFSのHRが0.71（95%CI 0.60-0.85）と有意に延長したものの、OSのHRは0.96（95%CI 0.78-1.18）と現時点で延長効果を示すことができていない（2019年3月時点においてわが国未承認）。
- PD-L1≧50%の症例に対しては、上述の通りペムブロリズマブ単剤も推奨される。ペムブロリズマブ単剤と併用療法を比較した試験は存在せず、その差は明らかになっていない。併用療法は毒性が高くなり治療中止例も多いため、どのような症例が投与に適しているかの選択は今後の課題であろう。

❸細胞障害性抗がん剤

- Ⅳ期扁平上皮がんで1次治療からペムブロリズマブ（もしくは併用療法）を行わない症例においては、プラチナ製剤併用療法が推奨される。ただし、75歳以上の高齢者やPS2などでプラチナ製剤の使用に躊躇する症例は細胞障害性抗がん剤単剤を選択する。
- プラチナ製剤との併用薬剤は、第3世代以降の細胞障害性抗がん剤が望ましい。ただし、CDDP＋PEMとCDDP＋GEMを比較した第Ⅲ相試験のサブグループ解析において、扁平上皮がんに限った場合にCDDP＋PEMはPFS、OSともに有意に短かったため、扁平上皮がんに対するPEMの投与は推奨されない。また、BEVは第Ⅱ相試験において重篤な肺出血が扁平上皮がんに特に多かったため、扁平上皮がんに対する適応を有していない。S-1、nab-PTXなど新規薬剤も検討されているが、第3世代以降の各種細胞障害性抗がん剤の扁平上皮がんに対する効果は拮抗しており特出したものはない。
- プラチナ製剤の比較として、Ⅳ期扁平上皮がんの対象に限ってネダプラチン＋DTXとCDDP＋DTXを比較した第Ⅲ相試験がわが国で行われ、ネダプラチン＋DTXが有意にOSを延長した（HR 0.81、95%CI 0.65-1.02）[4]。ネダプラチン＋DTXは扁平上皮がんの1次治療の標準の一つであるが、DTX（＋RAM）が2次治療で用いられることから選択を避ける場合もある。
- Ⅳ期扁平上皮がん症例に対し、CDDP＋GEMに抗EGFR抗体であるnecitumumabを追加する第Ⅲ相試験が欧米で行われ、併用群で有意なOS延長を示した。その後、わが国で行われた第Ⅱ相試験でも良好な結果を示しており、今後わが国での承認が期待される。

C 2次治療

❶抗PD-1/PD-L1抗体

- 扁平上皮がんは高免疫原性腫瘍であり、抗PD-1/PD-L1抗体の投与機会を逸しない治療シーケンスを計画することが重要である。1次治療でペムブロリズマブを用いていない症例には、抗PD-1/PD-L1抗体薬を積極的に考慮すべきである。
- Ⅳ期扁平上皮がん症例の2次治療に対してニボルマブとDTXを比較した第Ⅲ相試験では、ニボルマブが有意にOSを延長した（HR 0.59、95%CI 0.44-0.79）[5]。また、Ⅳ期非小細胞肺がんでPD-L1

≧1％の症例の2次治療に対してペムブロリズマブとDTXを比較した第Ⅲ相試験では、**ペムブロリズマブが有意にOSを延長し**、扁平上皮がんに限った解析でもその効果は維持されていた（HR 0.74、95%CI 0.50-1.09）[6]。さらに、Ⅳ期非小細胞肺がん症例の2次治療に対してアテゾリズマブとDTXを比較した第Ⅲ相試験では、**アテゾリズマブが有意にOSを延長し**、扁平上皮がんに限った解析でも同等の効果の深さを示した（HR 0.73、95%CI 0.54-0.98）[7]。

- 以上より、Ⅳ期扁平上皮がんに対する2次治療は、抗PD-1抗体であるニボルマブ、ペムブロリズマブ、抗PD-L1抗体であるアテゾリズマブのいずれかが推奨される。ただし、2次治療におけるこれら薬剤の奏効割合は14～20%と高くはない。**効果がないと判断されれば、速やかに3次治療に移行することが望ましい。**

❷扁平上皮がんにおけるPD-L1発現の解釈

- 扁平上皮がんにおける各ICIのPD-L1発現別のOS-HRを、上述した第Ⅲ相試験結果[5-7]を用いて図2に示す。これによると、扁平上皮がんは非扁平上皮がんと異なりPD-L1発現にあまり影響を受けていないことがわかる。なお、ペムブロリズマブはPD-L1＜1%の症例に対し適応を有していない。

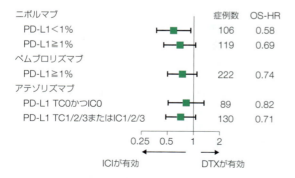

図2 扁平上皮がんにおける各薬剤のPD-L1発現別のOS-HR

D 3次治療以降

❶細胞障害性抗がん剤

- プラチナ製剤併用療法および抗PD-1/PD-L1抗体を使用した症例に対しては、3次治療として細胞障害性抗がん剤が勧められる。推奨される薬剤は、DTX単剤、DTX+RAM、S-1などが挙げられる。
- Ⅳ期非小細胞肺がん症例のプラチナ製剤併用療法後の後治療に対してDTXにRAMの上乗せ効果を検証した第Ⅲ相試験では、DTX+RAMが有意にOSを延長し、扁平上皮がんに限った解析でもその効果の傾向は変わらなかった（HR 0.88、95%CI 0.69-1.13）[8]。ただし、RAMの投与に際しては、血痰がある、気管支に露出する、空洞を有する、大血管に浸潤するなど、扁平上皮がんで比較的経験される出血リスクの高い腫瘍に対しては投与を避ける。

E 扁平上皮がんに対する各種キナーゼ阻害薬

- 非小細胞肺がんにおいては、ドライバー遺伝子変異/転座（EGFR、ALK、ROS1、BRAF）を有する症例に対し各種キナーゼ阻害薬を用いた治療が良好な生存延長効果を示している。一般的にそれらのドライバー遺伝子変異/転座は腺がんに多く認めるが、気管支鏡下生検などの微小検体の場合には組織型の診断が困難な例もあることから、これらの治療の機会を逸しないためには扁平上皮がんにおいても検索をすべきである。
- ただし、EGFR遺伝子変異を有する扁平上皮がんに対するEGFR-TKI効果は限定的であったとする報告もあり、そのほかのドライバー変異/転座を有する扁平上皮がんの治療成績も十分なものはない。また、扁平上皮がん症例は喫煙歴を有するため間質性肺炎の発症リスクは高く、投与の際には細心の注意を払うべきである。

F 併存症を有する症例への対処

❶特発性間質性肺炎（IIPs）

- 特発性肺線維症（IPF）を含むIIPsは、喫煙歴を有する扁平上皮がんにしばしば併存しており、逆にIPFの自然経過として扁平上皮がんが高率に発生する。IIPsはときに発症する急性増悪（AE）

が致死的であるため、AE発症の要因となる抗がん化学療法の選択に難渋することが多い。
- 活動性を有するIIPsは、ICIを用いた臨床試験ではほとんどが除外されており、総じてエビデンスに乏しい。日本呼吸器学会編「間質性肺炎合併肺癌に関するステートメント」によると、AE発症頻度は明らかでなく、原則免疫チェックポイント阻害薬の投与を避けること、**比較的安全とされる細胞障害性抗がん剤はプラチナ製剤、PTX、nab-PTX、VNR**などとされている[9]。

❷慢性閉塞性肺疾患(COPD)
- 扁平上皮がん症例は喫煙歴を有することが多く、**COPDを合併**していることがまれではない。そのため、呼吸機能を評価したうえで適切な吸入療法および呼吸リハビリテーションを行うことが重要である。またCOPD合併症例は、骨髄抑制時に**肺感染をきたすとより重篤となる**ことに留意すべきである。

(二宮貴一朗/妹尾 賢/堀田勝幸)

文献
1) Lawrence MS, et al. Nature 2013；449：214-8. PMID：23770567
2) Reck M, et al. N Engl J Med 2016；375：1823-33. PMID：27718847
3) Paz-Ares L, et al. N Engl J Med 2018；379：2040-51. PMID：30280635
4) Shukuya T, et al. Lancet Oncol 2015；16：1630-8. PMID：26522337
5) Brahmer J, et al. N Engl J Med 2015；373：123-35. PMID：26028407
6) Herbst RS, et al. Lancet 2016；387：1540-50. PMID：26712084
7) Rittmeyer A, et al. Lancet 2017；389：255-65. PMID：27979383
8) Garon EB, et al. Lancet 2014；384：665-73. PMID：24933332
9) 日本呼吸器学会, 編. 間質性肺炎合併肺癌に関するステートメント. 東京：南江堂；2017.
10) 妹尾 賢ほか. 肺癌 2018；58：325-30.

小細胞肺がん治療のコツ

PSや年齢、再発までの期間などを考慮し、適切な治療を選択する

- 小細胞肺がん(SCLC)に対する化学療法は高い奏効率が期待できる一方で、早期に再発を認める症例も多い。また、近年さまざまな新薬が開発されている非小細胞肺がん(NSCLC)とは対称的に、長期間新規薬剤の導入がなく、なかなかOSの延長がみられない状況が続いている。
- このようなSCLC治療において、よりよいOSを得るためには状況に応じた適切な治療の選択が重要であると思われ、本項ではその治療戦略について解説したい。なお、それぞれの治療における推奨度については、肺癌診療ガイドライン2018年度版[1]を参考に記載した。

A 1次治療の流れ

- 進展型小細胞肺がん(ED-SCLC)における1次治療はPSや年齢に応じて推奨される薬物療法レジメンが異なっている。
- PS0~2、70歳以下であれば、わが国ではCDDP+CPT-11が標準治療とされる。副作用として下痢の発現が懸念されることから、治療開始前にUGT1A1の測定を行っておくことが有用である可能性がある。また、CPT-11は間質性肺炎症例には禁忌であることも注意する必要がある。このため、下痢や間質性肺炎の発症が懸念される症例や間質性肺炎合併例においてはCDDP+VP-16を行うことが推奨される。
- PS0~2、71歳以上であれば、CDDPの一括投与が可能かどうかにより推奨レジメンが異なる。可能であればCDDP+VP-16が、不可能であればCBDCA+VP-16あるいはsplit PE(SPE:CDDP 3日間分割投与)がそれぞれ推奨される。
- なお、PS0/1、71~74歳におけるCDDP+CPT-11のエビデンスは現時点では認められないものの、JCOG9511[2]でのCDDP+VP-16と比較した際の有効性や、NSCLCでの第Ⅲ相試験[3]で毒性も許容範囲内であったことなどから、症例によっては日常臨床において使用することは可能であるとされている。
- PS3であれば、CBDCA+VP-16あるいはSPEを行うことが提

案されるが、個々の状況に応じて判断されるべきである。
- PS4であれば薬物療法は行わないよう提案される。

B 2次治療の流れ

- ED-SCLCの2次治療において推奨される薬物療法は、1次治療終了後の再発までの期間に応じて異なる。
- 1次治療が奏効し、1次治療終了から60～90日以上経過して再発をきたしたものをsensitive relapseとし、それ以外をrefractory relapseとしている。
- sensitive relapseに対してはNGTやCDDP+VP-16+CPT-11（PEI）、AMRなどを行うよう推奨されている。このうちPEIはNGTと比較して良好な成績であったものの、発熱性好中球減少が多く認められており、毒性の観点からその適応についてはより慎重に検討されるべきであると考える。
- sensitive relapseにおいては、ほかの単剤治療や1次治療と同じレジメンの再投与（いわゆるre-challenge）の有用性も報告[4-7]されているものの、標準治療とはいえないことからあくまでも状況次第で考慮可能な治療選択肢の一つとしておくべきであると考える。
- refractory relapseに対してはAMRを行うよう推奨されている。refractory relapseにおいて有効性が示されている貴重な薬剤であり、その治療継続のためにもG-CSF製剤の予防投与を含む適切な支持療法が重要であると考えられる。
- なお、第Ⅱ相試験レベルで有用性が示唆されているCBDCA+PTX/weekly PTXであるが、PTXが小細胞肺がんに対しては保険適用がないことには留意すべきである。

C 化学放射線療法の管理

- 限局型小細胞肺がん（LD-SCLC）のうち、Ⅰ/ⅡA期以外のPS0～2の症例、あるいはⅠ/ⅡA期の手術不能症例のうち可能な症例に対しては化学放射線療法を行うよう推奨されている。
- 化学放射線療法における放射線療法は早期同時併用が推奨される。これは、薬物療法と放射線療法を併用するタイミングは同時併用か逐次併用か、あるいは同時併用における放射線療法の時期は早期か後期か、といった比較試験やメタアナリシスの結果、早期同時併用での有効性と安全性が示されていることに基づいている。しかし、同時併用や早期同時併用により食道炎、肺臓炎や骨髄抑

制などの頻度が増加するとの報告もあり、その**有害事象の管理には注意が必要**である。
- 放射線照射方法については**加速過分割照射法**（45Gy/30回、1日2回照射が一般的）を行うよう推奨されている。加速過分割照射法と通常照射法の比較試験が複数行われているが、有効性に関しては加速過分割照射法が上回るか、あるいは差がない結果であった。有害事象については、加速過分割照射法において食道炎やG4の好中球減少が増加するとの報告はあるものの、そのほかには大きな差はないとされる。なお、加速過分割照射法では有害事象の増強が懸念される場合や、施行が困難な場合には、通常照射法が選択される余地はあるとされる。
- 放射線療法に同時併用する薬物療法は**CDDP＋VP-16が推奨**されている。これは、加速過分割照射法と薬物療法を同時併用する臨床試験においてCDDP＋VP-16が多く用いられており、その有用性と安全性が示されていることから、上記推奨となっている。
- 放射線療法に同時併用する薬物療法として、非小細胞肺がんにおける第Ⅰ/Ⅱ相試験[8]において毒性が強く認められたことから、CDDP＋CPT-11は推奨されない。
- CDDPの一括投与が困難、75歳以上の高齢者やPS不良例などにおいてはCDDP＋VP-16は投与困難であるため、日常臨床においては薬物療法＋放射線の逐次併用が行われることが多いと考えられる。その際の薬物療法としては**CBDCA＋VP-16**が提案される。しかし、そのエビデンスは少なく、骨髄抑制の頻度が高い点などに注意する必要があり、慎重な判断が望まれる。

D 予防的全脳照射

- LD-SCLCかED-SCLCかによって、**予防的全脳照射（prophylactic cranial irradiation；PCI）の推奨が異なる点に留意**する必要がある。
- LD-SCLCに対しては、**初回治療で完全奏効（CR）が得られた場合にはPCIを行うことが推奨**される。これは、メタアナリシス[8]での脳転移再発率を有意に低下させ、生存率を有意に上昇させるといった報告に基づいている。一方、明らかな脳への毒性の増強は認められなかったとの報告もあるが、観察期間が短く、長期生存した場合の**晩期毒性については明らかとなっていない**点は注意すべきである。

- PCIの線量は25Gy/10回相当が提案される。毒性の観点から1回線量を多くし過ぎないことが望ましい。また、施行開始時期については化学放射線治療開始から6カ月以内に行うことが提案されている。
- 一方、ED-SCLCに対しては、薬物療法後のPCIは行わないよう推奨されている。海外での比較第Ⅲ相試験[9]ではPCIにより生存期間の延長が認められたとされるが、登録前に画像診断にて脳転移の有無を確認されていない症例が多く認められるなど試験デザインの問題があるとされている。また、わが国で行われた比較第Ⅲ相試験[10]では、PCIにより12カ月時点での脳転移の出現頻度は減少したものの、主要評価項目であるOSは中間解析にてPCI群が有意に下回っていたことから、早期無効中止となった。これらの結果より上記推奨となっている。

E 合併症例の対処

- SCLCの発症には喫煙が関連することから、間質性肺炎合併症例がしばしば認められる。薬物療法による間質性肺炎増悪のリスクは比較的高く、その投与には慎重な判断が必要である。仮に薬物療法の対象となったとしても、SCLCにおける薬物療法として重要な位置を占めるCPT-11やAMRは禁忌であることから、CDDP+VP-16あるいはCBDCA+VP-16が使われることが多くなっている。しかし、いずれの薬剤においてもまとまったエビデンスはないのが現状である。
- 脳転移を合併したSCLC症例においては、放射線治療の基本は全脳照射であり、NSCLCにおいてよく用いられる定位照射のエビデンスには乏しい。しかしながら、SCLCは一般的に病勢進行が早いことが多く、脳転移合併症例に対し全脳照射を先行することによりPS低下をきたし、全脳照射終了後の薬物療法施行が困難となるような症例も認められることがあり、状況次第では薬物療法を先行することを考慮する必要もあると考えられる。

(服部剛弘)

文献

1) 日本肺癌学会, 編. 肺癌診療ガイドライン2018年度版. 東京：金原出版；2018.
2) Noda K, et al. N Engl J Med 2002；346：85-91. PMID：11784874
3) Ohe Y, et al. Ann Oncol 2007；18：317-23. PMID：17079694
4) Johnson DH, et al. J Clin Oncol 1990；8：1613-7. PMID：2170589
5) Masuda N, et al. J Clin Oncol 1992；10：1225-9. PMID：1321891
6) Postmus PE, et al. Eur J Cancer Clin Oncol 1987；23：1409-11. PMID：2824211
7) Giaccone G, et al. Eur J Cancer Clin Oncol 1987；23：1697-9. PMID：2828074
8) Yokoyama A, et al. Br J Cancer 1998；78：257-62. PMID：9683303
9) Aupérin A, et al. N Engl J Med 1999；341：476-84. PMID：10441603
10) Slotman B, et al. N Engl J Med 2007；357：664-72. PMID：17699816
11) Takahashi T, et al. Lancet Oncol 2017；18：663-71. PMID：28343976

転移性骨腫瘍の治療のコツ

集学的治療によるQOL維持・改善を目指す

骨転移を有する肺がんの治療選択

❶肺がんにおける骨転移

- 肺がんにおいて骨転移は、肝臓・肺に次ぐ転移の好発部位であり、がん腫別では、乳がん・前立腺がんに次いで高頻度である。
- 骨転移の診断には、従来、骨条件CT、^{99}mTc骨シンチグラフィ、MRIが主に用いられてきたが、近年、骨シンチグラフィよりも検出感度・特異度ともに優れるFDG-PET/CTの普及により早期に正確な診断が可能となった。
- 肺がん骨転移の部位別では、椎骨が最も高頻度であり、次いで肋骨、骨盤に多く、長管骨では大腿骨が最も高頻度とする報告が多い。肺がん患者を対象とした前向きコホート研究（CSP-HOR13）では、初回診断時の骨転移合併率をⅣ期非小細胞肺がんの48％、進展型小細胞肺がんの40％と報告している[1]。非小細胞肺がんは主として骨梁の破壊と吸収を伴う溶骨型優位の骨変化を認める一方、小細胞がんは骨梁変化が乏しく、海綿室内や洞内へがん細胞が浸潤する骨梁間型優位の骨変化を認める。

❷骨関連事象（skeletal related event；SRE）

- 骨転移は進展に伴い病的骨折、椎骨転移による脊髄圧迫、疼痛、高Ca血症などの骨関連事象（SRE）が引き起こされ、いずれも患者のQOLを著しく低下させるおそれがある。骨転移が判明している進行期肺がん患者におけるSRE発症率は約20～40％と高く、特に疼痛は骨転移を有するがん患者の80％に認められるとの報告もある。
- SRE合併の予測因子として、前述のコホート試験では非小細胞がん、64歳以下の若年者、低Alb血症が統計学的に有意な因子であった。また、非小細胞肺がんを対象とした後方視的検討では、多発骨転移、男性、PS不良と報告されている。

❸骨転移の治療選択

- 骨転移治療の目的は、SREの回避と症状緩和によるQOL・ADL維持・改善であるが、患者はすでに治癒を期待できない病態であり、予後を十分考慮することが必要となる。骨転移を有する肺がが

ん患者に対する治療選択を図1に示す。

- 病的骨折もしくは骨折リスクが高い状態（切迫骨折）および脊髄神経圧迫による神経症状を有する状態は、手術・放射線治療などの局所治療が最優先に検討されるべき病態である。
- 骨折や脊髄神経障害のリスクが低くても適切な薬物療法により疼痛コントロールが不十分な場合には局所治療が考慮される。一方で、疼痛コントロールが良好でSREリスクが低い状態であれば、全身治療である化学療法が優先される。局所治療のみでは予後の改善は期待できないため、局所治療によりSREが回避されれば、化学療法は常に考慮される。
- 骨転移の支持療法である装具療法は、転移性骨腫瘍を対象としたエビデンスは乏しいものの、病的骨折に対する疼痛・変形の軽減、支持性の補強、切迫骨折における骨折予防など効果が期待でき、低侵襲であるため、外科治療・放射線治療との併用は常に考慮される。
- 近年、SRE予防の有効性が示され、急速に普及した骨修飾薬（bone modifying agent；BMA）は骨転移の全経過を通して使用されるべきである。

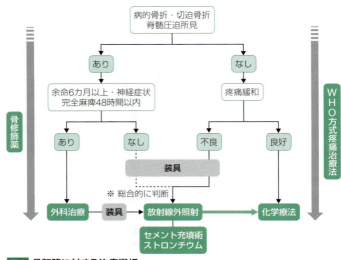

図1 骨転移に対する治療選択

- 当然ながら疼痛に対しては「WHO方式がん疼痛治療法」に基づいた疼痛緩和療法も実践されなければならない。

- 以下、各骨転移治療について概説する。

B 整形外科的治療

❶脊椎

- 脊椎転移による脊髄障害は対麻痺を生じ、QOL・ADLを著しく低下させ、予後も悪化させる可能性がある。
- **神経症状を有する脊椎転移はoncologic emergency**であり、**外科療法（除圧固定術）** を検討しなければならない。神経症状のある転移性脊椎腫瘍の患者を対象とした手術＋放射線治療と放射線治療単独を比較した検討では、手術＋放射線治療群が放射線治療単独群に比して、歩行能力と歩行期間の改善が認められている[2]。ただし、放射線高感受性腫瘍は本試験の対象から除外されていた。
- 外科治療の適応条件は、6カ月以上の余命が期待できること、完全麻痺から原則48時間以内に手術可能、脊椎病巣が限局していること、術後に放射線治療もしくは有効な化学療法が可能であることなどである。また、脊髄圧迫がなくても放射線治療抵抗性や脊椎不安定性に起因する疼痛に対しては除圧を行わず後方固定のみ行う場合もある。
- **骨セメント充填術（経皮的椎体形成術）** は手術適応とならないが、椎体の不安定性から疼痛・神経症状が生じている症例に対して有用性が示されている。比較試験は存在しないが、国内の第Ⅰ/Ⅱ相試験の結果、重篤な有害事象はなく、著効・有効を合わせた有効率は73％であったと報告されている[3]。奏効例では、治療後1〜3日と非常に早期に疼痛緩和が得られ、低侵襲で放射線治療との併用も可能である。ただし、きわめてまれに肺塞栓症や脊髄障害など重篤な合併症もあるため、習熟した医師のもとで行うことが推奨され、どの施設でも行える治療ではない。

❷長管骨

- 病的骨折は可及的速やかに手術が検討される。

下肢長管骨

- 過重肢である**下肢長管骨**はすでに骨折を起こしている場合だけでなく、**切迫骨折でも手術適応**となる。切迫状態での手術では、出血量軽減、入院期間短縮、術後歩行能の点で有意であるとする報

告されている。
- 病的骨折予測にはMirelsの病的骨折予測表も用いられるが、Lindenらは前向き検討の結果、**長軸方向に3cm以上かつ全周の50％以上の骨皮質欠損が最も有用な骨折予測因子**であり、Mirels予測表より感度が高いと報告している（表1）[4]。

上肢骨

- **上肢骨**は過重肢でないため、骨折していても短期予後（3カ月未満）しか望めない場合には、装具を用いて保存的に対応することも可能とされているが、予後3カ月以上で疼痛などにより日常生活に支障が生じている場合には積極的手術適応となる。
- 手術法は、**整復固定術**と**腫瘍切除＋人工関節置換術**に大別される。手術適応および手術法の選択には、治療目標を明確とすることが肝要である。短期予後であり、目標がベッド上での疼痛コントロールならば低侵襲な治療（装具など）が選択される。車いすへの移乗を目指す、もしくは半年程度の予後が見込めて杖や歩行器を用いた屋内移動が目標であれば整復固定術（＋骨セメント）の適応となるが、十分な過重に耐えうるような骨癒合は望めないため、1年以上の長期予後が期待でき、杖や歩行器を用いた屋外歩行を目指すのであれば、腫瘍切除＋人工関節置換術が選択される。
- 手術後は骨破壊の進行を抑制するため**放射線治療は必須**である。

表1 Lindenらによる骨折予測表 (文献4より引用)

スコア	部位	骨転移型	病変の大きさ（横径に対する割合）	疼痛
1	上肢	骨硬化性	<1/3	軽度
2	転子部近傍以外の下肢	混合性	1/3〜2/3	中等度
3	転子部近傍	骨融解性	>2/3	機能性

病的骨折のリスク	Mirelsのスコア	推奨される治療
高度	≧9	予防的固定
中等度	8	固定を考慮する
軽度	≦7	非外科的治療

C 放射線治療

- 有痛性骨転移に対する放射線治療は原因治療であり、鎮痛薬の減量や中止も期待できるため、強く推奨される。
- 病的骨折や脊髄圧迫を伴わない骨転移の疼痛は、外照射により59〜73％の症例で緩和され、23〜34％の症例では消失するとされている。

❶ 単回照射と分割照射

- 照射法としてわが国では主に30Gy/10回もしくは20Gy/5回といった分割照射が行われているが、8Gy/1回といった単回照射の有用性も報告されている。ランダム化比較試験およびメタ解析の結果でも疼痛改善率、消失率に有意な差はないとされている。ただし、単回照射では痛みの再燃までの期間がやや短い、再照射の割合が高いとも報告されており、単回照射は予後不良症例がよい適応と考えられている。
- しかし、ランダム化比較試験で1年以上生存しえた症例の検討では、疼痛緩和の平均持続期間は同等（単回照射 29週 vs. 分割照射 30週）であることも示されており、予後良好例に対しても標準治療の一つである可能性が示唆されている[5]。
- また、外照射後、疼痛緩和が不十分な症例や疼痛が再燃した症例では、再照射も考慮される。メタ解析の結果では、再照射により58％の症例で疼痛緩和が得られることが示されている[6]。再照射においても線量分割による除痛効果の差は認めていない。

❷ 予防照射

- 切迫骨折や脊髄圧迫に対する予防的放射線治療の効果が確認されたランダム化試験は存在しないが、大腿骨転移に対して外照射を施行し切迫骨折の81％で手術を回避できたとする後方視検討や、画像上、脊髄圧迫所見があるものの神経症状が顕在化していない症例に対しても予防照射が有用であったとの報告がある[7-8]。切迫骨折や脊髄圧迫症状があっても手術適応とならない症例や、症状がなくても脊椎圧迫所見のある脊椎転移には放射線治療を行うよう勧められる。

❸ 塩化ストロンチウム投与

- 塩化ストロンチウム（^{89}Sr）は、同位元素が発するβ線により腫瘍細胞に直接的傷害を与え、疼痛緩和に有用である。約2/3の症例で疼痛緩和が得られ、完全な除痛も期待できるとされる。

- カルシウム類似体である^{89}Srは造骨活性が亢進した転移部位に選択的に集積するため、特に前立腺がんにおいて高い有効性が示されているが、効果はがん種で差はないとも報告されており、肺がんでも使用可能である。
- 添付文書上の効能・効果は「固形癌患者における骨シンチグラフィで陽性像を呈する骨転移部位の疼痛緩和」であり、主な副作用として血液毒性と一過性の骨痛増強が認められている。化学療法との併用は禁止されていないが、骨髄抑制には注意が必要である。ほかの治療法で疼痛緩和が不十分な症例においては投与が検討される。

D BMA（骨修飾薬）

- SRE発現率減少およびSRE発現までの期間延長に関して、ビスホスホネート（BP）製剤のゾレドロン酸とRANKL抗体のデノスマブの有効性が示されており、骨転移が確認された症例では投与が推奨されている。
- 肺がんを中心とした固形がん対象のランダム化比較試験において、ゾレドロン酸群はプラセボ群に対して87週までのSRE発現率が優位に低く（38.9% vs. 48%、p＝0.039）、またSRE発現までの期間を3カ月延長した[9]。肺がんのサブグループ解析でも有効性が認められている。
- 乳がん・前立腺がんを除く固形がん（非小細胞肺がん40%）と多発骨髄腫を対象としたデノスマブとゾレドロン酸のランダム化比較試験では、SRE発現までの期間がデノスマブ群20.6カ月に対してゾレドロン酸群16.3カ月であり、4カ月の延長を認めたがデノスマブの優越性は証明できなかった。しかし、骨病変に対する放射線治療、疼痛スコアの増悪、強オピオイドの使用頻度はデノスマブが有意に低かった[10]。同試験の探索的検討では、デノスマブ群で生存期間の延長が認められたのは興味深い。
- BP製剤とデノスマブの重要な有害事象に顎骨壊死が報告されている。顎骨壊死のリスク因子として直近の侵襲的歯科治療とBP製剤で36カ月以上の長期投与が挙げられている。BMA使用前には適切な口腔衛生管理および予防的歯科処置のため、歯科医との緊密な連携が必要と考えられる。低Ca血症は、デノスマブでゾレドロン酸より高頻度と報告されている。デノスマブでは、CaとビタミンDの予防投与および定期的な血清Ca値の測定が勧められる。

E 化学療法-高感受性肺がん症例

- 進展した骨転移に対しては、基本的に局所治療が優先されるが、そのエビデンスの基となっている臨床試験の対象に放射線・化学療法高感受性腫瘍は含まれていない。このため、化学療法高感受性である小細胞肺がんやチロシンキナーゼ阻害薬で早期に劇的な効果が期待できるドライバー遺伝子変異陽性肺がんに関しては、局所治療を優先すべきなのか、特に切迫骨折や脊髄圧迫症例では議論の分かれるところである。化学療法高感受性肺がんにおいては、放射線治療のために化学療法導入が遅延することは回避されるべきと考えられ、放射線治療を実施するならば単回照射を検討してよいかもしれない。
- 免疫チェックポイント阻害薬が登場するなど治療の進歩により、肺がんの予後は延長傾向であり、長期生存例もまれではない。適切な骨転移治療が患者のQOL・ADL維持に及ぼす影響もより大きくなっている。骨転移の緊急性、全身状態、予想される予後、全身化学療法の有効性など多角的に評価し、整形外科・放射線治療科はもちろん、緩和ケア、リハビリテーション、歯科が連携し、**集学的治療を行うことが重要**である。

(峯岸裕司)

文献

1) Katakami N, et al. J Thorac Oncol 2014；9：231-8. PMID：24419421
2) Patchell RA, et al. Lancet 2005；366：643-8. PMID：16112300
3) Kobayashi T, et al. Ann Oncol 2009；20：1943-7. PMID：19570963
4) van der Linden YM, et al. J Bone Joint Surg Br 2004；86：566-73. PMID：15174555
5) van der Linden YM, et al. Radiother Oncol 2006；78：245-53. PMID：16545474
6) Huisman M, et al. Int J Radiat Oncol Biol Phys 2012；84：8-14. PMID：22300568
7) Harada H, et al. J Radiat Res 2010；51：131-6. PMID：19934590
8) Maranzano E, et al. Int J Radiat Oncol Biol Phys 1995；32：957-67. PMID：7607970
9) Rosen LS, et al. J Clin Oncol 2003；21：3150-7. PMID：12915606
10) Henry DH, et al. J Clin Oncol 2011；29：1125-32. PMID：21343556

第Ⅴ章 肺がん化学療法をうまくこなすコツ−上級編（Ⅳ期） よりよいQOLを得るための治療戦略

肺がん脳転移の治療のコツ

治療後のQOLも重視し、放射線治療、薬物療法を選択する

- 肺がんは脳転移を生じる症例が多く、無症状で発見されることもあるが、頭痛、嘔吐、麻痺、ふらつき、失語などの神経症状を伴うこともある。
- 肺がんの脳転移に対する治療には、手術、放射線治療、薬物療法などがあり、良好なQOLを保ちながら予後を伸ばす治療が求められている。症状の有無、腫瘍径と数と部位、遺伝子変異の有無、予測生存期間などを踏まえたうえで、個々の症例に適した治療法を選択する。
- 肺がんの予後は近年の薬物療法の発展に伴い確実に延長していることから、**脳転移治療後のQOLも重要**となる。奏効が期待される薬物療法の適応がある症例では、晩期有害事象などが問題となる全脳照射よりも、薬物療法を先行することが多くなってきている。
- 肺がん症例においては、項部硬直、四肢の感覚障害や運動障害、頭痛、嘔吐、ふらつき、意識障害、けいれんなどの多彩な神経症状を示す**がん性髄膜炎**もしばしば認められる。全脳照射などの放射線治療の有用性は明らかになっていない[1]が、分子標的治療薬などの高い奏効率を示す薬物療法では効果を認めることもある。しかし、がん性髄膜炎はすでに薬物療法耐性となった症例で認めることも多く、**ステロイドやグリセリンなどの対症療法**を行っても、治療に難渋することが多い。

A 手術療法

- 肺がん脳転移に対する手術療法は、腫瘍や浮腫による脳圧亢進の解除などの症状コントロール、salvage、病理組織診断などを目的に行われる。
- 単発性で全身状態がよい症例、手術により重篤な後遺症を残さない部位に病変がある症例、脳転移以外の病変がコントロールされている症例、多発性でも腫瘍摘出により症状が改善される見込みがある症例、放射線治療では効果が得られなかった症例などで、適応となることが多い。

B 放射線療法

- 肺がん脳転移に対して有効であり、症状の寛解につながることが多い[3]。
- 全脳照射と定位放射線照射（STI）がある。STIには、周囲正常組織の耐用線量の面から、1回の照射で終了する定位手術的放射線治療（SRS）と、1回治療線量を低くして数回に分けて治療を行う定位分割放射線治療（SRT）がある。

❶全脳照射

- 肺がん脳転移が多発している症例において適応となる。照射開始時にある脳転移のほか、転移がない部位においても新規病変を予防する効果が期待される。
- 30Gy/10回の照射法が多く、治療効果は50〜85%である。実施は1回に限られるが、STIを併用することや、再発の際にSTIを追加することもある。小細胞肺がん（SCLC）症例においては全脳照射が比較的多く施行されてきたが、ガンマナイフ単独治療の効果はSCLCと非小細胞肺がん（NSCLC）で差がないという報告もある[4]。
- 短期有害事象には、悪心、脱毛、皮膚反応、易疲労感、QOL低下などがあり、長期有害事象には、認知機能障害や白質脳症などがある。近年、脳転移を有する進行期肺がんにおいても薬物療法などの発展により長期生存例がみられることから、適応を慎重に検討する。

❷定位放射線照射（STI）

- 脳の腫瘍部位に限局的に高線量を照射する方法であり、局所制御率は約90%である。放射線宿酔などの副作用が少なく、治療後直ちに化学療法などの次治療を開始できることも、脳転移を有するIV期肺がん症例においては利点である。
- 脳転移については、従来4個以下がSRSの対象と考えられていたが、わが国で行われた臨床試験において、脳転移の数が4個以下と5〜10個では治療成績で差を認めなかった。このことから、10個までの腫瘍数であればSRS（ガンマナイフ治療）のよい適応である[5]。
- STIと全脳照射や手術などを組み合わせることで、よりよい予後を目指した臨床試験がこれまでに施行されてきた。脳転移が1〜3個、4cm以下の固形がん患者において、全脳照射＋SRS群 vs. 全

脳照射単独群のランダム化比較試験ではSRS併用群で全生存期間が有意に延長した（6.5カ月 vs. 4.9カ月）[6]。ほぼ同じ条件下（脳転移が1～3個、3cm以下）における、SRS＋全脳照射群 vs. SRS単独群で比較した試験でも、認知機能低下はSRS単独群で少なく、全生存期間も差を認めなかった[7]。わが国でも1～4個、3cm以下の脳転移を有する症例において、SRS＋全脳照射群 vs. SRS単独群のランダム化試験が行われた。脳病変の再発は全脳照射を加えた群で少なかったものの、全生存期間には変化を認めなかった[8]。2018年には腫瘍摘出術＋全脳照射 vs. 腫瘍摘出術＋SRSの非劣性試験（JCOG0504）も報告され、脳病変の無増悪生存期間は全脳照射併用群で少なかったものの、生存期間では非劣性が証明された。術後の残存病変や再発脳病変にSRSは有用であること、残存病変がない場合には摘出術だけで慎重な経過観察をし、再発時に治療を行う方針でも予後は変わらないことが示唆された[9]。

- STIの合併症で治療に難渋するものに、治療後の**放射線性壊死**がある。しばしば、放射線性壊死と転移性脳腫瘍の再発との鑑別が困難な場合もある。放射線性壊死には、ステロイドによる治療が主であるが、**ベバシズマブ**による薬物療法も効果が得られることがある[10]。

C 薬物療法

- 肺がんの薬物療法は、遺伝子変異や融合遺伝子をターゲットとした分子標的治療薬や免疫チェックポイント阻害薬などにより近年目覚ましい進歩を遂げており、長期生存症例も明らかに増加している。肺がん脳転移においても、薬物療法の貢献度が高くなってきている。奏効が期待される薬剤が治療適応となる症例においては、放射線治療よりも薬物療法を優先させることも多い。
- しかし、その場合には、その薬物療法が脳転移に奏効しているかどうかを適切な時期に評価をすることが必須であり、もし奏効していない場合には**機会を逸することなく放射線治療に移行するべき**である。

❶分子標的治療薬

- EGFR、ALK、ROS1、BRAFなどをターゲットにした分子標的治療薬は、脳転移にも著効することが報告されている。また、EGFR-TKIやALK-TKIなどで治療中に脳病変のみで再発する場合もしばしばみられるが、脳病変以外が安定していれば、Beyond

PDとしてEGFR-TKIやALK-TKIを継続しながら脳の局所療法を追加することもある。

EGFR阻害薬

- EGFR遺伝子変異陽性NSCLC症例においては、EGFR-TKIがキードラッグである。わが国では、ゲフィチニブ、エルロチニブ、アファチニブ、ダコミチニブ、オシメルチニブが治療に用いられている。いずれのEGFR-TKIにおいても、化学療法とのランダム化試験では明らかにEGFR-TKIで有効性が高く、脳転移を有する症例においても同じ傾向が示されている。第1世代のEGFR-TKIのなかでは、薬剤の髄液移行率の違いから、ゲフィチニブよりエルロチニブのほうが脳転移やがん性髄膜炎に効果が高いという報告もある。さらに、第3世代のEGFR-TKIであるオシメルチニブは中枢神経系への移行性が非常に高く、EGFR遺伝子T790M変異陽性となったEGFR-TKI耐性例においても、初回治療例においても、脳転移に高い効果を示す（AURA3試験、FRAURA試験[11, 12]）。

ALK阻害薬

- ALK融合遺伝子陽性肺がん症例においては、ALK-TKIがキードラッグであり、初回のALK-TKIによる薬物療法は脳病変にも奏効することが期待されるため、薬物療法を先行することも多い。わが国では、クリゾチニブ、アレクチニブ、セリチニブ、ロルラチニブによる治療が可能である。初回治療は、クリゾチニブ（第1世代）とアレクチニブ（第2世代）を比較する第Ⅲ相試験（J-ALEX試験[13]とALEX試験[14]）の結果から、アレクチニブによる治療を開始されることが多い。中枢神経系においてもクリゾチニブよりアレクチニブで高い有効性が確認されている。セリチニブも中枢神経系に有効性が確認されている薬剤であるが、いずれもやがて耐性になることが課題であった。この課題を克服するために、第3世代のロルラチニブが開発され、2018年9月にわが国でも承認された。ロルラチニブは、G1202Rを含む耐性変異の克服や脳転移に対する有効性が期待できることから、ALK-TKI耐性後の重要な選択肢となることが期待される。

❷化学療法

- 非小細胞肺がんの細胞障害性化学療法による脳転移に対する奏効率は20～40％程度であり[11]、特に症状を有する脳転移症例については放射線治療が先行されてきた。これまで限定的とされてきた細胞障害性化学療法であるが、近年では頭蓋外病変とほぼ同等

の有効性を示す第Ⅱ相試験（CDDP＋PEM、CBDCA＋PTX＋BEVなど）もいくつか報告されてきている。

❸免疫チェックポイント阻害薬（ICI）

- ICIは、これまでの細胞障害性化学療法や分子標的治療薬と作用機序が大きく異なる薬剤で、肺がんにおいて重要な薬物療法のひとつになっている。ICI治療が脳転移に有効であった症例もみられているが、まとまった報告はなく、現時点では脳転移に対するICIの意義は不明である。

D 肺がん脳転移の症状緩和治療に用いる薬剤と副作用

❶副腎皮質ホルモン

- 肺がん脳転移は転移巣の周囲に浮腫を伴うことが多く、それに伴い脳圧亢進症状を認める症例では、腫瘍血管の透過性を低下させ浮腫を改善させる目的で用いる。
- デキサメタゾン6.6〜13.2mg/日で開始し、症状をみながら適宜漸減していく。脳転移そのものが縮小する見込みがない場合には終了にはせず、低用量で継続することが多い。
- 副作用には、高血糖（糖尿病）、胃潰瘍、骨粗鬆症、精神症状（ステロイド精神病）、易感染、満月様顔貌、筋力低下などがみられ、長期に使用する場合には特に注意が必要である。なかでも、ニューモシスチス肺炎をはじめとする日和見感染は重篤化することもあり、ST合剤（バクタ®）の予防内服なども怠ることなく施行する。

❷グリセリン

- 脳圧亢進症状がみられる場合には、対症療法としてグリセリン（グリセオール®）もしばしば用いられる。成人1回200〜500mLを1日1〜2回点滴静注し、投与期間は通常1〜2週とする。副作用として、高Na血症、血圧上昇、高血糖、頭痛などを認めることもある。

❸抗痙攣薬

- ときに脳転移による痙攣発作をきたすことがある。現在では予防投与は行わないが、痙攣発作を起こした症例においては、抗痙攣薬（レベチラセタム［イーケプラ®］など）を長期的に使用する。抗痙攣薬によっては、血中濃度の測定が必要なものや、ほかの薬剤との相互作用を有するものなどもあり、慎重に選択する。

〈柳谷典子〉

文献

1) Morris PG, et al. J Thorac Oncol 2012；7：382-5. PMID：22089116
2) Nieder C, et al. Radiat Oncol. 2006 Jun 27；1：19. PMID：16800900
3) Borgelt B, et al. Int J Radiat Oncol Biol Phys 1980；6：1-9. PMID：6154024
4) Serizawa T, et al. J Neurosurg 2002；97（5 Suppl）：484-8. PMID：12507082
5) Yamamoto M, et al. Lancet Oncol 2014；15：387-95. PMID：24621620
6) Andrews DW, et al. Lancet 2004；363：1665-72. PMID：15158627
7) Brown PD, et al. JAMA 2016；316：401-9. PMID：27458945
8) Aoyama H, et al. JAMA 2006；295：2483-91. PMID：16757720
9) Kayama T, et al. J Clin Oncol 2018 (in press). PMID：29924704
10) Furuse M, et al. Neurooncol Pract 2016；3：272-80. PMID：27833757
11) Mok TS, et al. N Engl J Med 2017；376：629-40. PMID：27959700
12) Soria JC, et al. N Engl J Med 2018；378：113-25. PMID：29151359
13) Hida T, et al. Lancet 2017；390：29-39. PMID：28501140
14) Peters S, et al. N Engl J Med 2017；377：829-38. PMID：28586279

第V章 肺がん化学療法をうまくこなすコツ-上級編（stage Ⅳ期） よりよいQOLを得るための治療戦略

高齢者肺がんの治療のコツ

暦年齢にとらわれず、個々の患者に最もベネフィットをもたらす選択をする

A 高齢者の定義

- 切除不能・転移再発非小細胞肺がんの高齢者の定義は、わが国で高齢者を対象とした臨床試験に登録される患者のおよそ3/4が75歳以上であることから、肺癌診療ガイドライン[1]では75歳以上とされている。わが国における2014年の肺がん罹患数は約11万2千人と報告されているが、そのうち48.2％は75歳以上が占めている（国立がん研究センターがん対策情報センター資料）。

- 肺がんは高齢者の疾患であり、病期・遺伝子背景を軸にガイドラインに基づいた診療を基本としつつ、個人差が大きい高齢がん患者をケアするにあたっては、並行して加齢に伴う身体機能・認知機能の低下、複数の併存症、併用薬（ポリファーマシー）など多方面から患者個々を評価したうえで、治療方針を検討することが必要である。

- 従来、切除不能・進行再発高齢肺がん患者に対して実施する化学療法の目標はQOLの維持であり、抗がん剤の投与が患者にとってbest supportive care（BSC）と比較しQOLをより高く維持することが可能と判断される場合に考慮されてきた。しかしながら、遺伝子変異陽性肺がんに対する分子標的治療薬や、免疫チェックポイント阻害薬（ICI）が開発され、その有効性と安全性から治療の目標もQOLの維持のみでなく生存期間の延長重視へとシフトしている。

B ガイドラインに基づいた高齢肺がん治療の概要

❶高齢遺伝子変異陽性肺がん患者に対する治療

- 現時点では遺伝子変異陽性例に対する分子標的治療薬の有効性を検討した大規模比較臨床試験のデータは、EGFR陽性肺がんに限られている。NEJ003試験[2]は日本人を対象とした1次治療としてのゲフィチニブの有効性を検討し、全奏効率74％、無増悪生存期間中央値12.3カ月と、若年者と比較して遜色ない驚異的な成績であった。安全性についても、CTCAE G4以上の有害事象は薬剤性肺障害による治療関連死1例のみであった。エルロチニブに関

しても日本人患者を対象に75歳以上と未満で有効性は同等である[3]ことが示されている。**オシメルチニブ**は1次治療においてゲフィチニブもしくはエルロチニブと比較して奏効率の有意な改善が報告[4]されているが、高齢者を対象に有効性・安全性を確認した試験はないことに注意が必要である。

- 一般に分子標的治療薬は細胞障害性抗がん剤と比較して、有効性が高く有害事象も軽度であり、高齢者でも比較的安全に使用することができると考えられる。高齢であっても分子標的治療薬をうまくバトンタッチしながら治療を継続することで、長期的な症状コントロール及びQOLの維持が可能である。

- 以上より、肺癌診療ガイドライン[2]内で挙げられている「CQ3.75歳以上の遺伝子変異陽性例に対する最適な1次治療は何か?」では、75歳以上でも遺伝子変異に応じた分子標的治療薬(キナーゼ阻害薬)の投与を行うようGRADE 1Cで強く推奨しており、遺伝子変異陽性例に対する治療は**暦年齢のみで方針が変わることはない**。

❷高齢遺伝子変異陰性(PD-L1<50%もしくは不明)肺がん患者に対する治療

- 75歳の日本人の平均余命中央値は、男性で11.2年、女性で15.6年である(国立がん研究センターがん対策情報センター資料)。病期・転移部位にもよるが、切除不能・進行非小細胞肺がんと診断されBSCのみを実施した場合の予後は1年未満と考えられることから、ほかに命を脅かす併存疾患を認めない場合には遺伝子変異陰性例であっても暦年齢のみで治療対象外とせず、**何らかの積極的治療を検討する必要がある**。

- 高齢肺がん患者に対する薬物療法は、2006年に報告されたWJTOG9904[5]でDTX単剤がVNR単剤と比較して良好な全生存期間(14.3カ月)を示し、それまでの高齢者を対象として実施された臨床試験と比較しても遜色ない数値であることから、わが国では現在も高齢者に対する細胞障害性抗がん剤の標準治療はDTXなどの単剤治療とされている。

- 以上より、肺癌診療ガイドライン[1]では「CQ21.遺伝子変異陰性、PD-L1<50%、もしくは不明のPS0/1、75歳以上に対する最適なレジメンは何か?」が挙げられており、高齢者に対する標準治療は**DTXをはじめとした第3世代細胞障害性抗がん剤単剤**がGRADE 1Aで推奨されている。

- その一方で、より有効性の高い治療レジメンの開発も模索されており、フランスでCBDCA＋weekly PTXとGEMもしくはVNR単剤のランダム化比較試験が行われ、併用療法群で無増悪生存期間（6.0カ月 vs. 2.8カ月）と生存期間（10.3カ月 vs. 6.2カ月）の有意な延長を認めた[6]。しかしながら、安全性の面では併用療法群で治療関連死が4.4％と高率であったことが問題点として指摘されており、抗がん剤の投与量もわが国における標準量とは異なることから注意が必要である。よって、CBDCA併用療法の推奨度はガイドライン上、GRADE 2Bにとどまっているが、PSが良好な症例では重要な選択肢と考えられる。

❸ 高齢肺がん患者に対する免疫チェックポイント阻害薬（ICI）

- CheckMate171試験[7]は既治療扁平上皮肺がん患者に対するニボルマブの安全性を前向きに検討する目的で登録された809症例のうち、70歳以上の患者279例について若年者と比較し安全性と有効性を検討しているが、安全性は同等であり有効性についても遜色ない（OS中央値11.2カ月）ことが報告されている。
- ICIを使用した21の大規模比較臨床試験についてのメタ解析では、若年者と比較して忍容性は良好であるが有効性についてはICIの種類によって異なる可能性があると報告[8]されている（65歳・全がん種対象・複数のICIを含む）。別の報告では有効性に関して、9の臨床試験のシステマティックレビューで、高齢者群と若年者群ともに生存期間を延長しており、2つの群に差がないことが示されている[9]。
- 現時点では高齢肺がん患者のなかにもICIの恩恵を受ける患者群は少なからず存在すると考えられ、個々の患者の免疫状態に基づく適切な症例の選択を行うことで、暦年齢にかかわらず大きなベネフィットが得られる可能性がある。
- 適正医療の推進のためには、薬剤費の観点からも効果予測因子となるバイオマーカーの同定は不可欠であるが、特に高齢者においては免疫関連有害事象の発現頻度の予測因子解明が急がれている。

C 高齢肺がん患者の治療マネジメントの実際

- 高齢がん患者の治療に際しては、高齢者機能評価（geriatric assessment；GA）を実施することでPSのみでは評価のできない問題点の抽出が可能である。その結果を治療方針決定の参考にすることは有害事象や予後予測に有用であり、複数のガイドラ

インで推奨されている。
- GAを実施する際には、身体機能、併存症、栄養状態、認知機能、ポリファーマシー、精神状態、社会的サポートの7つの項目を多方面から評価することが必要である。
- 治療方針決定の流れについてはNCCNガイドライン[10]にフローチャートが示されている。具体的には、はじめにその患者の予後予測を行い、その後に自身の病状の理解と治療方針の決定および受け入れが可能であるか認知機能の結果をもとに評価し、患者と治療のゴールについて話し合い、治療希望を確認したうえで、化学療法を行う場合にはリスクアセスメントを実施する（図1）。NCCNガイドラインでは化学療法のリスクアセスメントにCARGスコアもしくはCRASHスコアが推奨されている
- 米国臨床腫瘍学会（ASCO）のガイドライン[11]では、化学療法を行う高齢がん患者に実施が必要なGAと、その結果に基づいて行うべき介入方法が示されている（表1、2）。GAの実施に際しては上述した7項目を網羅するようにGAツールを組み合わせて選択する。図1で示した流れによって、化学療法を実施することが患者本人・キーパーソンとの相談で決定した高齢がん患者に対しては、安全で有効な治療を完遂するためにGAで抽出された問題点に対してサポートを行うことが重要である。

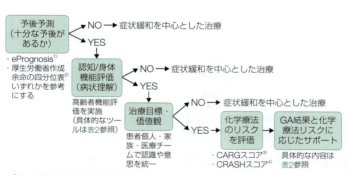

1) https://eprognosis.ucsf.edu/
2) https://ganjoho.jp/med_pro/med_info/guideline/life_expectancy.html
3) http://www.mycarg.org/Chemo_Toxicity_Calculator
4) https://www.moffitt.org/eforms/crashscoreform/?_ga=2.165647167.1632643005.1541053496-394024868.1541053496

図1 高齢がん患者の治療方針決定方法（文献9より改変引用）

表1 ASCOガイドラインにおける高齢者機能評価の推奨 (文献11より改変引用)

クリニカルクエスチョン	推奨内容
1. 有害事象予測を目的に、GAをすべきか？	65歳以上の化学療法を予定している患者に対し、見逃されていた問題の拾い上げのため、GAを行うべきである。
2. 有害事象予測を目的に、どのGAツールを用いるべきか？	有用性、簡便性から下記のツールを推奨する。 a. 少なくとも、身体機能、併存症、転倒、うつ状態、認知機能、栄養についての評価を行う。 b. IADL（身体機能）、併存症、転倒の有無、GDS（うつ）、Mini-CogまたはBOMC test（認知機能）、体重減少（栄養） c. CARGまたはCRASHツールを用いて化学療法の毒性を予測する。G8またはVES13を用いて予後を予測する
3. どの余命予測ツールを用いるべきか？	ePrognosisを用いることを推奨する。 a. Schonberg indexまたはLee indexを推奨する。 b. 「がんの有無」は「なし」として、がんに罹患していない場合の余命を予測する。
4. GAに基づいたマネージメントをどのように実施するべきか？	GAに基づいたマネージメントを行うプロセスを示す。 a. GA結果を用いて、個別化した治療プランを立てたり、非がん領域の問題を拾い上げ、介入を行う。 b. GA結果を患者や家族と共有し治療方針決定の補助とする。非がん領域の問題に対して、GAに基づいた介入を行う。 c. 具体的な介入の方法をガイドライン内に示す。

表2 高齢者機能評価ツールと介入方法 (文献11より改変引用)

GA項目	推奨されるGA	GA結果に基づく介入方法の例
身体機能（転倒）	Instrumental Activities of Daily Living (IADL) 「過去6カ月間で何回転倒しましたか？」	PT/OTへ紹介、転倒予防 家庭での安全性の評価
併存症 ポリファーマシー	詳細な病歴聴取、または Charlson Comorbidity Index (CCI) Cumulative Illness Rating Scale (CIRS)	併存症のマネージメントに家族の参加を促す プライマリケア医や老年医との協働を検討 薬剤数をできるだけ減らすよう薬剤師が介入
認知機能	Mini-Cog Blessed Orientation Memory Concentration Test	意思決定能力を評価、必要に応じて代理人を選定 老年医、認知機能専門家との協働 せん妄の予防（薬剤整理など）
うつ状態	Geriatric Depression Scale (GDS)	心療内科、精神科への紹介 社会活動への参加 薬物療法を考慮
栄養	10%以上の体重減少、または BMI<21kg/m²	栄養士への紹介 食事の準備にサポートを提供
社会的サポート	推奨GAなし	ソーシャルワーカーとの協働

- 現時点では高齢がん患者に対するGAの実施は一般的でない施設も多いが、適切な機能評価を行うことで高齢がん患者を層別化し、個々の状態に合わせた治療内容の提示とサポート体制の提供が可能となり、より効果的で安全な高齢がん患者の治療マネジメントが可能となる。

(津端由佳里)

文献

1) 日本肺癌学会, 編. 肺癌診療ガイドライン2017年版 IV期非小細胞肺癌薬物療法. 東京:金原出版;2017.
2) Maemondo M, et al. J Thorac Oncol 2012;7:1417-22. PMID:22895139
3) Goto K, et al. Lung Cancer 2013;82:109-14. PMID:23910906
4) Soria JC, et al. N Engl J Med 2018;378:113-25. PMID:29151359
5) Kudoh S, et al. J Clin Oncol 2006;24:3657-63. PMID:16877734
6) Quoix E, et al. Lancet 2011;378:1079-88. PMID:21831418
7) Popat S, et al. Ann Oncol 2017;28 Suppl:v460-6. abstr#1303PD.
8) Poropatich K, et al. Drugs Aging 2017;34:567-81. PMID:28707274
9) Nishijima TF, et al. Cancer Treat Rev 2016;45:30-7. PMID:26946217
10) https://www.nccn.org/professionals/physician_gls/pdf/senior.pdf
11) Mohile SG, et al. J Clin Oncol 2018;36:2326-47. PMID:29782209

索引

抗がん剤

アテゾリズマブ
……21, **116**, 152, 169, 208, 253, 268, 277, 332, 342, 346, 352

アファチニブ
……20, 67, **74**, 188.208, 253, 294, 329, 372

アムルビシン(AMR)
………………18, 155, 240, 303, 358

アレクチニブ
……20, **89**, 180, 241, 253, 334, 372

イリノテカン(CPT-11)
……17, 144, **147**, **161**, 188, 194, 206, 303, 357

エトポシド(VP-16)
……17, **143**, 148, **151**, **161**, 188, 194, 303, 327, 357

エルロチニブ
……18, 67, **70**, 188, 208, 295, 329, 372, 375

オシメルチニブ
……20, **77**, 208, 241, 253, 295, 329, 372, 376

カルボプラチン(CBDCA)
……18, 28, **31**, **42**, **48**, 54, **55**, **59**, **120**, 134, 144, 149, **151**, 168, 171, 188, 194, 198, 203, 228, 239, 244, 277, 303, 327, 329, 346, 352, 357, 372, 377

クリゾチニブ
……20, **85**, 97, 178, 194, 201, 241, 253, 334, 341, 372

ゲフィチニブ
……20, **66**, 183, 208, 217, 295, 329, 372, 375

ゲムシタビン(GEM)
……18, **39**, **42**, 188, 194, 222, 242, 244, 353, 377

シクロホスファミド………17, 198, 327

シスプラチン(CDDP)
……17, **27**, **35**, **39**, **45**, **51**, **124**, **128**, **133**, **143**, **147**, **161**, 178, 188, 194, 222, 327, 347

セリチニブ
………20, **93**, 180, 194, 241, 334, 372

ダブラフェニブ…………20, **100**, 343

デュルバルマブ
……21, 107, 120, 124, 128, 133, **137**, 169, 208, 269

ドセタキセル(DTX)
……18, **35**, **62**, 107, 111, 117, **124**, 165, 171, 178, 187, 194, 212, 228, 242, 258, 297, 303, 327, 332, 335, 342, 346, 353, 376

トラメチニブ ……………20, **100**, 343

ナブパクリタキセル(nab-PTX)
……18, **59**, 171, 194, 258, 353

ニボルマブ
……21, 78, **105**, 169, 171, 183, 208, 222, 241, 253, 264, 268, 342, 347, 353

ネダプラチン ………… 188, 194, 353

ノギテカン(NGT)‥18, **158**, 162, 194

パクリタキセル(PTX)
……18, **31**, 64, **120**, 134, 165, 171, 179, 188, 194, 203, 212, 228, 241, 258, 277, 297, 303, 332, 346, 352, 358, 372, 377

ビノレルビン(VNR)
……18, **27**, **133**, 212, 260, 303, 327,

356, 377
ベバシズマブ（BEV）
……19, **31**, **51**, **55**, 169, 174, 178, 188, 222, 227, 231, 240, 277, 329, 346, 351, 371
ペムブロリズマブ
……21, 107, **110**, 169, 208, 253, 271, 277, 341, 343, 345, 351
ペメトレキセド（PEM）
……18, **51**, **55**, 178, 188, 194, 222, 329, 334, 346, 351, 372
ラムシルマブ（RAM）
……**62**, 169, 174, 178, 187, 196, 227, 233, 303, 332, 346, 353
ロルラチニブ ……………………… 20
brigatinib ………………………… 335
necitumumab …………………… 353
S-1 ………………………… **45, 48**
UFT ………………………………… **23**
炎症性抗がん剤 ………………… 153
起壊死性抗がん剤 … 28, 121, 134, 156
血管新生阻害薬
……19, 65, 165, 178, 221, 240, 277, 330, 339, 349
抗CTLA-4抗体 ………… 250, 270, 273
抗VEGF/VEGFR抗体
…………… 174, 187, 227, 349
細胞障害性抗がん剤（殺細胞性抗がん剤）
……18, 175, 183, 239, 244, 251, 297, 331, 339, 341, 343, 345, 351, 376
上皮成長因子阻害薬（EGFR-TKI）
……18, 67, 71, 78, 80, 183, 187, 196, 206, 252, 285, 289, 294, 310, 329, 371
タキサン系
……64, 165, 171, 179, 187, 259, 297
プラチナ系 …… 165, 187, 225, 249, 258

モノクローナル抗体 ………………… 165
免疫チェックポイント阻害薬（ICI）
……18, 78, 111, 117, 171, 183, 207, 241, 244, 249, 259, 263, 268, 271, 276, 298, 332, 338, 342, 345, 351, 368, 371, 375
ALK阻害薬（ALK-TKI）
……20, 95, 97, 253, 334, 371

抗がん剤以外の薬剤

アジルサルタン ………………… 229
アズノール® ………………… 46, 49
アズレンスルホン酸ナトリウム水和物
………………………………… 189
アセトアミノフェン
……33, 83, 100, 117, 170, 187
アタザナビル硫酸塩 …………… 149
アドレナリン ……………………… 165
アトロピン硫酸塩 ………… 149, **206**
アピキサバン ……………………… 234
アプレピタント（ホスアプレピタント）
……………………………… 32, **197**
アモキシシリン・クラブラン酸 …… 159
アルギン酸ナトリウム液
………………… 122, 126, 189, 201
アルプラゾラム ………………… **199**
イミペネム・シラスタチン ………… 307
インフリキシマブ ………………… 207
ウルソデオキシコール酸 …… 87, 91, 219
エドキサバン ……………………… 234
エピシル® ………………………… 192
エンテカビル ……………………… 218
オキシコドン ……………………… 214
オピオイド
……122, 159, 187, 201, 212, 225, 241, 367
オピオイドローテーション ……… 212
オランザピン …… 43, 126, 130, 135, **194**

オルメサルタンメドキソミル	229
ガバペンチン	122, 171
カルバマゼピン	281
緩下薬	133, 152, 212
甘草	178
肝庇護薬	68, 87
漢方薬	171, 179, 217
グラニセトロン	88, 197, 212
クラブラン酸・アモキシシリン	301
グリセリン	189, 216, 369
グリチルリチン	217
グルタミン	201
クロフィブラート	281
クロベタゾールプロピオン酸エステル	292
ゲンタマイシン	294
降圧薬	34, 65, 179, 219, 225, 227
抗うつ薬	212, 241, 255, 260, 281
抗痙攣薬	260, 373
抗コリン薬	149, 208, 255
向精神薬	86
抗ヒスタミン薬	31, 53, 57, 63, 107, 117, 120, 167, 244, 255, 289
抗不整脈薬	86
サラジェン®	252
サリベート®	252
酸化Mg	135, 215
ジフェンヒドラミン	63, 88, 117, 122
シプロフロキサシン	159, 301
芍薬甘草湯	172
小青竜湯	180
止痢薬(止瀉薬)	37, 47, 50, 66, 81, 93, 149, 207
シングルドラッグアプローチ	235
新レシカルボン®坐剤	216
スクラルファート水和物	189
スタチン	98
ステロイドパルス療法	72, 84, 186
スピロノラクトン	181
制酸薬	67, 82, 153
赤血球造血刺激因子製剤	251
セフェピム	306
セフォゾプラン	307
セフタジジム	307
センナ	215
センノシド	135, 149, 215
ゾレドロン酸	367
タゾバクタム・ピペラシリン	307
タンニン酸アルブミン	209
デキサメタゾン	32, 37, 53, 57, 63, 130, 168, 181, 194, 212, 265, 373
デスモプレシン	275
デノスマブ	367
デメチルクロルテトラサイクリン	281
デュロキセチン	122, **258**
ドキシサイクリン	66
ドリペネム	307
トルバプタン	281
ナジフロキサシン	294
ナルデメジン	216
尿素(配合)クリーム	71, 81, 103, 289, 294
ニンテダニブ	174
濃厚血小板製剤	247
ノベルジン®	252
ノリトリプチリン	262
麦門冬湯	252
ハチアズレ	189
パニペネム・ベタミプロン	307
パロノセトロン	**197**, 213
半夏瀉心湯	149, **209, 252**
ビアペネム	307
ピコスルファートナトリウム	215
ビサコジル	216

ビスホスホネート	186, 222, 367
ビタミンB_{12}	51, 55, 251, 252
ヒドロコルチゾン	108, 267, 272, 280, 287, 291
ピロカルピン	256
ビンクリスチン	281
フェニトイン	23, 130
フェンタニル	214
フォンダパリヌクス	234
ブチルスコポラミン臭化物	149, **206**
プレガバリン	122, **171**, 261
プレドニゾロン	72, 84, 103, 109, 115, 117, 137, 186, 262, 265, 272, 288
プロクロルペラジン	**199**
フロセミド	145, 181, **226**, **281**
プロトンポンプ阻害薬	67, 82, 126, 201, 255
プロプラノロール	278
ベタメタゾン	287, 291
ヘパリン	231, 244
ヘパリン類似物質	71, 81, **295**
ペグフィルグラスチム	62, 153, 162, 172, **304**
補中益気湯	180
ポラプレジンク	201
ホルモン補充療法	115, 117, 171, 263, 272, 278
ミノキシジル	299
ミノサイクリン	66, 72, 83, 103, 285, 294
メコバラミン	252
メチルプレドニゾロン	72, 186
メトクロプラミド	88, 94, 126, 159, **199**
メロペネム	306
モザバプタン	281
葉酸	51, 55, 251
抑肝散	180
ラモセトロン	212
リドカイン	83, 122, 187
利尿薬	65, 145, 179, 222, 281
リバーロキサバン	234
ルビプロストン	215
レベチラセタム	373
レボチロキシン	272
レボフロキサシン	47, 50, **305**
ロペラミド	26, 47, 50, 66, 68, 71, 75, 81, 149, 164, **206**
ロラゼパム	**199**
ワルファリン	23, 130, 231
ACE阻害薬	34, 180
ARB	34, 54, 57, **227**
β遮断薬	278
β_2アドレナリン受容体刺激	169
CYP3A4誘導薬/阻害薬	67, 98, 121, 148
Ca拮抗薬	34, 54, 57, 180, 227
D-マンニトール	145
G-CSF	27, 37, 41, 44, 62, 123, 125, 131, 146, 147, 151, 155, 162, 171, **301**, 358
H_2受容体拮抗薬	67, 169, 244
NSAIDs	52, 56, 83, 100, 122, 167, 171, 178, 187, 201, 221, 344
ST合剤	186, 373
5-HT_3受容体拮抗薬	88, 159, **194**, 213

臨床試験

A7471050	81
AF-001JP	90
ALEX	335, 372
ALTA-1L	335

ARCHER 1050	81, 329
ASCEND-4	94, 335
ASCEND-5	335
ASCEND-8	94
ASCEND-9	335
AURA3	20, 210, 329, 372
B7461001	335
CA031	171
COMPOSE-4	216
CROWN	335
CheckMate017	21, 210
CheckMate057	21, 171, 210
CheckMate171	377
E2201	101, 343
FLAURA	20, 329, 372
IMpower150	277, 332, 345
J-ALEX	20, 90, 334, 372
JCOG0504	371
JCOG0605	162
JCOG9511	148, 357
JO22903	210
JO25567	329
KEYNOTE-010	21, 111, 210, 269
KEYNOTE-024	21, 111, 210, 341, 345
KEYNOTE-042	345
KEYNOTE-189	345
LUX-Lung3	75, 210
LUX-Lung6	210
LUX-Lung7	329
NEJ002	210
NEJ003	375
NEJ009	329
NEJ026	329
OAK	117, 210, 269, 277
OLCSG0007	126
PACIFIC	137, 210, 269
PROFILE1014	334
REMEDY	329
WJTOG0105	203
WJOTG3405	210
WJTOG9904	376

団体

ASCO	63, 196, 261, 277, 379
ECOG	27, 71, 85, 96, 104, 106
NCCN	176, 378
Non-small Cell Lung Cancer Collaborative Group	18

上記以外の用語

●あ

アカシジア	316
アドバンス・ケア・プランニング	**319**
アナフィラキシー	31, 62, 120, 141, 153, 155, **165**
アピアランスケア	**309**
アルコール	32, 36, 60, 63, 103, 121, 189, 194, 201, 217, 290
意志決定支援	**319**
移植片対宿主病	112, 247
飲水	47, 50, 130, 134, 149
ウィッグ	297, 310
うっ血性心不全	178
運動性神経障害	33
栄養状態	91, 178, 187, 203, 378
遠位逆行性軸索変性	259
遠隔転移	16
エンド・オブ・ライフケア	322
横紋筋融解症	99, 100, 110, 344
悪心・嘔吐	23, 27, 31, 35, 39, 42, 45, 48, 51, 55, 59, 62, 85, 93, 120, 124, 128, 133, 141, 143, 147, 151, 155, 158, 161, 166, **194**, 223, 228, 239, 264, 344, 370

●か

角膜障害 …………………………… 79
下垂体炎 ……………… 108, **271**, 278
加速過分割照射法 ……………… 359
下大静脈フィルター …………… 235
喀血 ………………………………19, 33
顎骨壊死 ………………………… 367
過敏性反応（過敏症状）……… 122, **165**
感覚性神経障害 ………………… 33, 261
肝機能障害（低下）
　…23, 66, 70, 74, 77, 80, 93, 100, **217**
間質性肺炎（薬剤性肺障害）
　……36, 62, 66, 70, 74, 77, 80, 85,
　　　89, 93, 97, 102, 106, 108, 110,
　　　116, 137, 144, 147, 152, 157,
　　　180, **183**, 265, 338, 341, 344,
　　　355, 357, 375
眼障害 ……………………………… 100
がん性心膜炎 …………………… 237
がん性髄膜炎 …………………… 369
肝中心静脈閉塞症 ……………… 218
冠動脈疾患 ………………………… 36
喫煙 …19, 67, 71, 107, 175, 184, 187,
　　　238, 334, 351, 360
偽膜性腸炎 ……………………… 211
橋中心髄鞘崩壊 ………………… 284
ギラン・バレー症候群 …110, 259, 281
筋肉痛・関節痛
　……33, 60, 62, 103, 109, 114, 120,
　　　171, 265
クライオセラピー ………………… 65
グレープフルーツジュース …… 67, 148
系統的脱感作法 ………………… 199
軽度催吐性リスク ..40, 46, 64, 159, **194**
血管外漏出 …… 27, 121, 135, 153, 157

血小板減少（症）
　……27, 33, 39, 42, 45, 48, 51, 55,
　　　59, 62, 78, 120, 124, 128, 147,
　　　151, 155, 158, 162, 222, **244**
血小板輸血 ……………… 28, 50, **244**
血栓症（血栓塞栓症）
　……54, 58, 62, 79, 103, 178, 185,
　　　231, 239
血痰 ………34, 53, 57, 250, 349, 355
下痢 …23, 35, 45, 48, 66, 70, 74, 77,
　　　80, 85, 93, 109, 110, 116, 128,
　　　135, 137, 147, 161, **206**, 216,
　　　224, 265, 276, 282, 311, 341,
　　　344, 357
倦怠感
　……27, 35, 39, 42, 45, 48, 51, 55,
　　　62, 68, 87, 91, 109, 118, 124,
　　　141, 143, 147, 153, 223, 237,
　　　265, 272, 276, 281
硬化性胆管炎 …………………… 107
口腔ケア……… 36, 40, 63, 75, 83, 130,
　　　187, 252
口腔内乾燥 ……………………… 252
高血圧
　…… 32, 53, 57, 62, 222, **227**, 237, 331
甲状腺機能障害
（甲状腺機能低下症/亢進症）
　……108, 110, 117, 137, 263, 271,
　　　276, 282
好中球減少（症）
　……27, 31, 35, 39, 42, 45, 48, 51,
　　　55, 59, 62, 78, 88, 89, 121, 124,
　　　128, 133, 146, 147, 151, 155,
　　　159, 161, 188, 211, 244, 264,
　　　301, 359
高度催吐性リスク
　……29, 36, 39, 46, 53, 126, 130,
　　　135, 145, 150, **194**

口内炎（口腔粘膜炎）
　……23, 35, 45, 48, 62, 76, 81, 121, 128, 141, **187, 252**, 311

高齢者
　……24, 29, 36, 43, 47, 50, 55, 60, 67, 74, 81, 87, 112, 140, 144, 151, 156, 159, 163, 187, 213, 221, 238, 249, 273, 279, 290, 306, 333, 353, 359, **375**

　――機能評価（GA）…………377

心のケア……………………………**314**

骨関連事象（SRE）……………… 362

骨修飾薬（BMA）………………… 363

骨髄異形成症候群………………… 249

骨髄抑制
　……33, 35, 40, 43, 46, 50, 53, 57, 59, 122, 131, 133, 143, 150, 153, 155, 159, 161, 175, 188, 244, 250, 302, 356, 359, 367

骨転移………………………181, **362**

コミュニケーションスキル ………317

根治的（化学）放射線治療
　………………………… 16, 139, 201

●さ

サクソンテスト…………………… 252

サプリメント……………… 217, 254

視覚障害…………………………… 85

色素沈着……23, 45, 48, 131, 263, 310

自己免疫疾患……… 112, 117, 218, 346

自己免疫性溶血性貧血…………… 249

脂質異常症………… 96, 217, 238, 273

シックデイ………………………… 263

しびれ ……31, 103, 122, 261, 309, 314

重症筋無力症………109, 110, 116, 259

出血…32, 54, 58, 62, 134, 159, 188, 235, 244, 249, 281, 353, 364

術後（補助）化学療法…………16, 24

腫瘍崩壊症候群…………………… 225

小細胞肺がん
　……16, 143, 201, 281, 303, 331, **357**, 362, 370

上大静脈症候群……………………178

ショートハイドレーション
　…… 40, 130, 134, 145, 149, 180, 222

静脈炎………………………… 135, 153

食道炎
　……121, 125, 128, 133, 143, **201**, 359

食道瘻………………………………130

食欲不振
　……23, 31, 35, 39, 42, 46, 49, 59, 62, 68, 85, 91, 107, 113, 128, 133, 141, 143, 151, 155, 158, 161, 181, **194**, 223, 264, 282, 314, 344

女性…31, 36, 42, 48, 55, 59, 120, 156, 194, 201, 223, 250, 271, 309, 314, 376

腎炎………………108, 110, **221**, 282

心機能障害…………100, 157, **241**, 344

腎機能障害（低下）
　……25, 28, 36, 46, 49, 84, 110, 130, 137, 143, 147, 172, 192, 215, **221**, 246, 350

心機能評価………………28, 40, 101

心筋炎…………………… 109, 110, 241

腎性貧血…………………………… 249

膵炎………………………… 107, 110

スキンケア
　………68, 71, 75, 178, 285, 289, 309

頭痛…108, 113, 118, 167, 179, 215, 228, 272, 282, 311, 369

ステロイド離脱症候群…………… 263

性腺機能低下症……………………271

セルフケア………71, 81, 102, 178, 311

先天性QT延長症候群 ……………… 78

全脳照射……………………16, 359, 369

爪囲炎（爪の変化・障害）
 ……… 37, 66, 70, 74, 77, 80, **294**, 310
臓器移植 ……………………………… 112
創傷治癒遅延 ………………………**174**
●た
体液貯留 ……… 35, 62, 145, **178**, 283
体重減少
 ‥ 61, 113, 141, 156, 161, 264, 276, 379
体重増加
 ……… 113, 141, 221, 237, 255, 276
大腸炎 ……… 109, 110, 116, 137, 213
唾液腺マッサージ ………………… 252
タキサン急性疼痛症候群 ………… 171
多形性心室頻拍(torsades de pointes)
 ……………………………………… 241
脱水 … 47, 50, 69, 84, 95, 103, 108,
 141, 179, 203, 208, 221, 263,
 275, 281, 305
脱毛 … 23, 31, 36, 59, 62, 141, 151,
 155, 159, 161, 255, 285, **297**,
 309, 314, 370, 376
男性
 ‥ 67, 102, 184, 271, 309, 314, 327, 362
胆石症 …………………………………217
蛋白尿 ……… 32, 54, 57, 62, 221, 228, 331
逐次的放射線療法 ………………… 145
中心静脈ポート ……………………… 29
中枢神経系障害 ……………………… 96
中枢性尿崩症 ……………………… 271
中等度催吐性リスク（CBDCA使用時）
 ……………… 31, 43, 49, 57, 60, 152, **194**
中等度催吐性リスク
 ……………… 87, 122, 156, 163, **194**
中毒性表皮壊死症（TEN） ……… 285
腸炎 ………………………… 72, 106, **206**
腸穿孔 …………………………… 62, 113
腸閉塞 ……………………………… 212

つらさと支障の寒暖計
（Distress Thermometer） ……… 315
手足症候群 ……………………… 62, 102
低亜鉛血症 ………………………… 254
定位放射線照射（STI） …………… 370
低活動性せん妄 ……………………316
低Ca血症 …………………… 238, 367
低血糖 ………………………… 264, 272
低Na血症 ‥ 61, 108, 151, 161, 264, 281
テーピング ………………………… 294
転移性骨腫瘍 ………………………**362**
転移性脳腫瘍 ………………………**369**
転移性副腎腫瘍 …………………… 263
電解質異常 ………… 86, 141, 159, 237
糖尿病
 ………108, 110, 117, 121, 138, 159,
 174, 187, 221, 237, 254, 258,
 268, 350, 373
1型—— ……… 108, 110, 117, 138, **268**
頭皮冷却 …………………………… 297
ドライバー遺伝子（変異）
 ……… 19, 106, 111, 341, 345, 355, 368
●な
内出血斑 ………………… 41, 43, 53, 57
二次がん ………………………………100
ネフローゼ ……………………………… 34
粘膜疹 …………………………………113
年齢 … 29, 31, 37, 39, 40, 42, 48, 55,
 59, 106, 112, 120, 126, 144,
 149, 152, 156, 159, 163, 223,
 258, 271, 312, 357, 375
脳炎 ………………… 108, 110, 116, 281
脳転移
 …… 98, 180, 322, 332, 337, 359, **369**
脳浮腫 ……………………………… 265
●は
敗血症 ……………… 221, 263, 272, 302
肺高血圧 ………………………………186

破壊性甲状腺炎……………………278
曝露対策……………………………**323**
播種性血管内凝固症候群（DIC）
　………………………………233, 244
バセドウ病…………………………278
白血球減少
　……28, 34, 35, 39, 42, 78, 89, 124,
　135, 146, 151, 158, 162
発熱性好中球減少（症）
　………28, 31, 35, 41, 44, 45, 48, 59,
　62, 120, 124, 128, 133, 146,
　147, 151, 155, 158, 161, 188,
　301, 358
鼻出血…………33, 53, 57, 159, 246
非小細胞肺がん
　……23, 171, 203, 264, 277, 303,
　317, 334, 341, 343, 345, 353,
　357, 362, 370, 375
皮疹（ざ瘡様皮疹）
　……51, 55, 66, 70, 74, 77, 80, 102,
　107, 116, 167, 247, **285**, 289
皮膚乾燥
　……66, 70, 74, 77, 80, 273, 286,
　289, 344
皮膚障害
　……66, 70, 74, 77, 80, 101, 110,
　116, 138, 156, 286, 299, 309
皮膚粘膜眼症候群………110, 113, 141
非扁平上皮がん……………19, **345**, 351
肥満……………………178, 223, 231
日焼け止め……………71, 102, 290, 311
疲労…59, 113, 118, 141, 239, 250,
　264, 272, 282, 370
貧血…30, 35, 41, 43, 47, 50, 59, 62,
　78, 124, 128, 151, 155, 161,
　222, 237, **249**, 255
副腎クリーゼ…………108, 114, 141, 263

副腎皮質機能低下症（障害）
　……108, 110, 118, 138, 172, **263**,
　271, 279, 282
浮腫……35, 54, 58, 62, 85, 99, 109, 114,
　134, 141, 167, **178**, 223, 237,
　273, 282, 295, 310, 344, 369
不整脈…………………78, 86, 223, **237**
ぶどう膜炎…………………………102, 110
便秘…85, 120, 133, 143, 151, 161,
　212, 276, 311, 341
扁平上皮がん………16, 24, 117, **351**
放射線性壊死………………………371
放射線肺臓炎…………122, 126, 131, 137
放射線皮膚炎………………………123
補液…28, 41, 44, 47, 50, 103, 126,
　130, 134, 145, 178, 221, 238,
　266, 283
ホットパック………………………135

●ま・や・ら
マッサージ……………………171, 212
末梢神経障害
　……31, 59, 62, 96, 108, 113, 120,
　129, 145, 252, **258**, 350
味覚障害………………91, 187, **252**
無酸症…………………………………67
免疫関連有害事象（irAE）
　……105, 119, 139, 171, 180, 210,
　273, 377
免疫抑制薬………………106, 175, 201
輸液…37, 41, 44, 121, 149, 167, 225,
　247, 268, 282, 324
輸血関連循環過負荷………………247
流涙……………………45, 48, 131, 208

●欧文・数字
Addison病…………………………266
ALK（融合）遺伝子
　……22, 87, 98, 111, **334**, 341, 343, 372
BRAF遺伝子………………20, 101, **343**

B型肝炎ウイルス
……29, 36, 40, 43, 46, 49, 60, 121, 126, 144, 149, 152, 159, 163, **217**

Cockcroft-Gault
……31, 42, 48, 55, 59, 120, 223

EGFR遺伝子
……18, 67, 74, 81, 107, 111, **329**, 334, 341, 343, 355, 372

fine crackles ……185,
fluid retention syndrome ……179
frozen glove ……37
HARS (Hospital Anxiety and Depression Scale) ……315
hazardous drugs ……323
infusion reaction
……51, 55, 63, 110, 117, 137, 155, **165**

kissing ulcers ……201
KL-6 ……71, 79, 81, 86, 94, 113, 117, 183
MASCCスコア ……301
muddy brown ……221
oncologic emergency ……179, 284, 364
pill esophagitis ……203
pseudo progression（偽増大）……107
QT（間隔）延長
……77, 85, 90, 93, 97, 101, **237**

ROS1（融合）遺伝子
……22, 87, 179, **341**, 345, 355, 371

SIADH（バソプレシン分泌過剰症）
……153, **281**

Stevens-Johnson症候 ……113, 141, 285
Trousseau症候群 ……233
UGT1A1 ……148, 164, 209, 357

略語一覧

薬剤

AMR	アムルビシン
BEV	ベバシズマブ
CBDCA	カルボプラチン
CDDP	シスプラチン
CPT-11	イリノテカン
DTX	ドセタキセル
GEM	ゲムシタビン
IFM	イホスファミド
nab-PTX	ナブパクリタキセル
NGT	ノギテカン
PEM	ペメトレキセド
PSL	プレドニゾロン
PTX	パクリタキセル
RAM	ラムシルマブ
S-1	テガフール・ギメラシル・オテラシルカリウム配合薬
UFT	ユーエフティ
VNR	ビノレルビン
VP-16	エトポシド

検査値

ADH	抗利尿ホルモン
ALP	アルカリフォスファターゼ
ALT	アラニンアミノトランスフェラーゼ
ANC	好中球
APTT	活性化部分トロンボプラスチン時間
AST	アスパラギン酸アミノトランスフェラーゼ
BNP	脳性ナトリウム利尿ペプチド
CBC	血算
CCr	クレアチニンクリアランス
CK	クレアチンキナーゼ
Cr	クレアチニン
CRH	副腎皮質刺激ホルモン放出ホルモン
ETP	エトポシド
FDP	フィブリノゲン・フィブリン分解産物
FENa	尿中 Na 排泄分画
FEUN	尿素窒素排泄率
FSH	卵胞刺激ホルモン
FT	遊離サイロキシン
G	Grade
Hb	ヘモグロビン
KL	シアル化糖鎖抗原
LDH	乳酸脱水素酵素
LH	黄体形成ホルモン
LVEF	左室駆出率
MCV	平均赤血球容積
NT-proBNP	N 末端プロ B 型ナトリウム利尿ペプチド
PaO_2	動脈血酸素分圧
PLT	血小板
QTc	補正 QT 間隔
SCr	血清クレアチニン
SP-D	肺サーファクタントプロテイン D
SpO_2	動脈血酸素飽和度
T-Bil	総ビリルビン
TPO	甲状腺ペルオキシダーゼ
TSH	甲状腺刺激ホルモン
ULN	基準範囲上限

WBC	白血球	γ-GTP	γグルタミルトランスペプチダーゼ
Zn	亜鉛		

上記以外の用語

ACE	angiotensin converting enzyme inhibitor	アンジオテンシン変換酵素
ACP	advance care planning	アドバンス・ケア・プランニング
ACTH	adrenocorticotropic hormone	副腎皮質刺激ホルモン
ADL	activity of daily living	日常生活動作
AKI	acute kidney injury	急性腎障害
ALK	anaplastic lymphoma kinase	未分化リンパ腫キナーゼ
ARB	angiotensin Ⅱ receptor blocker	アンジオテンシンⅡ受容体拮抗薬
ARDS	acute respiratory distress syndrome	急性呼吸窮迫症候群
ASCO	American Society of Clinical Oncology	
ATN	acute tubular necrosis	急性尿細管壊死
AUC	area under the concentration-time curve	血中濃度-時間曲線下面積
BAL	bronchoalveolar lavage	気管支肺胞洗浄
BMA	bone modifying agent	骨修飾薬
BSC	best supportive care	
CDC	Centers for Disease Control and Prevention	米国疾病管理センター
CINV	chemotherapy inducednausea and vomitin	化学療法に関連する悪心・嘔吐
CIPN	chemotherapy-induced peripheral neuropathy	細胞傷害性抗がん剤による末梢神経障害
COP	cryptogenic organizing pneumonia	特発性器質化肺炎
COPD	chronic obstructive pulmonary disease	慢性閉塞性肺疾患
CR	complete response	完全奏効
CTCAE	Common Terminology Criteria for Adverse Events	有害事象共通用語規準
CTLA	cytotoxic T-lymphocyte antigen	細胞傷害性Tリンパ球抗原
CTZ	chemoreceptor trigger zone	
DAD	diffuse alveolar damage	
DIC	disseminated intravascular coagulation	播種性血管内凝固症候群
DLST	drug-induced lymphocyte stimulation test	薬剤誘発性リンパ球刺激試験

DOAC	direct oral anticoagulant	直接経口抗凝固薬
DVT	deep vein thrombosis	深部静脈血栓症
ECOG	Eastern Cooperative Oncology Group	米国東海岸癌臨床試験グループ
EGFR	epidermal growth factor receptor	上皮成長因子受容体
eGFR	estimated glomerular filtration rate	推算糸球体濾過量
EGM	electrogustometry	電気味覚検査
EMT	epithelial-mesenchymal transition (transformation)	上皮間葉転換
ESA	erythropoiesis-stimulating agent	赤血球造血刺激因子製剤
FGF	fibroblast growth factor	線維芽細胞増殖因子
FN	febrile neutropenia	発熱性好中球減少症
FSGS	focal segmental glomerulosclerosis	巣状分節性糸球体硬化症
GA	geriatric assessment	高齢者機能評価
G-CSF	granulocyte-colony stimulating factor	顆粒球コロニー刺激因子
GFR	glomerular filtration rate	糸球体濾過量
GGO	ground glass opacity	すりガラス影
GIST	gastrointestinal stromal tumor	消化管間質腫瘍
GVHD	graft versus host disease	移植片対宿主病
HD	hazardous drugs	
HP	hypersensitivity pneumonitis	過敏性肺炎
HR	hazard ratio	ハザード比
HRCT	high resolution CT	高分解能 CT
ICI	immune checkpoint inhibitor	免疫チェックポイント阻害薬
IMRT	Intensity modulated radiotherapy	強度変調放射線治療
IPF	idiopathic interstitial pneumonias	特発性肺線維症
Ir	irradiated	放射線照射
irAE	immune-related adverse event	免疫関連有害事象
ITP	immune thrombocytopenia	特発性血小板減少性紫斑病
JCOG	Japan Clinical Oncology Group	日本臨床腫瘍研究グループ
JDDW	Japan Digestive Disease Week	日本消化器関連学会週間
LD-SCLC	limited disease small cell lung cancer	限局型小細胞肺がん
LR	leukocyte reduced	白血球除去
MASCC	Multinational Association for Supportive Care in Cancer scoring system	
MDCT	multi-detector row CT	
MRCP	magnetic resonance cholangiopancreatography	磁気共鳴胆管膵管造影

MST	median survival time	生存期間中央値
NCCN	National Comprehensive Cancer Network	
NCI	National Cancer Institute	
NIOSH	National Institute for Occupational Safety and Health	米国労働安全衛生研究所
NK₁	neurokinin 1	化学受容器引き金帯
NSAIDs	nonsteroidal anti-inflammatory drugs	非ステロイド性消炎鎮痛薬
NSCLC	non small cell lung cancer	非小細胞肺がん
NSIP	nonspecic interstitial pneumonia	非特異性間質性肺炎
ORR	objective response rate	客観的奏効率
OS	overall survival	全生存期間
PC	platelet concentrates	濃厚血小板製剤
PCI	prophylactic cranial irradiation	予防的全脳照射
PCP	Pneumocystis pneumoni	ニューモシスチス肺炎
PD	progressive disease	進行
PDGF	platelet-derived growth factor	血小板由来増殖因子
PD-1	programmed cell death 1	
PD-L1	programmed cell death ligand 1	
PFS	progression free survival	無増悪生存期間
PGE2	prostaglandin E2	プロスタグランジンE2
PPE	personal protective equipment	個人防護具
PPI	proton pump inhibitor	プロトンポンプ阻害薬
PS	performance status	全身状態
PTE	pulmonary thromboembolism	肺血栓塞栓症
PT-INR	prothrombin time-International normalized ratio	プロトロンビン時間の国際標準化比
QOL	quality of life	生活の質
RAAS	renin-angiotensin-aldosterone system	レニン・アンジオテンシン・アルドステロン系
SCLC	small cell lung cancer	小細胞がん
SJS	Stevens-Johnson syndrome	Stevens-Johnson症候群
SRE	skeletal related event	骨関連事象
SSRI	selective serotonin reuptake inhibitors	選択的セロトニン再取り込み阻害薬
ST	sulfamethoxazole trimethoprim	スルファメトキサゾール・トリメトプリム
TACO	transfusion-associated circulatoryoverload	輸血関連循環過負荷
TAPS	taxane acute pain syndrome	タキサン急性疼痛症候群

TBLB	transbronchial lung biopsy	経気管支肺生検
TdP	torsades de pointes	多形性心室頻拍
TEN	toxic epidermal necrolysis	中毒性表皮壊死症
TKI	tyrosine kinase inhibitor	チロシンキナーゼ阻害薬
TMA	thrombotic microangiopathy	血栓性微小血管症
TPS	tumor proportion score	腫瘍細胞における陽性率
TTP	thrombotic thrombocytopenic purpura	血栓性血小板減少性紫斑病
VEGF	vascular endothelial growth factor	血管内皮細胞増殖因子
VEGFR	vascular endothelial growth factor receptor	血管内皮細胞増殖因子受容体
VOD	veno-occlusive disease	肝中心静脈閉塞症
WJTOG	West Japan Thoracic Oncology Group Trial	西日本胸部腫瘍臨床研究機構
5-HT$_3$	5-hydroxytryptamine	

肺がん化学療法 副作用マネジメント プロのコツ

2019年 7 月20日　第 1 版第 1 刷発行
2023年 6 月20日　　　　第 4 刷発行

■編　集	倉田宝保	くらたたかやす	
	吉岡弘鎮	よしおかひろしげ	
	金田俊彦	かねだとしひこ	
■発行者	吉田富生		
■発行所	株式会社メジカルビュー社		
	〒162-0845 東京都新宿区市谷本村町2-30 電話　03 (5228) 2050 (代表) ホームページ http://www.medicalview.co.jp/		
	営業部　FAX 03 (5228) 2059 　　　　E-mail eigyo@medicalview.co.jp		
	編集部　FAX 03 (5228) 2062 　　　　E-mail ed@medicalview.co.jp		
■印刷所	株式会社三美印刷		

ISBN 978-4-7583-1805-1 C3047

©MEDICAL VIEW, 2019. Printed in Japan

- 本書に掲載された著作物の複写・複製・転載・翻訳・データベースへの取り込みおよび送信（送信可能化権を含む）・上映・譲渡に関する許諾権は，（株）メジカルビュー社が保有しています．
- **JCOPY**〈出版者著作権管理機構　委託出版物〉
  本書の無断複製は著作権法上での例外を除き禁じられています．複製される場合は，そのつど事前に，出版者著作権管理機構（電話 03-5244-5088，FAX 03-5244-5089，e-mail：info@jcopy.or.jp）の許諾を得てください．

- 本書をコピー，スキャン，デジタルデータ化するなどの複製を無許諾で行う行為は，著作権法上での限られた例外（「私的使用のための複製」など）を除き禁じられています．大学，病院，企業などにおいて，研究活動，診察を含み業務上使用する目的で上記の行為を行うことは私的使用には該当せず違法です．また私的使用のためであっても，代行業者等の第三者に依頼して上記の行為を行うことは違法となります．